SERIEMOORDENAARS
IN DE GEZONDHEIDSZORG

SERIEMOORDENAARS
IN DE GEZONDHEIDSZORG

Paula Lampe

Copyright © 2015 by Paula Lampe

Eerste publicatie als eBook in 2015.
Eerste druk in boekvorm in 2025.

Alle rechten voorbehouden. Niets uit dit boek mag worden gereproduceerd of op welke wijze dan ook worden gebruikt zonder schriftelijke toestemming van de auteursrechthebbende, met uitzondering van het gebruik van citaten in een boekrecensie.

schrijfenblijf@gmail.com
Coverontwerp door Jelena Marda

979-8-30-439512-0 (paperback)
979-8-29-622403-3 (hardcover)

Opgedragen aan de klokkenluiders

INHOUD

Inleiding 1
1. Geschonden vertrouwen 7
2. De non die kreeften at 21
3. Faalangst en zelfoverschatting: een fatale combinatie 27
4. De verstoten vrouw 39
5. Verliefdheid met dodelijk gevolg 49
6. Het meisje dat een jongen moest zijn 59
7. Moord als afrodisiacum 67
8. Stervenshulp of moord 77
9. De Engel 87
10. Een soort gewoonte 97
11. Peettante 107
12. Aanbevolen 115
13. Uitverkoren 127
14. De onvruchtbare koorzanger 137
15. Een ontgoochelde jeugd 149
16. Waar niet luisteren toe kan leiden 161
17. Black-outs 173
18. Guinness Book of Records 183
19. De onaantastbare 193
20. De man die stemmen hoorde 203
21. Spoorzoeken 213
22. Over grenzen heen 231
23. Populaire huisarts 249
Nawoord 265
Geraadpleegde literatuur 269

Inleiding

De werkelijkheid kan curieuzer zijn dan fictie. En dat is precies wat in dit boek het geval is. Seriemoordenaars in de gezondheidszorg zijn doorgaans aardige mensen en geliefd bij patiënten. Dokter Shipman, uit het laatste hoofdstuk, was verreweg de meest populaire huisarts in de omgeving; hij was zelfs zo geliefd dat sommige van zijn latere slachtoffers veel moeite deden een plaats boven aan zijn wachtlijst te bemachtigen. Na zijn arrestatie kwamen zijn patiënten in opstand. Niemand mocht aan hun 'Fred' komen. Wat ze toen nog niet wisten was dat 'Fred' gedurende vijfentwintig jaar zijn niet-terminale patiënten bij bosjes een overdosis morfine had toegediend. Pas nadat hij, na een lang vooronderzoek en een uitputtende rechtszaak, voor vijftien moorden en 225 vermoedelijke moorden werd veroordeeld, begon de verschrikkelijke waarheid door te dringen.

Maar ho, wacht eens even! Een arts die zijn patiënten vermoordt? Berusten die zogenaamde moorden door artsen en verpleegkundigen dan niet op verzinsels? Immers, in Nederland zijn net twee verpleegkundigen die jarenlang vastzaten voor moord, alsnog vrijgesproken van hun aanklachten, omdat er van het 'zogenaamde' bewijs tijdens de herzieningsprocedure juridisch geen spaan overbleef. Ina Post haar zaak valt, omdat ze veroordeeld was voor één moord, buiten het aandachtsgebied van dit boek. Maar de zaak Lucia de B., die was veroordeeld voor zeven moorden en drie pogingen tot moord, niet. Maar hoe overtuigend het bewijs tijdens de rechtszaak in 2002 en het hoger beroep in 2004 ook gepresenteerd werd, toen er uiteindelijk van de bewijslast niets overbleef, verviel hiermee, zoals het hoort, haar schuld.

Maar betekent dat dan ook dat seriemoordenaars in de gezondheidszorg niet voorkomen? Die twijfel is voorstelbaar en om een helder antwoord te geven moet het fenomeen gedurende langere tijd wereldwijd bekeken worden. Dat is gebeurd en de onderzoeksgegevens liegen er niet om.

Reeds in 1883 beroofde de Deense kinderverzorgster Dagmar Johanne Amalie Overbye tussen de negen en vijfentwintig kinderen van het leven. Pas een eeuw later, in 1988, bracht de Amerikaanse juriste en verpleegkundige Beatrice Yorker als eerste het onderwerp onder de aandacht. Zij constateerde een relatie tussen verpleegkundigen die hun patiënten ombrachten en het Münchhausen by Proxy-syndroom (waarbij de moeder degene is die haar kind schade berokkent om zelf aandacht te krijgen), onder de eerste naamvoering Factitious Disorder by Proxy (FDP), wat vrij vertaald 'lijkend op het Münchhausen by Proxy-syndroom' betekent. Bij de Engelse kinderverpleegkundige Beverley Allitt uit hoofdstuk 11 en de Amerikaanse ziekenverzorgende Genene Jonest uit hoofdstuk 12 werd dit syndroom zelfs gediagnosticeerd. Beverley kreeg dertienmaal levenslang voor de moord op vier en poging tot moord op acht kinderen. Genene kreeg levenslang plus zestig jaar voor één moord, één poging tot moord en nog eens 27 vermoedelijke slachtoffers.

De forensisch toxicoloog Robert Forrest schreef in 1992 zijn proefschrift over seriemoordenaars in de gezondheidszorg: *Investigation of Health Care Workers who Systematically Harm their Patiënts* (1992). Hij introduceerde maar liefst twee nieuwe termen: Carer Associated Serial Killing (CASK) en 'Carer Associated Serial Homicide (CASH).

In 1998 volgde Karl-Heinz Beine met zijn boek *Sehen, Hören, Schweigen. Patiëntentötungen und aktive Sterbehilfe*. Beine was als psychiater werkzaam geweest op dezelfde afdeling waar later de dader Wolfgang Lange, uit hoofdstuk 14, negen patiënten vermoordde en deed onderzoek naar 28 daders. Samen met de door mij geïntroduceerde term Seriemoordenaars in de Gezondheids Zorg (SMGZ) worden er nog twee benamingen gebruikt: Caregiver Associated Epidemics (CAE) en Health Care Serial Murder (HCSM), de twee Engelse termen. Dit zijn allemaal afkortingen waarmee seriemoorden die gepleegd worden door personeel in de gezondheidszorg bedoeld worden.

Inleiding

Beatrice Yorker en haar co-auteurs, onder wie ikzelf, deden vervolgens onderzoek, dat in 2006 resulteerde in de publicatie 'Serial Murder by Healthcare Professionals' in het gerenommeerde Amerikaanse vakblad *Journal of Forensic Science*. Onafgebroken blijft Yorker actief om het onderwerp op de kaart te krijgen. De laatste door haar geïntroduceerde term is Nosocomial Homicide, 'doodslag gedurende een medische behandeling'.

Inmiddels hebben al deze publicaties ertoe geleid dat er wereldwijd altijd wel ergens onderzoek gaande is om een seriemoordenaar in de gezondheidszorg achter tralies te krijgen. De uitkomst van het onderzoek 'Serial Murder by Healthcare Professionals' luidt als volgt.

Seriemoordenaars in de gezondheidszorg kwamen in alle landen voor. In de dertig voorafgaande jaren werden er 54 daders voor meervoudige moord dan wel poging tot moord veroordeeld. Dit maakt de kans om slachtoffer te worden van een seriemoordenaar in de gezondheidszorg ongeveer gelijk aan de kans om door de bliksem getroffen te worden. Maar hoewel het zeldzaam is om op die manier aan je einde te komen, nemen we tegen bliksminslag wel voorzorgsmaatregelen. Daar komt nog bij dat het aantal ontdekte moordenaars stijgende is. Naast een enkele arts komen daders voor het overgrote deel uit de verplegende en verzorgende beroepsgroep, wat geen verbazing wekt omdat verpleegkundig, verzorgend en paramedisch personeel in aantal die van medici overstijgt. Wel opmerkelijk is de oververtegenwoordiging van mannen. Hoewel zij in die sector verreweg de minderheid vormen, was bij het onderzoek vierenveertig procent van de daders van het mannelijk geslacht. Negenennegentig procent van de veroordeelden was van het blanke ras.

De meeste slachtoffers vielen in ziekenhuizen tijdens de avond- of nachtdienst, wanneer er het meest solistisch gewerkt wordt. Slachtoffers onder één jaar of boven de zeventig werden het meest getroffen. Deze voorkeur valt te verklaren uit hun verminderde weerbaarheid.

De 54 daders werden veroordeeld voor een totaal aantal van 328 moorden plus 130 keer doodslag of poging tot moord. Maar om tot een vonnis te komen moet schuld wettig en overtuigend bewezen kunnen worden.

Omdat doodgaan in gezondheidsinstellingen iets normaals is, waar contact tussen dader en slachtoffer eerder regel is dan uitzondering, kon moord niet altijd bewezen worden. Waardoor de betrokkenheid van de beklaagde bij de eveneens onder verdachte omstandigheden overleden 2113 patiënten, niet door rechtmatig bewijs kon worden ondersteund. Verschillende veroordeelden gebruikten meer dan één methode om te doden. Het meest werd er een overdosis medicijnen geïnjecteerd, naast wurging, verdrinking, het onklaar maken van apparatuur en vergiftiging.

De vraag die iedereen bezighoudt is waarom personeel in de gezondheidszorg voortijdig het leven van patiënten zou beëindigen. Er bestaat een onderscheid tussen de beweegreden van de verdachte (als die al bekent) en het motief volgens deskundigen. Veel terechtstaanden zeggen uit mededogen te hebben gehandeld – zeg maar een soort euthanasie met foutjes. Soms voerde de verdachte overbelasting als reden aan en wilde simpelweg 'bedden leegmaken'.

Nederland vervult sinds 2001 een voortrekkersrol sinds euthanasie niet langer strafbaar is, mits dit plaatsvindt binnen wettelijke grenzen; zo is de handeling voorbehouden aan medici. Maar de meeste daders komen uit de verzorgende of verpleegkundige sector. Ook was er in de meeste onderzochte gevallen geen sprake van ondraaglijk lijden. Sterker nog: de meeste slachtoffers waren niet eens terminaal ziek. Er werd gemoord in het geniep, zonder dat daders hun plannen met familie van het slachtoffer of collega's overlegden. Barmhartigheid kon echter niet verklaard worden uit een ondraaglijk lijden van de patiënt. Getroffenen waren opgenomen vanwege een kleine ingreep, waren aan de beterende hand of werden willekeurig aan hun eind geholpen zonder dat de verdachte het slachtoffer of diens prognose ook maar kende. Veel eerder menen deskundigen dat daders zélf andermans lijden niet langer kunnen verdragen. Daarnaast werd bij een klein aantal veroordeelden in de voorgeschiedenis een hersenbeschadiging aangetroffen.

Opvallend was de overeenkomst in daderprofielen. De meeste veroordeelden hadden een sterk verminderd gevoel van eigenwaarde, waarbij het hulp verlenen een manier was om hun bestaan als het ware te bekrachtigen, zoals ik beschreef in *Het Moeder Teresasyndroom*. Daarnaast waren er nogal wat daders die op zoek leken te zijn naar 'drama'. Ze spoten de patiënt een overdosis in zodat er gereanimeerd moest worden, waarbij zijzelf de heldenrol konden vervullen. Deze behoefte om in de schijnwerpers te staan past bij een veelvuldig geconstateerde narcistische persoonlijkheid.

Sociaal gezien waren de schuldigen emotioneel teruggetrokken types die eenzaam in het leven stonden. Ook op de afdeling namen ze een geïsoleerde positie in. Verscheidene veroordeelden hadden een strafblad.

Bijna elke keer deden lang voordat de vermoedelijke dader ontmaskerd werd geruchten de ronde, terwijl klokkenluiders vrijwel zonder uitzondering werden genegeerd. Dit doet vrezen dat het aantal ontdekte zaken in wezen nog groter is.

Achtereenvolgens worden in dit boek 23 Europese en Amerikaanse zaken beschreven. Wat niet wil zeggen dat seriemoordenaars in de gezondheidszorg niet ook in Azië, het Midden Oosten, Zuid-Amerika en Afrika voorkomen.

Alle daders werden veroordeeld, dan wel omdat de dader bekend heeft of gezien werd door een ooggetuige. Dan wel omdat het steunbewijs zo overdadig en steekhoudend was, bijvoorbeeld omdat er niet op één werkplek van de verdachte onverklaarbare slachtoffers vielen maar op meerdere afdelingen waar hij werkzaam was geweest en de sterfgevallen weer ophielden na diens vertrek en er bovendien een overdosis medicijnen door de patholoog anatoom in de overledene werd aangetoond.

De hoofdstukken 7, 10, 15 en 23 werden deels eerder gepubliceerd in mijn boek *Engelen des doods* en informatie uit hoofdstuk 9 werd deels overgenomen uit mijn boek *Het Moeder Teresasyndroom* om reden dat ze in nieuw overzicht over het verschijnsel seriemoordenaars in de gezondheidszorg niet mochten ontbreken. Hoewel alle feiten naar waarheid zijn vermeld is voor de leesbaarheid hier en daar wat couleur locale toegevoegd. Dat de laatste in dit boek beschreven zaak in 2007 ontdekt werd wil helaas niet zeggen dat deze moorden niet onverminderd voorkwamen. Sindsdien werden onder andere de Amerikaanse verpleegkundige Kimberly Saenz, de Engelse Rachel Baker, de Finse Katariina Pantila Loennqvist en Aino Nykopp-Koski, de Spaanse verpleeghulp Joan Vila en de Australische Roger Kingsley tot lange soms levenslange gevangenisstraf veroordeeld. Anderen wachten nog op hun rechtszaak.

Met dit boek hoop ik te verduidelijken waarom seriemoorden wereldwijd kunnen plaatsvinden op locaties waar niemand ze verwacht, door personeel dat buiten elke verdenking staat, op een manier die door iedereen voor volstrekt onmogelijk wordt gehouden. Zodat, wanneer er onverwacht opvallend veel patiënten overlijden in aanwezigheid van telkens dezelfde zorgverlener er niet langer wordt getwijfeld, maar onmiddellijk politie wordt ingeschakeld.

Paula Lampe, Amsterdam, 2014

1.

Geschonden vertrouwen

Frans H., Nederland, 1972

Dubbele arrestatie

De Limburgse politiecommissaris denkt eerst dat het om een grap gaat, als hij het telefoongesprek beëindigt waarin hem door een agent wordt meegedeeld dat er in de Luckerheide-kliniek in Kerkrade waarschijnlijk een moordenaar rondsluipt. Na een bliksembezoekje aan het psychogeriatrisch verpleeghuis roept hij het rechercheteam bijeen en verzoekt de rijksrecherche om assistentie. Het onderzoek kan beginnen, want de geruchten liegen er niet om.

Nadat verscheidene personeelsleden zijn ondervraagd, wordt in november 1975 de 150 kilo zware hoofdverpleegkundige van afdeling Nachtegaal in de kraag gevat met 719 gulden in zijn portemonnee. Zakgeld, volgens hem, maar hij blijkt kleedgeld van patiënten in eigen zak te hebben gestoken. Maar Frans geeft zich niet zomaar gewonnen. Hij schreeuwt dat iemand hem er probeert in te luizen en ontkent ook maar iets met het hoge aantal sterfgevallen op zijn afdeling te maken te hebben. Wild krijsend slaat hij om zich heen en barst ten slotte in huilen uit.

Als hij de volgende dag tegenover de rechercheurs zit, is zijn gedrag heel anders. Hij geeft nergens meer antwoord op en stelt alleen maar tegenvragen: 'Waar hebben jullie het eigenlijk over?' 'Snappen jullie überhaupt wel iets van medicijnen?' 'Wat zijn mijn rechten eigenlijk?' 'Mag ik mijn moeder even bellen?'

Plotseling kijkt hij schichtig naar zijn advocaat en duwt zijn stoel achteruit, zodat hij alleen nog op het puntje balanceert. Ineens lopen de tranen over zijn gezicht en bekent hij, in zwaar Limburgs dialect, vijftien patiënten een overdosis insuline of valium te hebben gegeven. Even is het stil. Weer kijkt hij opzij, alsof hij de goedkeuring van zijn advocaat zoekt. Als deze zijn hoofd schudt trekt de hoofdverpleegkundige met een stoïcijns gezicht zijn bekentenis weer in. Hooghartig haalt hij zijn neus op en zegt, nu in keurig Algemeen Beschaafd Nederlands: 'Met insuline kun je niet eens een patiënt doodspuiten.'

Tijdens de latere verhoren krijgen de rechercheurs weer een andere kant van Frans te zien. Deze transformatie van seriemoordenaars in de gezondheidszorg zullen we vaker tegenkomen. Anders dan bij de eerdere verhoren ziet de hoofdverpleegkundige er nu opgefrist uit. Ontspannen achteroverleunend met een glimmend gezicht en gekamde haren straalt hij overwicht uit, alsof hij de situatie volkomen in de hand heeft. Beleefd beantwoordt hij vragen, alsof hij in de spreekkamer van de huisarts zit. Met een diepe zucht beaamt hij patiënten onrechtmatig medicijnen te hebben toegediend. Zijn uitspraken lijken hem op te luchten. Hij wilde alleen maar het lijden van zijn patiënten bekorten en de werklast van zijn personeel verlichten dat toch al zoveel moet poetsen. De rechercheurs weten dan nog niet dat de arrestant aan een dwangmatige schoonmaakwoede lijdt. In de zes maanden van zijn voorarrest is hij zo van de kaart dat hij tijdelijk moet worden opgenomen in een psychiatrische kliniek.

Het rechercheteam heeft ondertussen de handen vol. Bij huiszoeking worden gestolen spullen aangetroffen en uiteindelijk worden de hoofdverpleegkundige veertien moorden ten laste gelegd, plus diefstal van geld en sieraden. Een van de gestolen halskettingen heeft Frans in een nieuw juweliersdoosje laten inpakken en voor zijn vrouw onder de kerstboom gelegd.

Als de rechter uiteindelijk het vonnis uitspreekt, bestaat er bij 259 sterfgevallen op z'n zachtst gezegd onzekerheid over de juistheid van de natuurlijke-doodverklaring. Bij 112 sterfgevallen is die twijfel wel erg groot.

Hoewel het bij de politiecommissaris inmiddels wel is doorgedrongen dat het helemaal niet om een geintje gaat, maar misschien wel om een van de grootste moordzaken in Nederland, wacht hem nóg een verrassing, want gedurende het onderzoek naar de hoofdverpleegkundige van de afdeling Nachtegaal ondervraagt het team ook zijn moeder. Als het gesprek op haar tweede man komt, met wie ze nog geen jaar getrouwd is en die is opgenomen in een ziekenhuis, zegt de vrouw na enig doorvragen dat haar echtgenoot ziek is vanwege vergiftigingsverschijnselen. Niemand die aan kwade opzet heeft gedacht maar de ondervragers bespeuren onraad. Eerst verdenken ze Frans van het vergiftigen van zijn stiefvader, maar na zorgvuldig onderzoek, blijkt zijn moeder de verdachte. Ze wordt later veroordeeld voor poging tot moord.

Modelwerknemer

Frans wordt met een hazenlip in 1935 geboren in Kerkrade als derde zoon in een katholiek gezin. Na hem volgt er nog een zusje. Misschien verklaren zijn aangeboren afwijking en de ziekenhuisopnames wegens plastisch chirurgie wel zijn intense relatie met zijn moeder.

Na zijn middelbare school werkt hij een paar jaar in een fabriek. Op zijn twintigste begint hij met de opleiding voor verpleegkundige in Sittard. Als hij daarmee klaar is voelt hij zich geroepen tot het kloosterleven en verruilt hij zijn verplegersuniform voor het postulantenhabijt van de orde van Sint-Jozef. Maar al na vier maanden moet Frans erkennen ongeschikt te zijn voor het kloosterleven.

Hij werkt een paar jaar in een streekziekenhuis en vanaf zijn vijfendertigste is hij werkzaam op afdeling Nachtegaal in de Luckerheide-kliniek.

In juli 1972 is Frans 39 jaar en sterft zijn vader. Zijn moeder hertrouwt binnen een half jaar met een weduwnaar wiens vrouw toevalligerwijze voor haar overlijden was opgenomen in de Luckerheide-kliniek. De relatie tussen Frans en zijn stiefvader verzuurt als de weduwnaar een gestolen trui van zijn overleden vrouw herkent, die Frans per ongeluk aan zijn moeder schenkt.

Kerkrade is anno 1974 de oudste mijnstad van West-Europa en de Luckerheide-kliniek heeft een duidelijke streekfunctie, zodat de opgenomen bejaarden in de buurt van hun familie blijven. Het toeval wil dat afdeling Nachtegaal de modelafdeling van de kliniek is, deels vanwege de smetvrees van Frans. Dagelijks bezoekt hij de huiskapel, waar hij het Mariabeeld afstoft. Ook lapt hij zelf nachtkastjes en maakt bedden op, wat ongewone bezigheden zijn voor een hoofd van een ziekenafdeling wiens taak het is personeel leiding te geven.

Bij zijn arrestatie heeft broeder Frans negentien jaar beroepservaring en binnen de kliniek neemt hij een onaantastbare machtspositie in. Overal heeft hij een voet tussen de deur; zo is hij lid van de ondernemingsraad, voorzitter van de personeelsvereniging en heeft hij zitting in de opleidingscommissie. Als een heer en meester die zich van niemand iets aantrekt.

Enkele weken voor Frans' arrestatie had het nog niets vermoedende hoofd van de verpleegdienst tegen Frans gezegd: 'Zo snel als jij de patiënten door de achterdeur laat verdwijnen, kunnen wij ze door de voordeur niet aanslepen.' Maar wat bedoelde deze man eigenlijk precies met zijn opmerking?

Sinds 1972, drie jaar nadat broeder Frans is benoemd tot afdelingshoofd, en in hetzelfde jaar dat zijn vader overlijdt, sterven er opvallend veel patiënten op afdeling Nachtegaal. Slachtoffers die vrij plotseling doodgaan zonder dat hun conditie vooraf verslechtert. Het gaat om patiënten die bekend staan als veeleisend en klagerig. Eveneens overlijden er pas opgenomen patiënten, terwijl psychogeriatrische patiënten doorgaans lang worden verpleegd.

In Kerkrade en omstreken komen langzaamaan de tongen los. Ouderen weten allang dat je in de Luckerheide-kliniek geen lang leven beschoren is. Dat het hoge sterftecijfer zich beperkt tot afdeling Nachtegaal, valt minder op. Wat bejaarden zeker weten is dat ze menig leeftijdgenoot binnen korte tijd de laatste eer hebben bewezen. Ook huisartsen ontgaat het niet dat patiënten het nog maar kort maken als ze er eenmaal opgenomen zijn, alleen denkt niemand er verder over na.

Hamster

Dan treedt er in juni 1975 een arts in dienst die met een frisse kijk aan haar nieuwe baan begint. Het duurt dan ook niet lang voordat ze constateert dat er wel érg veel patiënten dood gaan op Nachtegaal. Al op haar tweede werkdag wordt ze geconfronteerd met een plotseling geval van overlijden. Als ze nadien polshoogte neemt hoort ze de meest bizarre uitlatingen, zoals de uitspraak: 'Waar Frans is, sterven er meer.' Reden te meer voor de arts om het personeel een voor een bij zich in haar kantoor te roepen. Pas nadat medewerkers hun aanvankelijke schroom hebben overwonnen durven ze vrijuit te spreken. De mond van de dokter valt open van verbazing. Aandachtig luistert ze naar de verhalen van de bezorgde ziekenverzorgenden over het hoge aantal sterfgevallen. Ja, ze hadden bij de directie geklaagd, maar die deed vervolgens of haar neus bloedde. Eigenlijk waren ze woedend. Dat dit niet de laatste zaak zal zijn waar klokkenluiders niet serieus genomen worden, zal de lezer in de loop van dit boek duidelijk worden.

Hier volgen enkele details uit wat de medewerkers van Frans zoal te melden hebben. De broeder leent regelmatig insuline van andere afdelingen, wat hem de bijnaam Hamster oplevert. Zijn collega van afdeling Merel krijgt argwaan en controleert de koelkast op Nachtegaal om te kijken waar al die insuline toch blijft. Omdat de leidinggevende van afdeling Merel nauwelijks een voorraad aantreft, alarmeert hij het hoofd van de verpleegdienst. Vervolgens kan hij zijn oren niet geloven. Uit de reactie van het hoofd van de verpleegdienst blijkt dat hij niet de eerste klokkenluider is, en kennelijk sluipt er ook een dief rond, want er worden eigendommen van patiënten vermist.

Maar dat is nog niet alles. Een van de ziekenverzorgenden ziet hoe broeder Frans een patiënt vlak voor diens overlijden een verdachte injectie geeft en de zuurstofkraan dichtdraait. Frans zou zijn personeel opgedragen hebben om tijdens zijn afwezigheid alle sterfgevallen in een schriftje te noteren. Zijn verpleegrapportage betreffende de conditie voorafgaand aan het overlijden van de patiënt en de mening van het overige personeel spreken elkaar tegen. Maar ze houden hun mond, want hij duldt geen tegenspraak. Ook belt hij 's avonds vanuit zijn huis naar de afdeling en informeert toevallig steeds naar de toestand van iemand die binnen afzienbare tijd blijkt te overlijden of net dood in bed gevonden is.

De net in dienst gekomen arts twijfelt geen moment meer en stapt nu zelf naar de directie. Ze dreigt actie te ondernemen als niet onmiddellijk de politie wordt ingeschakeld, met als gevolg dat er binnen de kortste keren agenten en de Inspectie voor de Gezondheidszorg op de stoep staan.

Dameskleding

Het overige personeel – familieleden van patiënten, maar vooral nabestaanden – zijn in alle staten. In de Luckerheide-kliniek loopt vermoedelijk een moordenaar rond. Als er dan ook nog een afdelingshoofd in de boeien wordt geslagen, is de consternatie groot. Onvoorstelbaar dat de populaire hoofdverpleegkundige van Nachtegaal zijn patiënten zou hebben gedood; de politie zal zich wel vergissen. Misschien, heel misschien, heeft broeder Frans alleen maar iemand uit zijn lijden verlost omdat de dood ondraaglijk lang op zich liet wachten. Gelukkig hebben de patiënten geen weet van alle commotie.

Betrokkenen steken de koppen bij elkaar en bepleiten de onschuld van broeder Frans. Die adhesiebetuiging past bij het grote ongeloof en is zeker geen uitzondering na de arrestatie van een verdachte seriemoordenaar in de gezondheidszorg. Dat een verpleegkundige zijn patiënten moedwillig doodt wordt voor volstrekt onmogelijk gehouden, al lijkt de steunbetuiging achteraf nogal bizar. Verontruste familieleden vragen zich af of moeder of vader nog wel veilig is in de instelling. De enige die opgelucht zijn, zijn de medewerkers van afdeling Nachtegaal.

Na de officiële aanklacht van veertien moorden plus diefstal, valsheid in geschrifte en verduistering, volgt een turbulent rechtsproces, dat in totaal vier weken zal duren. Frans H. meent na zijn arrestatie door de politie onder druk te zijn gezet en te zijn gehersenspoeld. Zelfs in de beklaagdenbank probeert hij nog steeds de boventoon te voeren door telkens leden van de rechtbank in de rede te vallen. Rechters en aanklagers kunnen heel wat hebben, maar het gedrag van deze verdachte is buitenissig. Hij wordt kritisch berispt; als hij de voortgang van de zitting blijft saboteren, zal hij worden verwijderd.

Het Openbaar Ministerie geeft openheid van zaken. Tijdens huiszoeking werd bij Frans ook gestolen dameskleding aangetroffen. Verdachte was als verpleegkundige gemachtigd om voor patiënten inkopen te doen, maar hield gekochte mantelpakken achter, toevallig steeds in de kledingmaat van zijn vrouw. Niemand die er iets van merkte. In totaal werden er bijna vijftig kledingstukken getraceerd. Een deel ervan verkocht hij voor een bedragje door aan zijn moeder en schoonzussen. Handig als Frans was declareerde hij bij de sociale dienst een hoger bedrag dan waar hij de kledij voor kocht. Het weerwoord van de verdachte is dat hij niet de enige in de kliniek was die 'zulke dingen' deed. Het lijkt erop dat Frans H. zijn straatje probeert schoon te vegen.

Ten behoeve van de bewijsvoering is een statisticus precies nagegaan hoeveel tijd er verstreek tussen de opname van de gestorvenen en hun overlijden. Een kwart stierf op de eerste dag na opname. Dertig procent was op de tweede dag overleden en binnen een week was de helft dood. Terwijl er tussen 1972 en de arrestatie van de verdachte in 1975 op Nachtegaal van de 309 sterfgevallen 119 patiënten binnen een week overlijden, sterft er op alle andere afdelingen samen van de 134 sterfgevallen maar 1 patiënt binnen een week. Er viel de statisticus nog iets anders op. Op de afdeling Nachtegaal verlaten er in dezelfde periode van de 273 niet-suikerpatiënten 30 de wereld vanwege een diabetisch coma. Terwijl er op alle andere afdelingen samen geen enkele niet-suikerpatiënt aan een dergelijk coma overlijdt. Op de overige afdelingen doen zich zeven onverklaarbare sterfgevallen voor van de 134. Toevallig worden deze uit het leven gerukt als broeder Frans op de afdeling Merel de hoofdverpleegkundige daar tijdelijk vervangt. Tijdens de vakantie van Frans daalt het aantal gestorvenen op Nachtegaal. In de eerste vier dagen na zijn verlof sterven er opnieuw zes patiënten onder verdachte omstandigheden.

Om een lang, ingewikkeld statistisch rapport samen te vatten: het komt erop neer dat er tussen 1972 en 1975 259 raadselachtige sterfgevallen zijn van patiënten die ongewoon snel na opname, voornamelijk op Nachtegaal en als niet-suikerpatiënt aan een diabetisch coma overlijden. En allemaal tijdens de aanwezigheid van broeder Frans.

Patroon

Laten we eens kijken hoe Frans te werk gaat bij zijn misdaden. Eerst iets over de slachtoffers zelf. Het betreft volkomen afhankelijke, zieke mensen in de leeftijd tussen van 68 tot 93 jaar oud. Niet alleen zijn ze vanwege dementie psychisch in de war, maar ook hebben ze vaak een lichamelijke afwijking, zoals een botbreuk of een longziekte. Veel van de mannelijke slachtoffers hebben in de mijnen gewerkt en lijden aan de regionaal gerelateerde ziekte silicose of 'stoflongen', door het inademen van fijne stofdeeltjes tijdens hun werk onder de grond.

Aanvankelijk doodt de broeder alleen mannelijke slachtoffers, maar omdat hij later meer vrouwen doodt, is de totale verdeling qua geslacht ongeveer gelijk. Bij de helft van de toegegeven moorden injecteert hij een overdosis insuline. De andere helft spuit hij in met een overdosis Valium. Naar de precieze omstandigheden en de manier van ombrengen van het vermoedelijke aantal moorden van 112 tot 259 blijft het gissen.

Op aandringen van de verdediging neemt de rechtbank in overweging dat de verdachte ten tijde van het injecteren in een overspannen toestand handelde. Deze opvatting houdt niet lang stand, omdat broeder Frans ten minste twee vrouwelijke patiënten die niet onmiddellijk na de overdosis sterven nogmaals injecteert. Daarbij doseert hij de insuline vrij nauwkeurig. Nadat zijn eerste slachtoffer na de insuline is overleden, gebruikt hij telkens dezelfde hoeveelheid.

Insuline is een stof die normaal gesproken door het lichaam zelf wordt geproduceerd en die van invloed is op de regulatie van het bloedsuikergehalte. Wordt insuline bij een niet-suikerpatiënt ingespoten, dan daalt het glucosegehalte in het bloed onder een bepaalde ondergrens en ontstaat er een hypoglycaemie, die de normale hersenactiviteit dusdanig beïnvloedt dat de patiënt in coma raakt. Duurt deze situatie lang, dan veroorzaakt dit vervolgens een hersenbeschadiging, waarop de dood volgt.

Drie ziekenverzorgenden zien broeder Frans injectievloeistof met een hoeveelheid lucht injecteren. Getuigen-deskundigen bevestigen dat de gespoten hoeveelheid insuline dodelijk is.

Door de bekentenis van Frans en een aantal getuigenissen naast elkaar te leggen ontvouwt zich het volgende patroon: de meeste slachtoffers zijn overleden aan een overdosis insuline of valium. Hij spuit het middel altijd tussen de middag en rond 16.30 uur, wanneer zijn personeel druk is met voeding geven. Tevens heeft hij, alsof hij een pleister kwam plakken, een giftige hoeveelheid gespoten in aanwezigheid van bezoek. Bewust prikt hij vlak onder de huid om te voorkomen dat de patiënt, volgens zijn eigen zeggen, 'dood aan de naald' blijft hangen.

Op verzoek van het Openbaar Ministerie worden de apothekerbestellingen nauwkeurig onderzocht. De hoofdverpleger van afdeling Nachtegaal bestelt 88 ampullen insuline meer dan hij nodig heeft voor de patiëntenpopulatie in de verdachte periode. Binnen drie dagen na zijn vakantie scharrelt broeder Frans een hoeveelheid insuline bij elkaar waar de inspecteur na zijn arrestatie niets van terugvindt. Vlak voor het weekend zou hij hebben voorspeld: 'Wedden wie er maandag zijn overleden ?'

Grofgebekt

Hoewel familieleden van de slachtoffers in de verste verte nooit vermoed hebben dat de hoofdverpleegkundige hun vader of oma de dood in joeg, hadden ze wel hun bedenkingen. Zo deed de broeder ongepaste uitspraken. Tegen familie van een van de patiënten die in slechte toestand werd binnengebracht had hij gezegd: 'Wat brengen jullie me nou? Deze man is meer dood dan levend!' Anderen horen hem duidelijk bij de opname tegen het ambulancepersoneel zeggen: 'Jeetje, wat een gammele stakker Wij moeten maar weer zien hoe we hem weer opknappen.'

Een bezorgde dochter had aan het bed van haar stervende moeder gevraagd hoe lang het nog kon duren, en de broeder had geantwoord: 'Drie kwartier.' Ze had het wel raar gevonden dat het tijdstip op de minuut af klopte.

Toen de kleindochter van een patiënt had gevraagd waarom haar oma een injectie kreeg, had Frans geantwoord dat ze een 'leverspuit' nodig had. Maar oma had helemaal geen bloedarmoede.

Tegen de dochter die naast het bed van haar ernstig demente moeder zat had hij gebrald: 'Als het aan mij ligt, laten we haar inslapen.'

Een 75-jarige patiënte was door haar kinderen als een opgewekte oma binnengebracht en lag binnen twaalf uur dood in bed.

Normaal gesproken geldt bij de veroordeling van een dader zijn aanwezigheid op de plek van de moord als bewijs. Bij seriemoordenaars in de gezondheidszorg komen we hier op een lastig punt terecht, omdat bij de bewijsvoering tegen dit soort verdachten contact tussen dader en slachtoffer onderdeel van de werkrelatie is. Ook kan per ongeluk toediening van verkeerde medicijnen plaatsvinden. Het is dan ook niet ongewoon bij dit soort zaken dat ieder bewijs ontbreekt.

Uit onderzoek blijkt dat de meeste seriemoordenaars in de gezondheidszorg worden veroordeeld op statistische bewijslast. De statisticus die als getuige-deskundige ingeschakeld wordt legt als het ware de dienstlijst naast de datum en het tijdstip van de verdachte overlijdensgevallen, waarbij er rekening mee wordt gehouden dat de dader vlak voor hij de afdeling verlaat een dodelijk middel kan hebben toegediend. Deze overlappende periode wordt inclusief de diensttijd van de verdachte 'verantwoordelijkheidstijd' genoemd.

Volgens de berekening van de statisticus die getuige-deskundige was bij Frans' zaak, zijn er geen aanwijzingen dat iemand anders dan de verdachte de misdaden gedaan kan hebben gepleegd, omdat gedurende zijn verantwoordelijkheidstijd 82 procent van de omstreden sterfgevallen voorkwam.

Dat er op de afdeling Nachtegaal 70,8 procent van alle sterfgevallen in Luckerheide-kliniek plaatsvindt, kan niet geïnterpreteerd worden door toeval of doordat de patiënten daar in een slechtere conditie zijn. Statistisch gezien is er daarom een toevalskans van één op miljoen dat er op afdeling Nachtegaal 11,7 procent niet-diabetische patiënten sterft aan een diabetisch coma, tegenover 0.6 procent op alle andere afdelingen samen.

De bevindingen van de statisticus worden tevens ondersteund doordat er na de arrestatie van broeder Frans tot aan het proces niemand meer in de kliniek binnen een week na opname stierf, terwijl er 68 opnames waren.

Zwakbegaafd

Ook deskundigen van de psychiatrische observatiekliniek presenteren hun conclusie in de rechtszaal. Volgens de psychiater en de psycholoog heeft de verdachte een abnormaal sterke oedipaal getinte moederbinding, volgens de begin zeventiger jaren van de vorige eeuw nog dominerende theorie van Freud, een sterke aantrekkingskracht van de zoon op de moeder waarbij de vader als concurrent ervaren wordt. Daarnaast rijmen bepaalde karaktereigenschappen totaal niet met het beroep dat hij uitoefent. Verdachte is egocentrisch, liegt en is niet in staat tot enig inlevingsvermogen, en hij heeft dan ook geen berouw van zijn daden. Daarbij ontbreekt het hem volkomen aan zelfkritiek. Nog minder valt zijn lage intelligentieniveau te rijmen met zijn functie van hoofdverpleegkundige, waarmee meteen zijn geldingsdrang wordt verklaard. Met strakke hand leidt hij op autoritaire wijze zijn afdeling en krikt hiermee zijn eigenwaarde op. Door het tijdstip van de dood van afhankelijke personen te bepalen, groeit zijn gevoel van macht. Zijn schoonmaakwoede duidt op een karakterneurose met dwanghandelingen, waaraan altijd angst ten grondslag ligt. Alles wat irriteert moet worden opgeruimd, inclusief bewerkelijke patiënten, die zijn programma in de war schoppen. Hoewel hij uit eigenbelang moordt, is de eindconclusie dat de verdachte slechts in verminderde mate verantwoordelijk is voor zijn daden vanwege zijn zwakbegaafdheid.

Dat kan allemaal wel zijn, desondanks is het Openbaar Ministerie niet mals in zijn requisitoir. Volgens de aanklager heeft verdachte door zijn handelen het vertrouwen in de beroepsgroep ernstig geschaad, want integriteit van verplegend personeel hoort boven elke twijfel verheven te zijn, zeker de integriteit van hen die de zorg dragen voor deze groep patiënten.

Naast het buitensporig criminele gedrag van de verdachte, zijn ook de gepleegde vermogensdelicten van het ergste soort. Nabestaanden van de vermoorden moeten naast hun verdriet ook in het reine zien te komen met hun boosheid. Aan de onzekerheid van de familie van de andere, onder twijfelachtige omstandigheden, gestorvenen zal nooit een einde komen. Bij dergelijke misdrijven hoort vergelding, een straf die rekening houdt met geschoktheid in de samenleving en deze samenleving beschermt. Daarom eist het Openbaar Ministerie een levenslange gevangenisstraf.

De verdediging denkt daar heel anders over. Het is onterecht dat alleen hun cliënt hier terechtstaat, want de kliniek treft ook schuld. Leidinggevenden van het verpleeghuis gooiden er met de pet naar en artsen waren nalatig geweest. De apotheker verzuimde de hoge bestelling van insuline op te merken en het gestegen aantal sterfgevallen had bij niemand ook maar enige argwaan gewekt. Ja, een van de artsen had de apotheker verboden nog langer insuline te verstrekken aan hun cliënt, maar vanwege communicatiestoornissen werd er geen actie ondernomen, en dat er niet-suikerpatiënten aan een diabetisch coma overleden werd over het hoofd gezien. Tevens zitten er zwakke plekken in het statistisch onderzoek. Collega's hadden bijvoorbeeld onderling van dienst geruild, zonder dit op de dienstlijst te veranderen, en vergadertijd van hun cliënt stond genoteerd alsof hij op de afdeling was. Ook de uitspraken over de werking en het effect van insuline waren onhelder. Volgens de advocaat beschikt de desbetreffende professor over onvoldoende informatie. Hij eist dan ook vrijspraak voor zijn cliënt om de volgende redenen: de bekentenis van zijn cliënt zou tijdens het eerste verhoor afgedwongen zijn, er is geen motief, en wegens het ontbreken van een directe relatie tussen toediening van de insuline en de dood van de patiënten kan zijn cliënt hooguit beschuldigd worden van het veroorzaken van een diabetisch coma. Bovendien werd er voor alle slachtoffers een natuurlijke-doodverklaring afgegeven. De rechtbank wijst de zaak terug naar de rechter-commissaris.

Hoewel de media in de jaren zeventig nog niet zo alomtegenwoordig waren als vandaag de dag, wordt de rechtszaak door journalisten kritisch gevolgd. Kort voor de uitspraak wordt de president van de rechtbank vanwege gezondheidsredenen vervangen. Twee landelijke kranten twijfelen aan de bewijsvoering en aan de onpartijdigheid van rechters.

Goed gedrag

De rechtbank komt uiteindelijk toch tot een veroordeling voor moord. Broeder Frans had tegen een collega gezegd dat hij de werking van insuline kende en dat een overdosis insuline in een lichaam niet te traceren is. Als verpleegkundige had hij kunnen weten dat een insulineoverdosis bij niet-diabeten dodelijk is. Er kan geen sprake zijn geweest van een impulsieve handeling omdat de dader in plaats van in de spier, bewust onderhuids had gespoten. Bovendien had hij twee slachtoffers een overdosis toegediend nadat de eerste dosis niet tot de dood leidde.

De verpleger wacht daarom een zware gevangenisstraf. Er gelden wel verzachtende omstandigheden wegens het ondermaats functioneren binnen de kliniek in zijn geheel, maar hier tegenover staat het huichelachtige gedrag en het bedrog van de dader.

Frans H. wordt uiteindelijk veroordeeld tot dertien jaar gevangenisstraf en drieëntwintig jaar beroepsontzetting voor het plegen van vijf moorden. In hoger beroep wordt de straf nog eens met vijf jaar verhoogd. Hij komt in 1987 na twaalf jaar vrij wegens goed gedrag en overlijdt in 2006 op 71-jarige leeftijd.

Dat de media uitgebreid over deze zaak rapporteerden heeft ook een keerzijde, want de griezelige activiteiten van broeder Frans brachten een collega in buurland België op een idee.

2.

De non die kreeften at

Zuster Godfrida, België, 1977

Roeping

De kleine Cecile kwam in 1934 niet bepaald terecht in een warm nestje. Vader en moeder zijn onwrikbaar streng in de leer. Voor elke maaltijd wordt er uit de Bijbel voorgelezen en dagelijks loopt ze achter moeder aan over het kerkenpad om de mis bij te wonen.

Ze groeit op als een lief, mollig en volgzaam meisje met een engelachtig gezichtje. Op slecht passende schoentjes wandelt ze na de kerkdienst naar school, waar ze door de zusters-nonnekes warm ontvangen wordt. Aandachtig neemt ze hun verhalen op over hoe God wil dat zij haar leven in dienst stelt van het geloof. In het vervolgonderwijs groeit haar devotie en voor het slapengaan vouwt ze haar handen en bidt om kracht, zodat ze de stap naar het kloosterleven kan zetten. Op zekere dag, vlak voor haar achttiende verjaardag, meent ze dat de stem van God haar roept. Dan twijfelt ze geen moment meer en vertelt haar ouders dat ze zal intreden bij de congregatie der Apostolinnen van de Heilige Jozef. Het klooster staat in het Belgische Wetteren, een rustig marktplaatsje vlak bij Gent, in het conservatieve, katholieke deel van België. De religieuzen zijn vooral actief in het onderwijs of in de ziekenverpleging.

Wanneer het eenmaal zover is neemt Cecile afscheid van haar ouders bij het hek. De laatste stappen zal ze alleen moeten doen. Als ze moeder haar tranen ziet bedwingen, draait ze zich om en loopt aarzelend in de richting van het oude, statige gebouw.

Zodra haar kapsel is kortgeknipt en ze de naam van zuster Godfrida heeft gekregen begint het postulantenjaar, een periode waarin ze kan wennen aan het kloosterleven en de deur nog op een kier staat. Tussen de gezamenlijke gebeden helpt ze met aardappels schillen, broodbakken en het strijken van de habijten. Haar sobere cel is ijskoud en ze kan maar moeilijk in slaap komen.

Na een jaar wordt ze bevorderd tot novice. Nog steeds kan ze van gedachten veranderen of door moeder-overste worden weggestuurd. Maar gehoorzaam volgt zuster Godfrida de Bijbellessen, gaat ter communie en biecht. Weer twee jaar later legt ze haar tijdelijke geloften af en vervolgens, na nog eens drie jaren, spreekt ze op haar vierentwintigste jaar, tegenover God, de Heilige Maria en haar medekloosterzusters, de eeuwige gelofte van armoede, gehoorzaamheid en het celibaat uit. In haar nieuwe habijt neemt ze opnieuw afscheid van haar ouders bij het hek, maar deze keer stapt ze resoluut de voordeur in.

Spoedig wordt duidelijk dat het hart van Zuster Godfrida uitgaat naar de ziekenzorg. Ze volgt een opleiding voor verpleegkundige, waarna moeder-overste haar als hoofdzuster op de geriatrische ziekenafdeling in het Sint Jozef ziekenhuis plaatst.

Geruchten

Op deze ziekenafdeling werkt de zuster ruim tien jaar. Ze staat bekend als een vriendelijke vrouw met voorbeeldig gedrag, die 's avonds nog een rondje over de afdeling maakt, hier en daar een gesprekje voert en haar personeel tot steun is. Maar nadat er in 1976 een hersentumor bij haar is verwijderd, verandert haar houding en na verloop van tijd gonst het van de geruchten. De kloosterzuster zou een lesbische relatie met een andere religieuze hebben en samen zouden ze een chic appartement vlak bij het ziekenhuis hebben betrokken en eten in dure restaurants. Daarnaast heeft ze, voor iemand die de gelofte van armoede heeft afgelegd, verdacht veel

2. De non die kreeften at

geld op de bank staan. Wanneer Godfrida 's avonds in de afdelingskeuken het zachte vlees van gekookte kreeften in haar mond propt, valt dat natuurlijk op. Bovendien zou ze ook nog een intieme relatie hebben met een gepensioneerde priester.

Bij een van de patiënten wordt een bebloede blaaskatheter tussen de lakens gevonden, naast een paar rubber handschoenen; en een bejaarde, zieke dame zit vol blauwe plekken. Patiënten schrikken als de hoofdzuster op haar stevige schoenen onder haar lange witte habijt de zaal binnenstapt. Bovendien worden er medicijnen vermist. Als zuster Godfrida achter de bedgordijnen verdwijnt zijn er eigenaardige kreten te horen, waarna de patiënt in kwestie op geheimzinnige wijze overlijdt.

Het personeel klaagt al geruime tijd bij de directie over hun leidinggevende. Zuster Godfrida zou patiënten uitschelden voor 'hoer' of 'zenuwlijder'. Ze zou de wasmand naar een van de verpleegkundigen hebben gegooid en met haar rokken omhoog in de wastafel hebben geplast.

Hoewel de klachten door de ziekenhuisdirectie worden genegeerd, laat het afdelingspersoneel het er niet bij zitten, want van de 38 patiënten die de afdeling kan opnemen, overlijden er 21 binnen een jaar tijd, en dat is zelfs op een geriatrische afdeling alarmerend veel. Stiekem noteren de ziekenverzorgsters gegevens rond de overlijdensgevallen.

Een van hen die gebukt gaat onder gewetensnood, stapt eind juli 1977 naar de verantwoordelijke zaalarts. Als ze hem vertelt over haar vermoeden dat zuster Godfrida een rol speelt bij het hoge aantal overlijdensgevallen, blijkt tot haar grote verbazing dat de arts ook al zo zijn twijfels heeft, alleen doet hij er niks mee.

Wanneer er opnieuw twee onverklaarbare sterfgevallen plaatsvinden, trekt de ziekenverzorgster de stoute schoenen aan en zoekt het hogerop. Ze klopt aan bij de voorzitter van het Openbaar Centrum voor Maatschappelijk Welzijn, de instantie waaronder het ziekenhuis valt. Maar als ze haar verhaal heeft verteld, krijgt ze, in plaats van een compliment over haar opmerkzaamheid, de wind van voren. Ze dient verdachtmaking zonder bewijs voor zich te houden, anders kan ze opstappen.

Confrontatie

Op een gegeven moment krijgt zuster Godfrida lucht van de geruchten en denkt dat er een complot tegen haar wordt gesmeed. Tijdens de avonddienst, als de gangen al donker zijn, besluipt ze de klokkenluider, zwaait gevaarlijk met een mes en dreigt haar om te brengen. De ziekenverzorgende staat de volgende ochtend weer op de stoep bij de voorzitter van het Openbaar Centrum voor Maatschappelijk Welzijn. Hij trekt aan de bel bij de leidinggevenden en ze sturen zuster Godfrida naar de huisarts, die haar dwingt zich ziek te melden.

Al gauw wordt duidelijk dat zuster Godfrida verslaafd is geraakt aan morfine-injecties die ze na haar hersenoperatie kreeg tegen de pijn. Ze wordt linea recta doorgestuurd naar een ontwenningskliniek, waar ze dagelijks na schooltijd bezoek krijgt van haar huisgenote en vriendin, die lerares is. Wanneer zuster Godfrida volgens de artsen de ontwenningskuur goed doorstaan heeft wordt ze uit de kliniek ontslagen en tot ieders verrassing herneemt ze, alsof er niets gebeurd is, haar functie op de geriatrische afdeling, waar het aantal sterfgevallen tijdens haar afwezigheid tot normaal is gedaald. Een paar waaghalzen confronteren zuster Godfrida met de lijst van de onder verdachte omstandigheden overleden patiënten en haar vermoedelijke rol hierin, waarop de kloosterzuster ziedend van de afdeling rent, regelrecht in de armen van de Rijkswacht, zoals de landelijke politiedienst van het koninkrijk België tot 2001 heette.

Doofpot

Want naast de voorzitter van het Openbaar Centrum voor Maatschappelijk Welzijn had de klokkenluider in februari 1978 ook nog een arts van het Openbaar Centrum voor Maatschappelijk Welzijn ingelicht over de merkwaardige sterfgevallen. Deze aarzelt geen moment en schakelt de politie in. In alle stilte verzamelt die gegevens en overhandigt ze aan de Rijkswacht, die een onderzoek start.

Tijdens het doornemen van de dienstlijsten en patiëntengegevens valt al snel de verdenking op zuster Godfrida. Ze wordt gearresteerd en ze bekent direct drie patiënten een overdosis insuline te hebben toegediend. Ze is dan 44 jaar en, ondanks de ontwenningskuur, nog steeds verslaafd aan morfine. Hoewel het gedrag van de non voor haar operatie voorbeeldig was, blijkt al tijdens haar voorarrest dat ze in hoge mate gestoord is. Vermoedelijk voorzag de lerares haar in de ontwenningskliniek stiekem van het verdovende middel.

Ondertussen worden er verscheidene lichamen opgegraven; de patholoog anatoom kan bij maar drie lijken een te hoge dosis insuline vaststellen. De lichamen van de overige slachtoffers zijn gecremeerd of in een dusdanige slechte staat dat toxicologisch onderzoek onmogelijk is.

Na het afsluiten van het onderzoek acht de rechtbank in Dendermonde zuster Godfrida volledig ontoerekeningsvatbaar en wordt ze voor onbepaalde tijd in een psychiatrische inrichting geplaatst. Verondersteld wordt dat de operatieve verwijdering van de hersentumor twee jaar eerder verantwoordelijk is voor haar afwijkende gedrag.

Over het aantal slachtoffers blijft het speculeren, en gedurende welke periode patiënten vermoord zijn staat nog minder vast. Het vermoedelijke aantal ligt dichter bij de dertig dan bij de drie moorden die zijn bewezen.

Volgens de vertegenwoordiger van de Raad van Bestuur van het ziekenhuis en het afdelingspersoneel werden er, onder druk van de katholieke kerk, bepaalde details, zoals de lesbische relatie, de luxe levensstijl en haar hoge banksaldo opzettelijk in de doofpot gestopt. Ook de congregatie der Apostolinnen van de Heilige Jozef hield zich opvallend stil over het privéleven van de non, maar zou wel druk hebben uitgeoefend om zuster Godfrida zonder proces geestelijk gestoord te verklaren.

Zachtjes

Ondanks haar geestestoestand kan de non toch vrij helder aangeven waarom ze haar patiënten vergiftigde. Ze doodde speciaal zieken die lastig waren tijdens de nachtdienst en haar van haar welverdiende rust afhielden. Ze verontschuldigt zich met het excuus dat ze de hoge dosis insuline 'zachtjes' had gespoten, zodat niemand had geleden. Of ze daarin gelijk heeft is uiterst twijfelachtig, omdat een te hoge dosis insuline gruwelijke pijn kan veroorzaken.

De Rijkswacht spreekt een hard oordeel uit. De kloosterzuster beroofde fragiele, kwetsbare ouderen van hun zuurverdiende spaarcenten en sieraden ter waarde van 15.000 tot 25.000 euro om haar extravagante manier van leven inclusief haar morfineverslaving te bekostigen. Zelf ontkent ze haar patiënten vermoord te hebben uit financieel oogpunt. Wel voegt ze aan haar bekentenis toe dat ze in de krant had gelezen over de Nederlandse verpleegkundige Frans H., die eveneens met insuline zijn patiënten ombracht.

Over zuster Godfrida's leven is een film gemaakt (*Killer Nun*, 1978), met de Zweedse filmactrice Anita Ekberg in de hoofdrol, een sekssymbool uit de jaren vijftig van de twintigste eeuw.

3.

Faalangst en zelfoverschatting: een fatale combinatie

Reinhard B., Duitsland, 1975

Aanvangsproblemen

Half oktober 1975 wordt in het zuidwesten van Duitsland in Rheinfelden, het in het groen gelegen Kreisziekenhuis geopend. Op het gazon voor de deur van het brede witte gebouw wappert een rij vlaggen in de oktoberwind. De fanfareband speelt en dansers gekleed in lederhosen en jurken met pofmouwen draaien in het rond.

Een halfjaar voor de opening draait het ziekenhuis al op proef. Tussen pasgeverfde muren en glimmende apparatuur druppelen de patiënten binnen en worden de eerste operaties uitgevoerd. Er zijn talrijke aanvangsproblemen, vooral op de intensive care. Er ontbreekt nog een afdelingsarts en het onderlinge contact loopt stroef. In het bijzonder botert het niet tussen de leidinggevende en de enige mannelijke verpleegkundige Reinhard B. Zij verwijt hem arrogantie en sommeert hem zijn toon te matigen als hij op vergaderingen het hoogste woord voert. Vooral dat laatste vindt hij onvergeeflijk. Om uit haar vaarwater te blijven draait hij steeds meer nachtdiensten. Vlak voor de officiële opening wordt de leidinggevende vervangen.

Paniek

Wat de bedoeling is van een gezondheidsinstelling hoeft nauwelijks te worden uitgelegd. Zieke mensen worden er beter gemaakt. Maar op de intensive care van het nieuwe Kreisziekenhuis lijkt het tegendeel te gebeuren. In plaats van dat patiënten herstellen na een operatie overlijden ze zonder duidelijke reden.

In de eerste 32 dagen na de opening blazen tien patiënten onverhoeds hun laatste adem uit. Artsen en verpleegkundigen komen met spoed bijeen. De doktoren stellen vast dat er iets niet klopt. De semicomateuze toestand voorafgaand aan het overlijden correspondeert niet met de medicatie die de slachtoffers hebben gekregen. Eenmaal is er een concreet vermoeden van overdosering, maar voor de rest tasten ze in het duister.

In de drie daaropvolgende dagen sterven zeven patiënten een snelle dood en op 20 december loopt het helemaal de spuigaten uit. Achter elkaar worden er drie naar het mortuarium gereden. Spoorslags buigen de artsen zich over de dossiers op zoek naar een aanwijzing, maar die blijft uit. Alleen wordt geconstateerd dat, ongeacht hun ziektegeschiedenis, bij alle geheimzinnige sterfgevallen de symptomen overeenkomen: braken, een belemmerde ademhaling en een hart dat ongecontroleerd op hol slaat terwijl de bloeddruk daalt. Hoewel het reanimatieteam zijn uiterste best doet reageert de hartspier van de patiënten niet op de daarvoor bestemde middelen, alsof deze verlamd is. Laboratoriumuitslagen wijzen op een toxische hoeveelheid hartmedicatie.

Hoewel de medici met grote twijfel een natuurlijke-doodverklaring ondertekenen, besluiten ze, na de dood van de drie patiënten, dat er sprake moet zijn van opzet. Ze alarmeren de directie, die onmiddellijk de politie inschakelt, waarna nog dezelfde dag rechercheurs, gecamoufleerd in witte jassen, naar aanknopingspunten speuren. De medicijnkast wordt aan een inspectie onderworpen. Een grote hoeveelheid van het bewuste medicijn wordt vermist. Terwijl de zorg van de resterende patiënten gewoon doorgaat, lopen ook de verpleegkundigen met ogen op stokjes. Een van de

3. Faalangst en zelfoverschatting: een fatale combinatie

zusters ontdekt een serie lege ampullen hartmedicatie in de afvalbak. Na telling blijken het 63 stuks te zijn.

Eén van de afwezige verpleegkundigen van die dag is Reinhard: hij slaapt. Maar of hij rustig ligt valt te betwijfelen. Als hij op 21 december om 23.00 uur aan zijn nachtdienst wil beginnen wordt hij meegenomen voor verhoor omdat de Kriminalpolizisten hebben vastgesteld dat hij de enige verpleegkundige is die aanwezig was bij alle sterfgevallen.

Per ongeluk?

Als een mak lam loopt Reinhard de afdeling af, de lift in naar de hal, waar buiten een politieauto wacht.

Eenmaal op het bureau mag hij zijn tas omkeren. Medicijnpotjes en strips rollen over tafel; het zijn meest kalmerende middelen en slaapmiddelen. De verdachte praat honderduit over hoe goed het hem bevalt op de afdeling nu er een nieuwe leidinggevende is. Hij geeft toe patiënten op eigen gelegenheid medicamenten te hebben gegeven en misschien wel per ongeluk een keer te veel. Voortdurend wipt hij met zijn ene voet en zijn handen trillen op de tafel. De rechercheurs vragen zich af wie ze eigenlijk voor zich hebben.

Reinhard wordt in 1948 geboren als enige zoon in een gezin met vijf zussen. Als een echte benjamin wordt hij verwend en hij ontwikkelt zich tot een volgzame, religieuze jongen. In tijden van spanning, speciaal bij hoofdpijn, heeft hij absenses: lichte epileptische aanvallen met kortdurende bewustzijnsvermindering. Ook slikt hij van jongs af aan pijnstillers voor de hoofdpijn en ligt hij veel op bed.

Maar op zijn goede dagen speelt hij het liefst doktertje. Met zijn witte bloes, een namaakstethoscoop en een speelgoedspuitje geneest hij zogenaamd de hele familie. Ondanks zijn lichamelijke klachten maakt hij zijn middelbare school af, en hij wil doorleren voor ziekenbroeder.

Als hij met de opleiding begint woont hij weliswaar intern, maar op zijn vrije dagen gaat hij steevast naar huis. Zijn medeleerlingen mogen hem, maar kennen hem nauwelijks.

Op zijn eenentwintigste neemt hij trots zijn diploma in ontvangst. Vader, moeder en zijn vijf zussen zijn aanwezig bij de diploma-uitreiking en klappen uitbundig. Na afloop is er Schnaps met Käsekuchen.

Reinhard solliciteert bij een huidkliniek en wordt aangenomen. Nu gaat het echte leven beginnen en zal hij voor vol aangezien worden.

Zo verlopen er enkele jaren. In zijn levenspatroon verandert niets noemenswaardigs, behalve dat hij zich steeds verder afzondert. Een vriendin heeft hij nooit gehad. Dat is niet erg, want in zijn eentje kan hij ook wel wandelen. Daarnaast zwemt hij steevast tweemaal per week.

Vrijblijvend

Als Reinhard vierentwintig is overlijdt zijn vader en nemen zijn klachten toe. Steeds vaker kan hij niet slapen en ook zijn eetlust is verdwenen. Naast het trillen is hij regelmatig kletsnat van transpiratie. Veelvuldig moet hij zich ziek melden. Binnen negen maanden zit hij veertig keer bij zijn dokter, die pijnstillers en tranquillizers voorschrijft. Op zijn vijfentwintigste wordt hij voor onderzoek opgenomen op een neurologische afdeling. Er wordt geen ziekte geconstateerd en Reinhard gaat weer aan het werk.

Twee jaar na het overlijden van zijn vader ontstaat er onrust op de afdeling in de huidkliniek. Iemand zou op eigen houtje pillen aan patiënten hebben gegeven die niet waren voorgeschreven. Het verpleegkundig personeel staat op zijn achterste benen, ook Reinhard. Als vakmensen kennen zij hun grenzen en ze laten zich niet zomaar beschuldigen. Maar ondanks het feit dat er geen schuldige wordt aangewezen staat het touwtje voor Reinhard al veel te strak. Overdag loopt hij wezenloos rond en 's nachts doet hij geen oog meer dicht. Tot hij instort en vijf weken wordt opgenomen op een psychiatrische afdeling waar psychiaters hem diagnosticeren als iemand met een schizoïde persoonlijkheid en dwangstoornissen, wat wil zeggen dat deze jongeman naast zijn dwangmatigheid sociale contacten vermijdt en hypergevoelig is, met een sterke behoefte aan een stabiele en geordende omgeving, en dat hij heen en weer zwalkt tussen minderwaardigheidsgevoelens en zelfoverschatting.

3. Faalangst en zelfoverschatting: een fatale combinatie

Het advies van de psychiater bij zijn ontslag uit de kliniek is dan ook dat Reinhard zich zou moeten beperken tot weinig belastend werk en zich psychotherapeutisch zou moeten laten behandelen. Dat is een nogal vrijblijvend advies, omdat niemand controleert of de aanbeveling ook opgevolgd wordt.

Reinhard besluit weer thuis te gaan wonen en niet terug te keren naar de huidkliniek. Na verloop van tijd verklaart hij zichzelf weer geschikt voor de arbeidsmarkt en solliciteert. Twee maal wordt hij ergens aangenomen, en vervolgens weer ontslagen wegens onbekwaamheid.

Dan komt na de zomer van 1975 het nieuw te openen Kreisziekenhuis in Rheinfelden in beeld, waar zoveel behoefte aan personeel is dat referenties opvragen er kennelijk bij inschiet, want Reinhard wordt onmiddellijk aangenomen. Hij krijgt zelfs de functie van leidinggevende op de intensive care aangeboden, maar daar bedankt hij voor. Hij accepteert een positie als uitvoerend verpleegkundige en treedt op 1 september 1975 in dienst, zes weken voor de officiële opening.

Behalve dat het in het begin niet botert tussen hem en zijn leidinggevende, maakt hij een goede start. Collega's mogen hem graag en al snel laten ze de dagelijkse patiëntenzorg aan hem over. Over zijn toewijding hoeven ze niet te klagen, want ruim voor zijn dienst is hij al op de afdeling te vinden. Ook patiënten worden, zo ze al bij kennis zijn, graag door hem geholpen. Steevast maakt hij tijd voor een kort gesprekje en niets is hem te veel.

Maar moet Reinhard onder druk werken, wat op een intensive care eerder regel is dan uitzondering, dan gaat dat hem, zoals voorspeld, slecht af. Ondanks dat hij zijn uiterste best doet, krijgt hij de werking van beademingsapparatuur en medicijnberekeningen maar niet onder de knie. Bij acute situaties staat hij als aan de grond genageld.

Alsof hij zijn tekortkoming wil maskeren schept hij op over zijn medische kennis en wordt hij balorig. Hij flapt eruit: 'Deze patiënt kunnen we wel opgeven,' en bij deze ene verspreking zal het niet blijven. Uit latere verklaringen van collega's is te concluderen dat hij, vanaf de tijd dat de moorden beginnen, meer en meer in zichzelf gekeerd raakt. Kortom, Reinhard zit voor de zoveelste keer in de knel.

Wat later pas aan het licht zal komen is dat de ziekenbroeder de overlijdensadministratie al afhandelt voordat zijn slachtoffers de eeuwigheid in gaan. Tegenover de rechercheurs zal hij zich verontschuldigen en zeggen dat hij de papieren vast invulde wegens verstrooidheid. Bij de laatste vruchteloze reanimatie laat hij een infuusfles uit zijn handen vallen en verlaat de ziekenkamer. De rechercheurs weten te achterhalen dat hij in dezelfde periode een grote hoeveelheid medicijnen voor de afdeling heeft besteld: maandag honderd ampullen en op de dinsdag nog eens vijftig van hetzelfde middel. Als de recherche twee dagen nadien de zaak onderzoekt, is de hele voorraad op.

Roerloos

Ondertussen zijn er zoveel aanwijzingen voor Reinhards betrokkenheid bij de epidemie van sterfgevallen, dat hij officieel wordt gearresteerd. Hij ondertekent een verklaring maar trekt deze vervolgens de volgende dag weer in. Hij zou onder grote druk zijn verhoord en tot een bekentenis zijn gedwongen. Seriemoorden door personeel in een gezondheidszorginstelling vergen langdurig vooronderzoek en in 1977, twee jaar na de ontdekking, staat Reinhard B. voor de rechtbank in Freiburg. De aanklager heeft er geen gras over laten groeien. Naast de voorbereidende getuigenverhoren wordt ook voor visuele ondersteuning gezorgd. Op een verticaal geplaatst tafelblad staat een maquette van de intensive care. Onder het afleggen van verklaringen wijst de griffier de locatie van bedden van de slachtoffers aan. Iedereen kan nu zien hoe groot de afstand tussen de medicijnkast en de gedupeerde was, of waar verpleegkundige A. of dokter B. zich bevond toen zij verdachte handelingen zagen.

Hoewel er vermoedelijk meer moorden gepleegd zijn, worden Reinhard B. zeven moorden ten laste gelegd. Het eerste slachtoffer lag op de intensive care na het aanleggen van een kunstmatige darmopening op de buik. Het postoperatieve herstel van de patiënt verliep gecompliceerd. Mede patiënten zagen de verpleger drie kwartier voordat de patiënt heenging met een gevulde spuit naar haar bed lopen en de bedgordijnen sluiten.

Het tweede overlijdensgeval betrof een man die een kijkoperatie had ondergaan en aan het opknappen was. Volgens de later ingetrokken verklaring van Reinhard zou hij tweemaal een overdosis van het hartstimulerende middel gespoten hebben. Wat betreft de keuze voor een dodelijk middel is de broeder tamelijk vastbesloten: hij spuit steeds hetzelfde medicijn.

Toen de vrouw van het volgende slachtoffer haar man bezocht blies deze net zijn laatste adem uit terwijl de broeder naast het bed stond. Bij zijn bekentenis gaf Reinhard B. toe de man twee ampullen te hebben toegediend.

Het vierde slachtoffer, een kankerpatiënt, gaf vier dagen nadat op de operatiekamer werd geconstateerd dat verder opereren geen zin meer had, onverwacht de geest. Net als bij het vijfde en zesde slachtoffer was Reinhard B. de enige die voor deze patiënten zorgde. De laatste twee, beiden vrouwen, waren kort na aankomst op de intensive care ineens niet meer te redden. Bij het zevende slachtoffer werd de verdachte volgens een collega ongewoon lang naast haar bed gesignaleerd. Volgens zijn later ingetrokken verklaring zou Reinhard deze patiënte drie ampullen hebben toegediend. Bij de slachtoffers van alle aangeklaagde moorden wordt bij de lijkschouwing een toxische hoeveelheid hartmedicatie aangetroffen.

De ziekenverpleger met de tengere schouders en de grote donkeromrande bril zit doodstil in de beklaagdenbank en houdt de handen gevouwen in zijn schoot. Zonder dat zijn gezicht ook maar enige emotie verraadt, beantwoordt hij de vragen.

Dat de aanklager niet twijfelt aan de schuld van de verdachte wordt op de eerste procesdag al duidelijk. Reinhard B. zoog doelbewust in de medicijnkamer een overdosis medicijnen in de injectiespuit en diende zijn slachtoffers de giftige vloeistof toe, met als enige doel de dood te veroorzaken. Naar het motief blijft het volgens de aanklager gissen. Het mag absurd klinken, maar de enige verklaring die hij voorhanden heeft is dat verdachte, eerzuchtig als hij was, zijn onhandigheid bij de uitvoering van zijn werk weigerde toe te geven en uit machteloosheid een overdosis spoot.

Hersenafwijking

De uitslag van het psychologisch en psychiatrisch onderzoek speelt een belangrijke rol in het strafproces. Maar voordat we ons daarover buigen eerst het volgende.

In 1975, het jaar waarin Reinhard B. begon met zijn gruwelijke praktijken, werd het nog als pertinent 'fout' gezien om onderzoek te doen bij zware criminelen om te kijken of ze aan een hersenafwijking leden. Denk maar aan de 'affaire-Buikhuisen' in 1979. Wouter Buikhuisen, criminoloog, kreeg in 1979 heel links Nederland over zich heen toen hij onderzoek wilde doen naar de oorzaken van crimineel gedrag. Anders dan in die tijd gebruikelijk was, wilde hij zich in het 'aangeboren of verworven-debat' richten op biologische factoren (aangeboren) in plaats van omgevingsfactoren (verworven). Hij meende dat mensen een criminele aanleg kunnen hebben. Zo reageert de een anders op bijvoorbeeld stress dan de ander. Iemand die weinig van het stresshormoon adrenaline aanmaakt zou minder reageren op stress, daardoor minder bang zijn en daarom misschien eerder geneigd tot crimineel gedrag. Ook veronderstelde hij dat mensen met meer testosteron sneller agressief en crimineel gedrag zouden vertonen. Gelukkig heeft tussen 1975 en nu het hersenonderzoek niet stilgestaan en inmiddels zijn er overduidelijk aanwijzingen voor Buikhuisens theorie. De auteurs A. Moir en D. Jessel maken in hun boek *Geboren misdadigers. Fascinerende speurtocht naar de biologische oorsprong van welddadigheid en criminaliteit* (1995) de relatie tussen hersenabnormaliteit en misdadig gedrag duidelijk. Dat de Belgische non Godfrida uit hoofdstuk 2 haar moorden beging nadat er bij haar een hersentumor was verwijderd zegt al genoeg.

Terug nu naar de uitkomst van Reinhards psychologische en psychiatrische onderzoek. Volgens dit rapport kan zijn handelen mogelijk verklaard worden vanuit zijn schizoïde persoonlijkheid. Vanwege startperikelen op de afdeling viel een noodzakelijke uitwendige stabiliteit weg, waarbij hij werkzaamheden moest verrichten die ver uitstegen boven zijn geestesgesteldheid, die grensde aan debiliteit. Waardoor verdachte, wiens eigenwaarde sterk gerelateerd is aan zijn functie, in een onmogelijke positie gemanoeuvreerd werd en zich slechts staande kon houden door een onrealistisch zelfbeeld te creëren, waarbij hij werkelijkheid en waan niet langer uit elkaar kon houden en zich alleen nog liet sturen door innerlijke impulsen die leidden tot kwaadaardige handelingen.

Hoe iemand die zwakbegaafd is gedurende een aantal jaren toch de positie van verpleegkundige kon vervullen is een van de vragen die Reinhards advocaat bezighoudt.

Vormfouten

De verdediging brengt dan ook de bewijsvoering aan het wankelen en wel om een aantal redenen. Volgens hen valt er op het reilen en zeilen op de betreffende intensive care nog wel wat aan te merken. De leidinggevende is te verwijten dat ze de broeder ver boven zijn kunnen liet werken. Ze had door zijn opgeblazen zelfvertrouwen heen moeten prikken en moeten constateren dat hij ondermaats presteerde. Het hoge aantal onverklaarbare sterfgevallen vond plaats op een pasgeopende afdeling die nog onder niveau draaide. De communicatie tussen de artsen en overige disciplines liet veel te wensen over en het personeel was onvoldoende ingewerkt. Ook was de controle op medicijnbestellingen ontoereikend. Iedere verpleegkundige kon zonder handtekening van een arts bij de apotheek bestellingen doorgeven, maar wat er geleverd werd, bleef onduidelijk.

Vervolgens heeft de verdediging kritiek op de bewijsvoering voor doodslag. Het ongewoon hoge aantal sterfgevallen kan op louter toeval berusten. Ook wordt opzet van hun cliënt niet aangetoond. De giftige dosis die geconstateerd werd bij lijkschouwing kan alleen vastgesteld worden binnen een paar dagen na de dood. Bij elf patiënten die kort voor de opvallende piek van sterfgevallen onder gelijksoortige omstandigheden het leven lieten was deze bepalingstijd al overschreden. Maar ook bij de zes obducties van slachtoffers binnen de toegestane tijd levert de aanwezigheid van het middel geen onomstotelijk bewijs. Allereerst ontbreekt de relatie tussen het middel en de doodsoorzaak. Ten tweede bewijst de aanwezigheid van het middel niet dat hun cliënt met opzet een overdosis injecteerde. Sommige slachtoffers gebruikten al een standaarddosering of kregen hetzelfde middel tijdens de reanimatie toegediend. Ten derde kan geen van de getuigen-deskundigen precies aangeven welke hoeveelheid medicijnen de dood tot gevolg had. Volgens de specialist van het Freiburger Gerichtsmedizinischen Institut kan niet uitgesloten worden dat het 66-jarige slachtoffer na de kijkoperatie aan een vergevorderd maagcarcinoom is gestorven. Bij weer een andere overledene komt de procureur in zijn aanklacht niet verder dan poging tot moord, omdat het dodelijke hartinfarct bij de 63-jarige patiënt blijkbaar niet met de veronderstelde overdosis te bewijzen is. Over de oorzaak van de dood van het laatste, 67-jarige slachtoffer, kan de procureur alleen formuleren dat deze door een massieve toxische concentratie is veroorzaakt. Ten vierde meent de verdediging de rechtbank te moeten wijzen op de geestesgesteldheid van hun cliënt. Indien bewezen kan worden dat hij verantwoordelijk is voor de epidemie van sterfgevallen, heeft hun cliënt in een situatie van rationele en emotionele decompensatie gehandeld, passend bij een schizoïde persoonlijkheid, met duidelijk afgenomen begrip voor maat en getal.

Ten slotte meent de verdediging dat de verdachte moet worden vrijgesproken, omdat er bij het allereerste politieverhoor ernstige fouten zijn gemaakt. De ondervraging duurde zeven uur achtereen terwijl er felle lampen op zijn gezicht gericht waren. Politiebeambten geven toe dat ze de verdachte een bekentenis probeerden te ontfutselen onder de belofte van verzachtende omstandigheden, die alleen zou leiden tot een psychiatrische behandeling. Toen dat niet werkte, werd hij herhaalde malen voor moordenaar uitgemaakt en er werd gedreigd 'oudere, minder begripvolle beambten' in te schakelen met hardere ondervragingsmethoden. Vervolgens legde hun cliënt een bekentenis onder dwang af, die hij, zoals we weten, de volgende dag weer introk.

Op grond van het gebruik van ongeoorloofde verhoormethodes komt de rechter tot vrijspraak. Maar twee jaar later, in 1980, wordt Reinhard B. in hoger beroep alsnog veroordeeld. Volgens die rechter is hij, afgaand op hetzelfde psychologisch en psychiatrisch onderzoek, juist volledig toerekeningsvatbaar. De verschijnselen voor de vluchtige psychosen, waarbij het verschil tussen werkelijkheid en waan niet kan worden onderscheiden, worden te weinig overtuigend gevonden. De verpleger heeft bewust een te hoge dosering gegeven, in de wetenschap dat de werking fataal was. Hij mag dan wel niet een van de slimste zijn geweest, maar zijn theoretische kennis ging wel zo ver dat hij de gevolgen van zijn optreden kon overzien. Hij wordt alsnog veroordeeld voor zeven jaar gevangenschap – voor elke moord een jaar – plus een levenslang beroepsverbod.

Voor het volgende hoofdstuk blijven we nog even in Duitsland, maar maken we een sprong in de tijd naar het vrij recente verleden. In Berlijn wordt in 2006 een 54-jarige verpleegkundige ingerekend. Tijdens haar voorarrest geeft ze een televisie-interview waarin ze met enige weemoed in haar stem vertelt hoe ze als vijfjarig meisje al met een Rode Kruis-koffertje door de ouderlijke woning drentelde. Net als Reinhard wilde ze al vroeg mensen helpen. Maar waarom doen seriemoordenaars in de gezondheidszorg dan precies het tegenovergestelde?

4.

De verstoten vrouw

Irene Becker, Duitsland, 2006

Het interview

Voordat de camera zich richt op de gearresteerde vrouw zwenkt hij rond. We zien een keurig opgemaakt bed en een klein bureautje met wat schrijfbenodigdheden. Aan de muur hangen foto's van Che Guevara en Martin Luther King. Op een boekenplank staan bundels van Hermann Hesse en Simone de Beauvoir, met daarnaast wat kiekjes. Op de ene foto staat vrouw van het type privésecretaresse loom tegen een boomstam geleund. Ze draagt een lichtgekleurd jasje, met boven op haar hoofd een modieuze zonnebril. Op de andere foto staat ze als bruinverbrande rugzaktoerist, een zakdoek sportief om haar hoofd geknoopt, gekleed in een spijkerbroek en met gympen aan haar voeten.

De journalist Norbert Sigmund neemt in het voorjaar 2007 de onder verdenking staande Irene Becker een interview af. Ze heeft bekend een aantal patiënten een giftige hoeveelheid medicijnen te hebben gegeven. Tegen de tijd dat de uitzending die zomer op de televisie uitgezonden wordt, is ze al veroordeeld.

Bij aanvang van het programma komt de in hechtenis genomen 54-jarige vrouw met opgeheven hoofd en een zuur mondje in beeld. Gretig kijkt ze in de camera. Ze krijgt niet veel bezoek, vertelt ze, want ze heeft geen familie meer. Alleen haar vriend komt tweemaal per week. 'Ja,' zegt ze terloops, 'de directeur van het ziekenhuis is ook geweest.' Ze heeft haar excuses aangeboden voor alle consternatie.

Als de interviewer informeert waarom ze zieken liet inslapen, moet ze even nadenken. 'Iedereen zou zijn laatste adem zelf moeten kunnen uitblazen, zonder hulp van een beademingsapparaat.' Opnieuw kijkt Irene recht in de lens. De interviewer wil weten hoe ze over het vijfde gebod – 'Gij zult niet doden' – denkt.

Het begrip 'dood' klinkt haar hard in de oren. Ze ziet de tien geboden ruim. Ze heeft geen patiënten uit de weg geruimd, maar alleen hun leven bekort. Het was haar plicht het lijden te stoppen. Ze heeft zieken een overdosis medicijnen toegediend en voelt zich verantwoordelijk voor de gevolgen. Gelukkig kan ze kracht putten uit haar geloof en God helpt haar door deze periode heen. Zo vaak als ze kan gaat ze naar de kerk.

Het eerste boek over onderzoek naar deze zogenoemde 'engelen des doods' werd gepubliceerd in 1998. De auteur is de Duitse psychiater en psychotherapeut Professor Karl-Heinz Beine van de universiteit Witten-Herdecke. Voor zijn boek Sehen, Hören und Schweigen onderzocht hij 28 seriemoordzaken in zorginstellingen. Recentelijk is er van zijn hand een boek met vervolgonderzoek verschenen onder de titel Krankentötungen in Kliniken und Heimen: Aufdecken und Verhindern. Bij het gerechtelijk onderzoek tegen zuster Irene Becker is hij als getuige-deskundige ingeschakeld. Zijn reactie op het televisie-interview is als volgt.

Opvallend veel daders dromen er al op jonge leeftijd over anderen te helpen. Door zwakkeren hulp te verlenen hopen ze op erkenning, maar die blijft meestal uit.

Hoewel de veroordeelde zichzelf voorhoudt de wens van de patiënt te vervullen, gaat het primair om haar eigen pijn. Ze herkent haar eigen leed in het lijden van het slachtoffer en kan dit niet langer verdragen. Het doden zorgt dan als het ware voor de zogenoemde 'zelfontlading'. Bij 'gewone' seriemoordenaars zien we een soortgelijk verschijnsel: na elke moord ontlaadt de spanning zich. Dit wijst op de enorme druk waaronder daders leven in hun hel op aarde, die alleen beheersbaar blijft zolang alles krampachtig onder controle gehouden wordt. Tot de druk te hoog wordt en ze weer moeten toeslaan.

Als de interviewer informeert of Irene na het inspuiten van de overdosis ook opluchting ervoer ontwijkt ze handig zijn vraag. Haar patiënten hebben geen pijn geleden. 'Maar denk maar niet dat ik de enige ben die hier zo denkt.'

Of anderen dan ook hun patiënten voorgoed tot zwijgen hadden gebracht?

'Nou, zo speciaal ben ik nu ook weer niet.'

De psychiater

Aan de hand van verslagen van de rechtszaak komen we te weten wat andere betrokkenen over Irene Becker te zeggen hebben. Om te beginnen komt de gerechtspsychiater aan het woord, gevolgd door Irenes collega's, de artsen, de rechercheurs, de aanklager en de rechter, en ten slotte komt de rol van het ziekenhuis aan de orde.

Tijdens het voorarrest van de verpleegkundige vinden er in totaal vijf gesprekken met de psychiater plaats. Over haar kindertijd kan hij het volgende melden. Mevrouw Becker wordt geboren in een liefdeloos gezin, heeft als zuigeling gezondheidsproblemen en groeit op als een stil, eenzaam en schuchter kind. Zo snel als ze kan vlucht ze in de opleiding voor verpleegkundige bij de katholieke ordezusters, waar ze zich beschermd voelt. In navolging van de religieuzen gaat ze helemaal op in de katholieke leefsfeer en ontwikkelt ze zich tot een strenge, gelovige vrouw.

Drie jaar na haar diplomering wordt ze aangenomen in het Jüdische Ziekenhuis in Berlijn. Irene is inmiddels getrouwd, maar het huwelijk zal kinderloos blijven. Hoewel ze het in dit ziekenhuis naar haar zin heeft, kan ze niet goed overweg met collega's. Toch werkt ze er negentien jaar en brengt ze het tot afdelingshoofd. Maar nadat ze haar personeel voor de zoveelste keer heeft afgeblaft en aanwijzingen van artsen heeft genegeerd, vraagt de directie haar op te stappen. Deze afgang grijpt haar vreselijk aan en ze zoekt professionele hulp.

Korte tijd nadien accepteert ze een positie op de cardiologische intensive care in het Charité-ziekenhuis, de grootste universiteitskliniek binnen Europa, eveneens in de Duitse hoofdstad. Ze begint zich beter te voelen en gaat na verloop van tijd weer helemaal in het werk op. Haar ruime ervaring wordt op prijs gesteld. Voor het uitzichtloze en psychisch zware verplegen van stervenden wijkt mevrouw Becker niet terug. Integendeel, ze kiest juist de meest ernstige patiënten om te verzorgen. Dat er later onder deze zieken dan ook veel overlijdensgevallen voorkomen, valt niemand op.

Als ze acht jaar in het Charité-ziekenhuis werkt, wordt haar man verliefd op een veel jongere vrouw. Dit ervaart ze als een grote vernedering. In 2005 begint een pijnlijk en lang echtscheidingsproces, waarbij duidelijk wordt dat het huwelijk dat dertig jaar heeft geduurd niet meer te redden is. De krenkingen hebben van deze narcistische vrouw wier eigenwaarde gekwetst is het uiterste gevergd en ze raakt depressief. Het verlies van haar man, een van de pilaren onder haar bestaan, stelt een mechanisme in werking waarbij zwakte en hulpeloosheid vervangen worden door een onrealistisch hoge eigenwaarde, waarmee ze zichzelf overeind houdt.

Na enige tijd staat het leven van mevrouw Becker min of meer weer op de rails. Ze richt haar huis opnieuw in en maakt verre reizen. Misschien gaat, volgens de psychiater, door haar toegenomen eigenwaarde al dat lijden op de afdeling haar tegenstaan. Misschien meent ze dat wanneer artsen geen eind aan het lijden maken, zij het dan maar moet doen. Niet omdat ze patiënten haat, maar omdat ze besloten heeft niet langer willoos toe te zien.

Toen de psychiater Irene vroeg wat ze bij de moorden had gevoeld, zei ze dat ze niets anders dan leegheid had ervaren. In haar beleving ging het helemaal niet om moord, want het leven van kunstmatig in leven gehouden, doodzieke mensen was in haar ogen toch niets meer waard. Eigenlijk kon ze niet zeggen waarom ze ingreep in het naderende einde.

De psychiater was benieuwd hoe ze met haar geloof in het reine kwam. Volgens mevrouw Becker zou 'Gij zult niet doden' veranderd moeten worden in 'Gij zult geen schade berokkenen'. 'Met andere woorden, het leven van terminale patiënten moet niet eindeloos gerekt worden.'

Of ze in opdracht van God had gehandeld? Ze had heftig haar hoofd geschud. Nee, ze was slechts een dienaar en voelde zich als zodanig geroepen om patiënten te 'helpen'. De psychiater is van oordeel dat mevrouw Becker geen monster is maar iemand die door persoonlijkheidskenmerken en de echtscheidingsproblematiek uitgerekend op een plek was waar haar onevenwichtigheid ernstige gevolgen had. Door het tijdstip van het heengaan van patiënten te bepalen projecteerde zij haar onvermogen en woede op hen.

Karl-Heinz Beine voegt aan de verklaringen van zijn collega nog een macabere toevalligheid toe. Vier dagen voordat verdachte een patiënt in het Charité-ziekenhuis moedwillig elimineert, is ze tijdens een zomerfeest verkleed in een tenue waarop engelen staan afgebeeld. Ook is het in zijn ogen zorgwekkend, hoe de 55-jarige beklaagde zich gedraagt tijdens het proces. Wanneer leidinggevenden haar een gewaardeerd personeelslid noemen, verschijnen er tranen van blijdschap in haar ogen. Bij het aanhoren van het leed van nabestaanden vertoont ze echter geen enkele emotie.

Het personeel

Ook hier moet het personeel schroom overwinnen. Pas na aandrang van de rechercheurs tijdens de ondervragingen vertellen ze hun verhaal. Op de afdeling wordt regelmatig over stervenshulp gesproken. Ze herinneren zich geen radicale uitspraken van zuster Irene. Zij was, net als de meeste verpleegkundigen, ertegen om levens zinloos te verlengen en stond bekend als een ervaren, competent en gepassioneerd personeelslid, dat zo nodig extra diensten draaide. Maar de laatste tijd was haar gedrag veranderd. Luid zingend of schel fluitend ging ze over de afdeling, zo overheersend dat het mateloos ging irriteren. Maar ze durfden niets te zeggen, omdat zuster Irene fel kon reageren als ze ergens op werd bekritiseerd. Over het precieze tijdstip van haar veranderde houding kunnen ze het niet eens worden. Misschien was ze door de echtscheidingsproblematiek overspannen geraakt.

Maar Irenes gedrag werd volkomen onacceptabel. Ze kon ruw zijn en patiënten afsnauwen, alsof ze niets meer kon verdragen. Toen er iemand stierf was ze in lachen uitgebarsten. Tijdens een gesprek met de leidinggevende gaf ze toe zich agressief te hebben gedragen. Over een aanbod om tijdelijk halve dagen te gaan werken, wilde ze niks horen.

Zeven maanden voor haar arrestatie was het helemaal raak. Zuster Irene had een verwarde vrouw geslagen die zich met feces besmeurd had en twee maanden later herhaalde zich een dergelijk incident. Een van de collega's had de voorvallen aan de leidinggevende gerapporteerd. Deze zou er werk van maken, maar toen zuster Irene werd gearresteerd was er nog geen enkele actie ondernomen. Eind november 2005 had zuster Irene voor het eerst geprobeerd een patiënt om te brengen in aanwezigheid van een verpleegkundige. Het slachtoffer leed geen pijn en toch had ze zonder opdracht een grote hoeveelheid van een sterk pijnstillend middel geïnjecteerd. Waarop de patiënt was gestopt met ademen en de andere verpleegkundige er snel een arts bij had geroepen. Gelukkig kon de patiënt nog worden gered. De injectie werd direct aan de dokter gemeld, maar die hield zich Oost-Indisch doof. Het gebeuren heeft de collega's aangegrepen. Ze voelen zich medeverantwoordelijk, omdat ze niet eerder aan de bel trokken.

Vooral een van de mannelijke verpleegkundigen loopt met een zwaar schuldgevoel rond. Zo'n zeven weken voor haar arrestatie, had zuster Irene de zorg voor een 77-jarige uitbehandelde man, die voortdurend lag te kreunen. De verpleger hoorde Irene woordelijk zeggen dat het gejeremieer nou maar eens afgelopen moest zijn. Tegen de afspraak van de arts in zag hij dat zij de patiënt een volle spuit gaf, waarna die plots het leven liet. De verpleger vertrouwde de zaak niet, haalde de gebruikte ampullen uit de afvalbak en schrok zich een ongeluk. Zo'n groot geheim kon hij eenvoudigweg niet voor zich houden en, onder de belofte van geheimhouding, had hij het incident met twee collega's gedeeld. Daarna ging hij met vakantie en liggend aan de Middellandse Zee piekerde hij heel wat af. Naar hij later vernam verbrak een van zijn collega's noodgedwongen haar belofte toen ze een arts schertsend hoorde zeggen dat er tijdens zuster Irenes dienst weer iemand was ontvallen. Ook deze dokter lijkt niet gealarmeerd. De collega had zuster Irene vanaf dat moment toen maar zelf in de gaten gehouden. Na zijn vakantie durfde de verpleger nog steeds zijn verdachtmaking niet aan de grote klok te hangen. Tien jaar lang had hij samen met Irene levens gered, en dan verklik je iemand niet zomaar. Achteraf schaamt hij zich diep, want na de dood van de kreunende, uitbehandelde man, werden er nog drie mensen gedood.

Weer andere collega's komen ook met alarmerende verklaringen. Ruim een week voor zuster Irenes arrestatie had er een merkwaardig voorval plaatsgevonden. Zuster Irene had een nog vrij jonge, doodzieke hartpatiënte in het bijzijn van haar man een prik gegeven, hoewel bekend was dat de vrouw thuis wilde sterven en de ambulance om haar te vervoeren al besteld was. Niemand kon de plotselinge dood van deze patiënte verklaren en na afloop werd er onderling gefluisterd.

Een van de afdelingsartsen doet zijn verhaal. Hij vertelt dat er tijdens een langdurige reanimatie een heftige discussie met zuster Irene ontstond. Ze had de inspanning van de dokter als zinloos bestempeld en wilde het beademingsapparaat uitzetten. Ook had ze een jonge arts-assistent na afloop van een reanimatie gevraagd waarom de patiënt niet mocht sterven. Naar haar mening had hij zich door te reanimeren tegen de wil van God verzet.

De aanklager

Tijdens de rechtszaak wil de aanklager aantonen dat er voldoende bewijs is dat mevrouw Becker tussen juni 2005 en oktober 2006 verantwoordelijk is voor acht moorden. Zieke mensen die noch pijn hadden, noch kunstmatig in leven werden gehouden maar alleen nog in het ziekenhuis lagen tot de dood op natuurlijke wijze zou intreden. Mevrouw Becker meende in dit natuurlijke proces te moeten ingrijpen. Als een oppermacht greep ze in en injecteerde zonder opdracht van een arts telkens een hoge dosis medicijnen. Haar eerste slachtoffer is een 66-jarige man. Terwijl de artsen hem aan het reanimeren zijn, spuit verdachte een gevaarlijke hoeveelheid van een bloeddrukverlagend middel in. De doktoren merken niets. Zeven minuten later wordt de patiënt doodverklaard. Bij haar tweede, 71-jarige slachtoffer spuit ze een abnormale hoeveelheid pijnstillend middel in. De man kan nog gereanimeerd worden. Verdachte zou toen snel de ziekenkamer hebben verlaten. Mevrouw Becker wordt verantwoordelijk gehouden voor zijn dood. Het derde slachtoffer is een 79-jarige man die al een paar ernstige operaties achter de rug heeft. Een paar uur voor zijn dood is hij nog aanspreekbaar. Zonder ook maar enig voorteken sterft hij onverwacht en wordt vergeefs gereanimeerd. Zelfs tijdens de reanimatie spuit ze opnieuw een dodelijke hoeveelheid injectievloeistof. Ze fluistert een collega woordelijk in dat ze 'alles' gespoten heeft. Het vierde slachtoffer is weer een 66-jarige man. Verdachte dient hem overdadig veel narcosemiddel toe. Hij overlijdt snel daarna.

Zo'n zeven weken voor haar arrestatie geeft verdachte tegen de afspraak van de arts in een 77-jarige uitbehandelde patiënt twee spuitjes, waarna de man plots het leven laat. Het zesde slachtoffer is voor zover we kunnen nagaan de enige vrouw die verdachte vermoord heeft. Het is de pas 48-jarige patiënte die naar huis zou gaan om te sterven. Verdachte spuit een overdosis bloeddrukverlagend middel, waarna de echtgenoot nog slechts het ontzielde lichaam van zijn vrouw in zijn armen houdt. Na deze wrede moord doodt verdachte nog twee mannen.

Voor zover bekend legt de aanklager geen verband tussen Irene's echtscheiding en haar gedragsverandering. Maar zou het te ver voeren om te veronderstellen dat Irene voornamelijk mannen vermoordt wegens de vernederingen die zij heeft ondergaan toen ze door haar man ingeruild werd voor een jonger exemplaar? En moest deze enige vrouw dood omdat ze in de intimiteit tussen de doodzieke vrouw en haar man juist dat waarnam wat zijzelf sinds haar scheiding moest missen?

De rechter

De verdediger van Irene Becker komt niet veel verder dan zijn cliënt te beschrijven als een warmbloedige, uiterst verstandige en bijdehante vrouw, die alleen maar het lijden van patiënten wilde bekorten. Hij benadrukt dat als de verantwoordelijken op de afdeling adequater hadden gereageerd, het aantal slachtoffers beperkt zou zijn gebleven.

De rechter is langer van stof. Het zou hier een bijzonder ingewikkeld rechtsproces betreffen. Om niets over het hoofd te zien werden in totaal 130 sterfgevallen bekeken. Bijkomstige moeilijkheidsfactor was dat de moorden plaatsvonden op een plek waar de dood een normaal verschijnsel is, met medicijnen in de kast die in verkeerde handen grote gevolgen kunnen hebben. Zelden zag hij zulke geniepig gepleegde misdaden. Daarom meent hij dat er bij mevrouw Becker dan ook sprake is van bijzonder zware schuld, want ook een leven dat nog maar kort duurt, is levenswaardig en dient beschermd te worden. Mevrouw Becker stelde haar eigen wetten en heeft op grond daarvan doodzieke mensen in koelen bloede vermoord, wat tegelijkertijd euthanasie uitsluit omdat uit geen enkel feit is gebleken dat ze handelde op verzoek van de patiënt of diens familie. Omdat er bij een aantal overledenen een overdosis medicijnen in hun lichaam is aangetoond acht hij de moorden als bewezen. Daarom veroordeelt de rechtbank verdachte voor vijf moorden en een poging tot moord plus mishandeling tot een levenslange gevangenisstraf. Van de derde aanklacht betreffende de 79-jarige man en de vijfde aanklacht betreffende de 77-jarige man wordt ze, wegens gebrek aan bewijs, vrijgesproken.

Het ziekenhuis

Als op 4 oktober 2006 Irene B. wordt gearresteerd, zijn de verantwoordelijke personen op de cardiologische intensive care en de directieleden van het Charité-ziekenhuis nog niet van alle misère verlost. Want tegelijk met de veroordeling van hun voormalige arbeidskracht acht de rechter leidinggevenden die hebben toegestaan dat een van hun personeelsleden patiënten onheus behandelde, en zelfs ombracht, medeschuldig en daarom strafbaar. Collega's worden opnieuw aan de tand gevoeld over de vraag waarom ze hun mond hielden. Waarin één aspect overduidelijk is. Niemand, maar dan ook niemand hield het voor mogelijk dat een medezuster patiënten bewust doodde.

Vervolgens stelt ook een van de nabestaanden het ziekenhuis aansprakelijk voor de misdaad op zijn vader. Het betreft de zoon van het slachtoffer bij wie een collega van de veroordeelde verpleegkundige ziet dat er iets niet pluis is en zelfs bewijsmiddel achterhoudt, en vervolgens gewoon met vakantie gaat.

Een week voor de arrestatie van zuster Irene overleggen de afdelingsarts, de zaalarts en de leidinggevende. Ze vertrouwen de zaak niet en besluiten de chef de clinique te informeren. Maar hoewel de intensive care nog diezelfde week als de beste afdeling met de laagste kosten per patiënt is aangewezen, waarbij verwacht mag worden dat personeel zich ten volle inzet, is de chef de clinique een week lang onbereikbaar. Zijn afwezigheid zal hij later voor de rechtbank bestrijden.

De straf die de rechter het ziekenhuis oplegt bestaat uit een opdracht. Medisch en verpleegkundig personeel heeft een nadrukkelijke plicht tegenover patiënten hun veiligheid te garanderen. Daarom moet er een onderzoekscommissie worden ingesteld die met de gemiste kansen voor ogen met een degelijk rapport moet komen waarin beleidslijnen worden uiteengezet ter voorkoming van een herhaling. De leidinggevende van de intensive care wordt ontslagen.

5.

Verliefdheid met dodelijk gevolg

Kristen Gilbert, Verenigde Staten, 1989

Verliefd

In het militair hospitaal in Northampton moet er anno 1995 volgens protocol bij iedere crisissituatie een veiligheidsbeambte aanwezig zijn. Dit is om pottenkijkers, zoals bezoek van andere patiënten, op afstand te houden, zo ook op afdeling C., de intensive care. De beambte in kwestie heeft er geen hekel aan, integendeel. Terwijl het medisch en verpleegkundig personeel probeert levens te redden, steekt hij, alsof hij een rol speelt in de Hollywood-film *Verpleegster verliefd op veiligheidsbeambte*, zijn duimen achter zijn riem. Want wat wil die ene zuster toch?

Kristen behoort al zes jaar tot de vaste avondploeg en staat bekend als een gerespecteerd verpleegkundige, al zal een arts haar later smalend een wandelend medicijnboek noemen. Maar op haar functioneren bij reanimaties kan zelfs hij niets afdingen. Gedreven klimt ze op het ziekenhuisbed en begint, commando's roepend, op de borstkas van de patiënt te pompen. Kennelijk heeft ze niet in de gaten dat haar rok zo ver omhoog schuift dat haar slipje zichtbaar is. Of toch? Verder lijkt ze wel onheil naar zich toe te trekken, want vrijwel alle reanimaties die plaatsvinden doen zich voor tijdens haar dienst. Na afloop neemt ze de complimenten van de veiligheidsbeambte in ontvangst en naarmate het aantal crisissituaties toeneemt zoekt ze meer en meer toenadering. Want in augustus 1995 zijn de vlinders in haar buik uitgegroeid tot stormkracht en kan ze het niet laten om zogenaamd per ongeluk dicht met haar lichaam langs het zijne te wrijven. Of de patiënt gered werd moet je haar niet vragen maar of híj teruglachte weet ze nog precies.

Toevallig loopt ze hem op het parkeerterrein tegen het lijf, en van het een komt het ander. Maar er is een probleem: de aantrekkelijke intensive care-zuster is getrouwd.

Modelhuismoeder

Kristen Heather is de eerstgeborene in het gezin Strickland. Zeven jaar later volgt er nog een zusje. Keurige gordijnen en een aangeharkt gazon moeten de chaos achter de voordeur verbloemen. Buren weten wel beter, want regelmatig is er kindergejammer te horen. Verdrietig zoals een jong leven geknakt kan worden, want Kristen beschikt over kwaliteiten die een mooie toekomst beloven. Met haar slanke figuur en steile lange haar ziet ze er leuk uit en ze is populair in de klas van de middelbare school. Slim als ze is slaat ze zelfs een klas over. Maar dan gaat het mis. Ze steelt een jurk en cosmetica van de moeder van een vriendinnetje en ze begint te liegen alsof het gedrukt staat.

Hoge ambities heeft ze dan nog niet. Als verpleeghulp in de thuiszorg stopt ze een kind in te heet badwater en met jongens loopt het ook niet lekker, omdat ze manipulatief en egocentrisch is. Krijgt ze haar zin niet, dan timmert ze erop los. Ze stalkt een vriend die de verkering met haar uitmaakt.

Steeds maar oude, zieke mensen wassen gaat vervelen, dus waarom zou ze niet doorleren voor verpleegkundige? Tijdens de opleiding is ze een van de velen en dat is wel het laatste wat ze wil. Ze verzint een verkrachting en oogst sympathie van jaargenoten. Bij een bejaarde die alleen maar struikelt past ze mond-op-mond beademing toe, gewoon om in de aandacht te staan. Ze schept op dat ze uit Fall River komt, waar in 1892 de roemruchte

5. Verliefdheid met dodelijk gevolg

'Fall River Tragedy' plaatsvond, een dubbele moord waarvan de dader altijd spoorloos bleef.

Als ze twintig is, ontmoet ze Glenn. Ze gaan een paar keer naar de film en eten na afloop een hamburger. Wanneer Kristen zwanger raakt, vindt nog datzelfde jaar de trouwerij plaats. De kersverse bruid bedreigt evenwel haar man al snel met een keukenmes als hij weigert de tuin te sproeien.

Acht jaar zal Kristen Mrs. Gilbert blijven. Drie jaar nadat hun eerste zoon is geboren, gaan er weer geboortekaartjes op de post. Het gezin telt nu twee jongens. Kristen werkt dan al in het militair hospitaal. Ogenschijnlijk is ze tegelijk een modelhuismoeder en liefdevolle verpleegkundige.

In de acht jaar van haar huwelijk sterven alle katten, honden en cavia's van het gezin onder verdachte omstandigheden. Het huwelijk heeft zwaar te lijden onder haar leugens en bedrog. Voor Glenn is de maat vol als haar affaire met de veiligheidsbeambte uitkomt. Kristen probeert Glenn te vergiftigen, laat de kinderen bij haar man en trekt de deur voorgoed achter zich dicht.

Ze huurt een eigen onderkomen en spreekt voortdurend kwaad over haar ex-man. En hoewel de veiligheidsbeambte zal toegeven spannende seks met haar te hebben gehad ziet hij al gauw de keerzijde van zijn stoeipoes. Uitdagend vraagt ze hem te kiezen tussen haar en zijn kat, en voor de grap kiest hij het arme beestje. Ze voert de poes vervolgens een giftig hapje, weigert het stervende dier naar de dierenarts te brengen en maakt de buurvrouw wijs mond-op-mondbeademing te hebben toegepast – op de kat welteverstaan.

Als ze beweert zwanger te zijn, reageert de man geschokt. Ze raakt zo overstuur dat ze zich oprolt in foetushouding en mompelt: 'Ik heb niets gedaan. Je moet me geloven.'

Waar heeft ze het in hemelsnaam over? Kristen bonkt zo hard met haar hoofd tegen de muur dat hij het alarmnummer belt en haar laat opnemen in een psychiatrisch ziekenhuis, waar ze als 'manisch-depressief' gediagnosticeerd wordt. Als hij haar toiletspullen thuis ophaalt vindt hij een lege ampul in de badkamerkast. Glenn heeft ondertussen de scheiding aangevraagd.

Foutje

We keren even terug naar het motief van seriemoordenaars in de gezondheidszorg. Uit onderzoek blijkt dat van alle moorden die plaatsvinden in gezondheidszorginstellingen mensen die op hooggespecialiseerde afdelingen liggen, zoals een intensive care, het het vaakst moeten ontgelden. Het gaat om patiënten die volslagen afhankelijk in een bed liggen verbonden aan infusen, waar het bijspuiten van ongeoorloofde injectievloeistoffen niet opgemerkt wordt, op een afdeling waar de dood nooit ver weg is en een stijging van sterfgevallen niet gauw zal opvallen. Daarnaast worden er op een intensive care regelmatig patiënten gereanimeerd. De ervaring leert dat personeel dat betrokken is bij levensreddende handelingen na afloop fluitend naar huis fietst.

Dat klinkt misschien bot, maar wanneer je bij een reanimatie betrokken bent maakt dat heroïsche gevoelens los, zeker bij hulpverleners met een gering gevoel van eigenwaarde. Een aantal seriemoordenaars zoekt dan ook bewust de 'kick van het redden' op, desnoods door zelf de patiënt in een levensbedreigende toestand te brengen bijvoorbeeld door middel van het spuiten van medicijnen. Dat de patiënt de reanimatie vervolgens niet overleeft is in de ogen van de moordenaar slechts een schoonheidsfoutje.

Vanaf Kristens indiensttreding valt een aantal merkwaardigheden op. Als ze een jaar in dienst is, verbiedt een van de zaalartsen haar nog langer zijn patiënten te verplegen omdat er zoveel dood gaan. De baliesecretaresse heeft dan al Kristens veelvuldige aanwezigheid bij reanimaties en overlijdensgevallen opgemerkt. Ze deelt haar zorgen met de leidinggevende maar die beschuldigd haar van kwaadsprekerij. Tijdens de rechtszaak zal dezelfde leidinggevende bij hoog en bij laag het gesprek met de baliesecretaresse ontkennen. Een ander schokkend detail is nog dat het verhoogde aantal reanimaties de leidinggevende volledig waren ontgaan terwijl ze in haar functie als afdelingshoofd zitting had in het Medische Spoedgevallen-Comité en een zesde zintuig voor incidenten zou moeten hebben. Collega's willen aanvankelijk niks zeggen, maar doen uiteindelijk hun mond open.

Schouderblessure

In februari 1996, zes maanden na het begin van Kristens buitenechtelijke affaire, komt ze thuis te zitten met een schouderblessure en het aantal reanimaties op de afdeling normaliseert. Die daling ontgaat ook collega's niet. Ze trekken opnieuw aan de bel, en deze keer met succes, want het ziekenhuis schakelt de politie in.

De verdenking valt weldra op de verliefde verpleegkundige. Half augustus 1995, toen het flirten was begonnen, hadden collega's, nadat er weer een patiënt op het randje had gebalanceerd, drie aangebroken ampullen hartstimulerend middel gevonden en ze noteerden het overgebleven aantal. Na het daaropvolgende incident waren ook deze ampullen verdwenen. Naarmate het aantal reanimaties toenam, gedroeg Kristen zich steeds vulgairder. Bij het bed van een overleden patiënte was ze in lachen uitgebarsten en ze had het belachelijk gevonden dat familie huilde.

Als de beveiligingsbeambte op wie Kristen verliefd is over het politieonderzoek hoort, schrikt hij zich een ongeluk en voelt nattigheid. Nog voordat hij wordt opgeroepen voor een verhoor, verbreekt hij de relatie. Kristen, die ondertussen is ontslagen, wil zijn ondervraging voorkomen en blokkeert met haar auto zijn oprijlaan. Ze slikt een handvol migrainepillen en onderneemt daarna nog twee zelfmoordpogingen. In totaal wordt ze zevenmaal op een psychiatrische afdeling opgenomen. Ze zou lijden aan een onbedwingbare drang naar aandacht, gepaard gaand met een behoefte aan activiteiten met een verhoogd risico.

Bij huiszoeking in haar flat wordt een tabel gevonden met namen van personen die haar verdachte handelingen gezien kunnen hebben. De woning van haar ex-man Glenn en haar kinderen wordt ook uitgekamd, met als opbrengst een gestolen vergifhandboek waarvan de pagina's met informatie over – zoals later zal blijken – de door haar gespoten middelen gedeeltelijk zijn omgevouwen.

Als de verdachte verpleegkundige in oktober 1996 in voorlopige hechtenis wordt genomen, ontkent ze de verdenkingen. Tijdens de ondervraging wiegt ze met haar stoel van voor naar achter, zoals wel te zien is bij mensen met een zware geestelijke inzinking of diepe zwakzinnigheid. Bewust geeft ze verkeerde antwoorden om haar ondervragers om de tuin te leiden en ze maakt beledigende opmerkingen over degenen die tegen haar getuigen. Van haar slanke figuur blijft weinig over. In vijftien maanden voorarrest komt ze kilo's aan. Maar naast het schransen is er voldoende tijd voor nuttiger zaken. Een anonieme bommelding naar het militair hospitaal sturen bijvoorbeeld, waarbij de verdenking meteen op haar valt. Niet tot haar ongenoegen, zo blijkt, want ze vertrouwt een vriendin toe hoe ze geniet van alle aandacht. Daarnaast schrijft ze een manuscript over een moordmysterie in een staatsinstelling, met als hoofdpersonage Heather Morgan, een werkende moeder met twee zonen die haar man verlaat. Als het manuscript in beslag wordt genomen beweert ze dat het alleen maar fictie is. Overigens is Kristen niet de enige seriemoordenaar in de gezondheidszorg die haar misdaden opschrijft. De Franse verpleegkundige Christine Malèvre, veroordeeld in 1998 voor zes moorden en verdacht van nog eens 24 vermoedelijke moorden, schreef na haar veroordeling het boek *Mes aveux* (1999), waarin te lezen is hoe haar eigen pijn verminderde door andermans leed te beëindigen. Ook Genene Jones, de dader uit hoofdstuk 12, begon aan een boek, dat nooit af kwam. Dergelijke eigen misdrijven beschrijven is een verschijnsel dat we ook bij 'gewone' seriemoordenaars zien. De psychologische verklaring hiervan is dat daders door het opschrijven en herlezen, hun misdaden als het ware herbeleven en, in mindere mate dan tijdens de moord zelf, een kick ervaren.

Als Kristen Gilbert in januari 1998 officieel wordt aangeklaagd voor vier moorden met voorbedachten rade, drie pogingen tot moord en valsheid in geschrifte, mag ze op borgtocht vrij. Onder elektronische bewaking wacht ze bij haar ouders haar rechtszaak af. Omdat ze diverse mensen, onder wie haar voormalige liefde, telefonisch terroriseert, wordt de telefoon op last van de politie tijdelijk afgesloten.

5. Verliefdheid met dodelijk gevolg

Getallen

Een verdachte seriemoordenaar in de gezondheidszorg achter de tralies krijgen is een duivels karwei. De dossiers van alle vermoedelijke slachtoffers moeten worden doorgenomen, tot de bewijsbare gevallen overblijven – en zelfs dat lukt niet altijd. Er zijn tal van getuigen-deskundigen bij betrokken. Als de hele procedure in getallen wordt uitgedrukt, ziet het plaatje er als volgt uit.

Om te beginnen wordt er in de zaak van Kristen Gilbert 18 maanden vooronderzoek gedaan, waarin 70 getuigen worden gehoord. Tijdens haar dienstverband gedurende zeven jaar in het militair hospitaal zijn er op afdeling C in totaal 350 sterfgevallen. Iets minder dan de helft hiervan wordt vooraf gereanimeerd, waarbij het in een kwart van de gevallen telkens Kristen is die de hartstilstand 'ontdekt' bij patiënten die aan de beterende hand waren en wier hart vooraf naar behoren functioneerde. Het overige personeel 'ontdekt' de hartstilstanden bij het andere kwart van de gevallen wier levensbedreigende toestand telkens vooraf werd gegaan ging door een verslechtering van hun algehele conditie.

In de vier maanden voor Kristens ziekteverlof zijn er 30 reanimaties tijdens haar late dienst; 23 patiënten overlijden. In de vier maanden daarna, terwijl Kristen thuis op de bank zit, vinden er tijdens de dag-, avond- en nachtdienst samen maar vier sterfgevallen en twee reanimaties plaats.

Op afdeling C worden lacunes ontdekt in de medicijnverstrekking. Achteraf wordt namelijk vastgesteld dat de apotheek in 1995 en 1996 115 ampullen hartstimulerende middelen heeft bezorgd, die behalve Kristen niemand ooit heeft gebruikt.

De rechtszaak zelf zal alleen al vijf maanden duren. Na het opvoeren van 200 bewijsstukken, honderden uren getuigenverhoren en meer dan 250 moties kan de jury aan zijn overleg beginnen. Die jury doet er dan nog eens twaalf dagen over om tot een beslissing te komen. En dit alles levert inclusief medische dossiers, politierapporten, 10.000 pagina's rechtbankverslagen op.

Doodstraf?

Als Kristen zes jaar na haar arrestatie tussen twee bewakers de rechtszaal binnenkomt, is ze drastisch afgevallen, draagt een charmant mantelpakje en zijn haar lippen zorgvuldig gestift.

De statisticus die als getuige-deskundige is ingeschakeld, acht de kans dat verdachte bij toeval zoveel patiënten op sterven na dood aantreft, rekening houdend met haar parttime dienstverband, één op de miljoen. Dat maakt de mogelijkheid dat zij niets met de reanimaties en het hoge sterftecijfer te maken heeft astronomisch klein. Een forensisch patholoog constateert op grond van uitgebreide studie dat alle slachtoffers zijn overleden aan acute medicijnvergiftiging van een hartstimulerend middel. Volgens de cardioloog is er verschil tussen een natuurlijke dood en een plotselinge hartdood. Bij een natuurlijke dood sterft de patiënt aan zijn ziekte waarna het hart stopt. Bij een hartdood stopt het hart zonder vooraankondiging.

Dan komen de ex-man en familieleden van de verdachte aan het woord. Glenn getuigt tegen zijn vrouw. Ze had hem bekend dat ze patiënten een overdosis medicijnen toediende, zodat ze gereanimeerd moesten worden. Op sarcastische toon had ze verklaard dat degenen die overleden waren domweg een beetje te veel hadden gekregen. Daarna probeerde ze haar woorden terug te nemen. Ze had maar een grapje gemaakt.

Glenn verzoekt de rechtbank, met het oog op hun twee kinderen, af te zien van de doodstraf. Kristen, die weinig of geen persoonlijk contact heeft gehad met haar twee zoons sinds ze het huis verliet, schrijft de jongens tijdens haar voorarrest minstens driehonderd brieven.

De vader van de verdachte en de beide grootmoeders vragen de rechtbank om begrip. De executie van Kristen zou ook hun leven vernietigen.

De doodstraf die in sommige Amerikaanse staten nog bestaat hangt wel als een zwaard van Damocles boven Kristens hoofd. De staat Massachusetts zelf kent geen doodstraf, maar omdat ze misdaden beging in een militair hospitaal, een federale instelling, valt ze onder het overkoepelende strafrecht en komt ze op die manier wél in aanmerking voor de doodstraf.

Maar ook in deze zaak bungelt het bewijs aan een zijden draadje. Omdat de berekening van de medicijnoverdosis in de opgegraven lijken fouten bevat, blijft er alleen maar indirect bewijs over.

Uiteindelijk wordt de verpleegkundige schuldig bevonden aan driemaal moord met voorbedachten rade, één keer doodslag en twee pogingen tot moord. Kristen Gilbert krijgt viermaal levenslang zonder de mogelijkheid op vervroegde vrijlating, plus tweemaal twintig jaar voor de twee pogingen. Hoewel het na zo een schrikbarende straf vreemd zal klinken, halen haar familieleden toch opgelucht adem. Volgens de rechter verdient ze eigenlijk de doodstraf voor de berekenende manier waarop ze slachtoffers vermoordde.

Als Kristen de uitspraak hoort, buigt ze haar hoofd en haar schouders schokken. Haar advocaat dient nog een verzoek in tot hoger beroep, maar trekt dit weer in omdat Kristen niet de kans wil lopen dat ze alsnog in de dodencel belandt.

Waarom?

Wat is de reden dat Kristen, in haar zucht om aandacht, een podium zoekt waarop ze kan performen? De filosofen Vaknin en Rangelovska zeggen hier, vrij vertaald, in hun boek *Malignant Selflove, Narcissism Revisited* (2005) het volgende over. Een narcist wil koste wat kost dat alle ogen op hem gericht zijn. Wanneer dat op een positieve manier niet lukt, verkiest hij de negatieve versie boven onbetekenend zijn. Daarom is alle media-aandacht rond de veroordeling voor afschuwelijke misdaden voor de narcist misschien nog wel de moeite waard. Kristin Gilbert veroorzaakte acute medische noodsituaties zodat ze voor held kon spelen. Onderzoekers gebruiken verschillende, op zich veelzeggende termen om dit verschijnsel te verduidelijken: Super Nurse, Code Blue Junkie, Professional Heroism, Hero Complex en Power Seekers.

Kristens advocaat ontkent stellig dat zijn cliënte een moordenaar is. De misdrijven zouden hebben plaatsgevonden toen zij onder grote mentale en emotionele druk stond. Er kan geen opzet worden aangetoond, en omdat direct bewijs ontbreekt, zou ze vrijspraak moeten krijgen.

Weinigen zullen het met hem eens zijn, want naast het feit dat er patiënten onnodig in levensgevaar werden gebracht, werd er tussen 1990 en 1993 ook nog eens elf keer brand gemeld op afdeling C. Achtmaal was Kristen degene die de branden ontdekte, waarbij ze hielp met blussen, waar ze nog een speciale beloning voor ontving ook.

Kristen is niet de enige seriemoordenaar die zich, naast haar moordneigingen ook aangetrokken voelt tot vuur. De Amerikaanse verpleegkundige Charles Cullen uit hoofdstuk 21 probeert brand te stichten in de badkamer en zichzelf om te brengen; de Belgische verpleegkundige Kurt Dobbelaere uit hoofdstuk 20 steekt, net als de ziekenverzorgende Michaela Giersberg uit het volgende hoofdstuk, zijn huis in brand.

6.

Het meisje dat een jongen moest zijn

Michaela Giersberg. Duitsland, 2003

Vlammen

Op het erf van een boerderij in de buurt van het West-Duitse plaatsje Wachtberg legt een vrouw wanhopig haar hoofd op het stuur van de auto nadat ze een brandende sigarettenpeuk uit het raampje heeft gegooid. Al snel vat wat losliggend stro vlam. Als de vlammen al uit het dak van de boerderij komen kunnen haar ouders nog net het huis verlaten, terwijl het bord dat als bouwjaar 1730 aangeeft van de muur af klettert en in een hulststruik blijft hangen. Tegen de tijd dat de brandweer de slangen uitrolt knappen de ruiten een voor een en stort, onder een oorverdovend lawaai, het dak in.

Op hemelsbreed een kilometer afstand zit omstreeks datzelfde tijdstip in mei 2005 de leidinggevende van de automobiliste tevergeefs in haar kantoor te wachten. Een jaar geleden vertelde een van haar verpleeghulpen dat ze een chemotherapeutische behandeling moest ondergaan vanwege een hersentumor. Terloops had ze eraan toegevoegd dat ze ook in therapie zat wegens seksueel misbruik door haar vader.

Het verzorgingshuis Altenstift-Limbach in Wachtberg, even ten zuiden van de stad Bonn biedt plaats aan 130 bejaarden, van wie een deel dementerend is. Het complex bestaat uit losstaande, kleine woningen met rode daken die als paddenstoelen in een kring rond het hoofdgebouw tegen de heuvel aan liggen. Mensen op leeftijd wordt hier een onbezorgde laatste levensfase beloofd. Maar de geschiedenis die nu volgt brengt deze belofte ernstig aan het wankelen.

Wachtend op bericht over de aanvang van de chemotherapie van haar verpleeghulp ontving de leidinggevende een brief van diens psychotherapeute: of ze zich wat extra over haar cliënte wilde ontfermen. Drie weken later volgde er een bedankbriefje: 'Dankzij uw aandacht heeft mijn cliënte zich staande kunnen houden. Want ze lijkt wel flink, maar emotioneel heeft ze heel wat te verstouwen gekregen. Haar chemotherapeutische behandeling wordt voorlopig uitgesteld.'

Vooral die slotopmerking wekte argwaan bij de leidinggevende. Toen ze de afzender opbelde, kwam de aap uit de mouw: de psychotherapeute wist nergens van. Zou de verpleeghulp de brief soms zelf geschreven hebben?

Dan vallen er verschillende puzzelstukjes in elkaar. Onlangs was de leidinggevende gewaarschuwd door een ander personeelslid. Telkens tijdens de dienst van de bewuste verpleeghulp bliezen opvallend veel bewoners hun laatste adem uit. Alsof ze op haar komst hadden liggen wachten. Als de leidinggevende dan ook nog de dossiers van de vier laatstgestorvenen naast de dienstlijst legt, houdt ze haar adem in. Het plotselinge heengaan van de vier bewoners vindt steeds plaats tussen 14.00 en 14.30 uur, telkens binnen een halfuur nadat de verpleeghulp de zorg over die bewoners is toevertrouwd.

Nog diezelfde dag vraagt de leidinggevende haar die middag langs te komen, maar als haar werkneemster noch in haar kantoor, noch op de afdeling verschijnt en de leidinggevende de volgende ochtend in de krant leest dat de boerderij van de ouders van de verpleeghulp is afgebrand, belt de ze de politie.

6. Het meisje dat een jongen moest zijn

Brief

Binnen een week wordt de verpleeghulp op het politiebureau verhoord. De 27-jarige gezette vrouw ontkent eerst ook maar iets met de vier sterfgevallen te maken te hebben. Dan knijpt ze haar ogen samen, buigt haar hoofd en stromen er tranen over haar dikke wangen. 'Onder het bidden en het zingen van kerkliederen heb ik bij drie van de bewoners net zo lang een kussen op hun gezicht gedrukt tot ze dood waren. Het duurde niet lang. Soms gebruikte ik hiervoor een handdoek of een washandje.'

En zonder dat er sprake is van meer dan vier verdachte sterfgevallen, biecht ze op, onophoudelijk in haar ogen wrijvend en met afgeknepen stem, nog zes bejaarde vrouwen te hebben omgebracht. Ook als de rechercheurs dieper op haar verklaring ingaan, herhaalt ze haar bekentenis.

Net als eerdere daders zal ook Michaela haar schuldbekentenis herroepen. In de rechtszaal beweert ze de verhalen verzonnen te hebben, wat overigens niet door de rechter wordt geloofd. Ze is dan al door de gerechtspsychiater volledig toerekeningsvatbaar verklaard. Wanneer de rechter haar om uitleg vraagt zegt ze dat de rechercheurs haar voorhielden dat een bekentenis haar uit al haar ellende zou helpen.

Michaela Giersberg wordt in voorlopige hechtenis genomen en nadat alle 261 sterfgevallen uit de zes jaar van haar dienstverband zijn onderzocht, wordt haar de opzettelijke dood van negen vrouwelijke demente bejaarden tussen de 79 en 93 jaar ten laste gelegd.

Tijdens haar voorlopige hechtenis blijkt dat de verpleeghulp op z'n zachtst gezegd ernstig in de war is. In een brief aan haar ouders schrijft ze: 'Alsjeblieft, laat me niet in de steek. Mijn hele leven al doe ik mijn best om jullie Michel te zijn, als de zoon die jullie zo zeer wensten en die op de boerderij zijn handen uit de mouwen kon steken. Op mijn negende jaar werd me voor het eerst duidelijk dat ik geen meisje ben, maar een jongen. Moeder was zwanger en ik hoorde haar smeken of ze nu eindelijk eens de zo gewenste zoon zou krijgen. Ik kreeg een zusje. Toen ik ongesteld werd raakte ik van slag. Mijn lichaam functioneerde als vrouw, terwijl ik niets liever wilde dan een man zijn. 's Morgens vroeg misbruikte grootvader mij in de wei achter het schuurtje. "Waarom noemen ze je toch Michel? Ik zal je eens laten zien dat je een meisje bent!" Jarenlang twijfelde ik. Was ik Michel of was ik Michaela? Maar niemand die luisterde naar zo'n dikkop als ik.'

Engel des doods

In de media staat de aangeklaagde verpleeghulp ondertussen bekend onder de naam 'De Engel des doods uit Wachtberg'. De rechtbank in Bonn neemt de rechtszaak al in januari 2006 voor zijn rekening, wat, zoals we weten, in vergelijking met andere zaken vrij snel is. De rechtbank verhoort 37 getuigen, in de hoop hiermee waarheid en leugens van elkaar te scheiden.

Eerst komen Michaela's vroegere medewerkers en leidinggevende aan het woord. Michaela was een bevlogen en betrouwbare collega geweest, die geliefd was bij de bewoners en hun familie. Niets was haar te veel en zelfs in haar vrije tijd kwam ze bij de bejaarden over de vloer om hen naar de kerk te vergezellen.

Het beeld van de verdachte verpleeghulp dat hier geschetst wordt is tekenend voor het in een van mijn eerdere boeken beschreven 'Moeder Teresa-syndroom'. Frans H. en de non Godfrida voelden zich 'geroepen' om in het klooster gaan, maar de behoefte zich op te offeren zien we ook bij daders zonder dat ze intreden. In beide gevallen maakt deze toewijding dat seriemoordenaars in de gezondheidszorg regelmatig de meest gewaardeerde personeelsleden op de afdeling zijn.

Zo werd ook Michaela door haar collega's bewonderd. Speciaal hoe ze, ondanks privéproblemen, altijd haar goede humeur behield. Daarnaast was Michaela sinds 1998 gemeenteraadslid geweest, deelnemer aan de plaatselijke carnavalsvereniging en speelde ze hoorn in de blaaskapel.

Volgens de leidinggevende hadden in eerste instantie de opeenvolgende overlijdensgevallen geen argwaan gewekt. Ze dacht dat de bewoners zich misschien eerder in Michaela's aanwezigheid aan de dood konden overgeven, vanwege hun goede verstandhouding. Bevestigend beantwoordt de leidinggevende vragen van de verdediging. Ja, de verpleeghulp was zo goed in haar werk geweest dat ze haar met een gerust hart op de zware afdeling Psychogeriatrie had geplaatst.

Zwijgplicht

Michaela heeft voorafgaand aan de rechtszaak haar twee psychotherapeuten en huisarts ontlast van hun zwijgplicht.

Sinds december 2001 volgde Michaela psychotherapie. Volgens de eerste therapeute brachten de sessies weinig verbetering. Het oprakelen van de incestervaring leverde alleen pijnlijke herinneringen op. Toen de therapeute begin 2005 aandrong op een confrontatie met de vader, deelde Michaela haar mee dat ze met de sessies wilde stoppen. De psychotherapeute hoort nu van het aanklager dat nergens is vast komen te staan dat het zogenaamde misbruik door opa dan wel door haar vader werkelijk plaatsvond.

Michaela's huisarts zag haar vanaf april 2002 regelmatig op het spreekuur. Welk onderwerp er ook ter tafel kwam, de misbruikproblematiek voerde altijd de boventoon. Ook zij realiseert zich nu dat het misbruik door vader of opa op verzinsels berust. Ja, ze heeft er bij haar patiënte op aangestuurd om haar vader te confronteren met de incest, maar dat weigerde Michaela. Ook toen de huisarts haar wees op het risico dat haar kleine zusje liep. Reden voor de weigering van haar patiënte was dat haar vader haar gedreigd zou hebben videobeelden van de verkrachting openbaar te maken. Waarop de rechter daarop iets te fel reageert: 'Hoe zou vader haar met een video, waarop hij zelf als verkrachter te zien is, onder druk kunnen zetten?' De huisarts moet het antwoord schuldig blijven.

Tot kort voor haar arrestatie onderging Michaela bij een tweede psychotherapeute in totaal 35 sessies. Ondanks aandringen wilde Michaela noch haar vader confronteren noch op zichzelf gaan wonen, en ook hier voerden de herinneringen aan het jarenlange misbruik de boventoon. Haar vader zou haar herhaalde malen hebben verkracht omdat ze de boerderij niet wilde overnemen. Toen ze vervolgens zwanger werd, zou hij meegegaan zijn naar een abortuskliniek. Michaela had deze therapeute een brief van haar moeder laten lezen waaruit bleek dat zij van de incest af wist.

Bedeesd voegt de therapeute eraan toe dat er geen reden bestond aan de gebeurtenissen te twijfelen.

Gevoelsarm

De rechtbank zet de verdachte neer als een notoire leugenaar. Michaela daarentegen vindt dat de aanklager liegt door natuurlijke overlijdensgevallen als moord voor te spiegelen. De forensisch psychiater beschrijft de vrouw als een energieke, prestatiegerichte en ondernemende persoonlijkheid. Maar Michaela beschikt ook over eigenschappen die in zijn geheel niet passen bij haar vak. 'Mevrouw Giersberg is zo gevoelsarm dat ze totaal niet in staat is tot welke emotionele verbintenis dan ook. Het betreft hier een egocentrische, roekeloze, eigenzinnige vrouw. Maar bovenal iemand die haar eigen geslacht afwijst en zich lelijk en afgewezen voelt.'

De verdediging pakt deze diagnose met beide handen aan en bepleit vrijspraak van rechtsvervolging. Hun cliënt had graag de boerderij van haar vader over willen nemen, maar het was er niet van gekomen. Het jarenlange misbruik door haar grootvader heeft haar dusdanig beschadigd dat ze er een minderwaardigheidscomplex aan overhield. Vanwege haar verlangen naar geborgenheid vertelde ze onwaarheden in ruil voor aandacht en troost. De advocaat benadrukt nog maar eens dat haar aandachtshonger als een verslaving was. Met de verzonnen hersentumor wilde Michaela alleen maar in het middelpunt staan.

Zelfmedelijden

Na mislukte pogingen van het aanklager om met hard bewijs te komen komt het rechtbank in Bonn tot haar oordeel. De rechtbank geeft toe dat er geen enkel direct bewijs voorhanden is. Voor alle slachtoffers, die allen van het vrouwelijke geslacht waren, werd een natuurlijke dood vastgesteld, hoewel er bij de lijkschouwing van twee slachtoffers aanwijzingen zijn voor geweldpleging. Bovendien werden de meeste slachtoffers gecremeerd, waardoor mogelijk bewijs is verdwenen. Verdachte heeft eerst de moorden toegegeven en daarna ontkend iets met de sterfgevallen te maken te heb-

6. Het meisje dat een jongen moest zijn

ben. Maar omdat ze het verstikken van haar slachtoffers met zoveel detail heeft beschreven, inclusief wetenswaardigheden waarover alleen de dader kan beschikken, bestaat er bij de rechter geen enkele twijfel over de echtheid van haar bekentenis.

De redenen voor Michaela's daden kunnen als volgt worden verklaard. In haar eerste en enige bekentenis zei ze uit medelijden te hebben gehandeld. Ze verloste zwaar zieke bewoners uit hun lijden in opdracht van een stem. Een slachtoffer had haar smekend aangekeken en zij interpreteerde dat als een uitdrukkelijk verlangen naar de dood. Maar een ander slachtoffer liet ze letterlijk en figuurlijk stikken toen ze niet zelf haar keelslijm kon ophoesten. Dat mededogen maar een geringe rol speelde blijkt uit haar opmerking dat de lastige, tegenwerkende vrouwen, op haar zenuwen werkten. Medelijden is trouwens niet de juiste formulering want in hoofdstuk 4 spreekt de wetenschapper Karl-Heinz Beine eerder van zelfmedelijden. Volgens hem gaat het bij dit soort zaken vrijwel altijd om bijzonder onzekere mensen die langdurig met onopgeloste problemen rondlopen.

Naar het oordeel van de rechtbank heeft verdachte tussen 29 november 2004 en 24 april 2005 met voorbedachten rade oude weerloze mensen op wrede wijze omgebracht. Ze wordt daarom veroordeeld voor vier moorden, viermaal doodslag en eenmaal dood op verzoek. Het mogelijke aantal slachtoffers kan hoger liggen, want naar schatting van de gerechtsarts van de Uni-Klinik in Münster kan er bij ieder 'ontdekt' een 'onontdekt' slachtoffer worden opgeteld. De aanklacht van brandstichting wordt geseponeerd.

Als de rechter een levenslange gevangenisstraf en een levenslang beroepsverbod uitspreekt, slaat Michaela huilend haar handen voor haar gezicht.

De meeste seriemoordenaars in de gezondheidszorg doden hun patiënten door toediening van een fatale injectie. Veel minder vaak wurgen daders hun slachtoffers of laten ze, zoals Michaela deed, stikken. Maar gaan we pakweg twintig jaar terug in de tijd, dan stuiten we op een zaak waarin twee Amerikaanse ziekenverzorgenden een bizar spel speelden en zes van hun patiënten smoorden.

7.

Moord als afrodisiacum

**Gwendolyn Gail Graham en Catherine May Wood,
Verenigde Staten, 1986**

Kruiswoordpuzzel

We bevinden ons in de Amerikaanse plaats Grand Rapids in de staat Michigan. Al op de eerste dag dat de 23-jarige Gwen in het verpleeghuis Alpine Manor werkt, slaat de vonk tussen haar en Cath over. Als de iets oudere, kolossale Cath toehapt, verlaat die spoorslag haar man en zevenjarig dochtertje om bij Gwen in te trekken. De twee verpleeghulpen regelen hun diensten zo dat ze steeds samen in de nachtdienst zitten. En ook al is dat soms op verschillende afdelingen, ze verliezen elkaar geen ogenblik uit het oog. Het ene moment laat Gwen haar patiënten alleen, dan weer verlaat Cath de afdeling. Ook draaien de vrouwen regelmatig extra lange diensten om wat bij te verdienen, want de rekening van de drankwinkel begint al aardig op te lopen.

Begin januari 1987 vermoordt Gwen haar eerste slachtoffer, een alzheimerpatiënte. Ze knijpt net zo lang de neus van de vrouw dicht tot deze levenloos terugvalt in de kussens. Wijselijk heeft Gwen vooraf het gebit van het slachtoffer verwijderd om tandafdrukken op de onderlip te voorkomen. Om de mond van de vrouw gesloten te houden duwt ze een opgerold washandje onder haar kin. Cath staat op de uitkijk en als Gwen klaar is verdwijnen ze samen in het spoelhok, doen de deur op slot en bedrijven de liefde.

Met de eerste misdaad bezegelen ze hun levenslange trouw aan elkaar. Om elkaar nooit te kunnen verraden spreken ze af om en om te moorden. Na elke moord fluisteren ze over en weer: 'Forever and one day.' Ter herinnering aan de overeenkomst en al naar gelang het aantal gepleegde moorden, loopt de score op tot 'Forever and six days'. Omdat de voornaam van het eerste slachtoffer begint met een M komt Cath bij het invullen van een kruiswoordpuzzel op het idee om niet zomaar willekeurig mensen te doden, maar alleen mensen van wie de eerste letter van hun achternaam samen het woord MURDER vormen. Het plan blijkt onuitvoerbaar en al bij de tweede moord laten ze dit voornemen varen. Het volgende slachtoffer laten de beide vrouwen opnieuw stikken.

Na afloop durft Cath de kamer niet meer in. Als ze toch moet meehelpen de overledene over te tillen op de brancard, schreeuwt ze het uit van angst. Maar eenmaal thuisgekomen vieren Gwen en Cath de moordpartij. Nadat ze zich vol hebben laten lopen met whisky en een joint hebben gerookt, geven ze zich over aan een hardhandig liefdesspel.

Bedankje

Voordat de geraffineerde praktijken in het verpleeghuis Alpine Manor aan het licht komen, hangt er al iets in de lucht. De patiënten bellen vaker. Een vrouw roept dat iemand haar probeert te verkrachten. Ook doen er zich eigenaardige overlijdensgevallen voor. De echtgenote van een van de bewoners vindt haar man dood op de badkamervloer nadat ze hem tegen een verpleeghulp had horen schreeuwen dat ze haar handen thuis moet houden. Toch meent de arts dat haar man aan een hartaanval sterft.

De dag voordat een demente vrouw sterft ziet haar zoon dat zijn moeder blauwe plekken heeft. Het personeel zegt dat ze zich wel gestoten zal hebben, wat hij vreemd vindt, aangezien zijn moeder altijd doodstil in bed ligt.

7. Moord als afrodisiacum

Cath fluistert een rolstoelpatiënt die obscene taal uitslaat in zijn oor dat als hij nog één keer zijn 'bek' opendoet, ze hem zal vermoorden. Het nachthoofd kan de vriendinnen niet goed plaatsen. Dat het koppel constant elkaars hoofd op hol brengt, is wel duidelijk. Collega's geven pas achteraf hun mening. Ze zijn met name voor Cath bang geweest: ze zou leugens vertellen bij het leven, is vals en wil per se de baas spelen.

Cath is nooit een modelhuisvrouw geweest. Integendeel, liever kijkt ze naar soaps met in haar hand een zak chips. Voor het moederschap is ze duidelijk ongeschikt. Als ze niet meer naar haar dochtertje omkijkt nadat ze bij Gwen is ingetrokken, wordt de vader van het kind razend. Hij gaat verhaal halen op Caths nieuwe adres, waar hij de vrouwen stomdronken aantreft en vervolgens met een honkbalknuppel door Gwen wordt afgetuigd, terwijl deze haar liefde voor Cath uitschreeuwt. Maar Gwens adoratie duurt niet lang. Ze wordt al weer snel verliefd op een ander. Cath slaat haar vervolgens twee blauwe ogen en bedreigt haar concurrent.

Na dit incident volgen vier van de zes moorden binnen zestien dagen. De daden worden telkens gepleegd in de dienst vóór hun vrije dagen, en om de plotselinge dood van de patiënt te verantwoorden wordt diens conditie slechter gerapporteerd dan het geval is. De eerste van deze vier slachtoffers wordt in rugligging gevonden, waarbij het opgerolde washandje nog op haar deken wordt aangetroffen. De familie, zich van geen kwaad bewust, stuurt na de crematie een bedankje naar het personeel voor de goede zorgen.

Krap een week later sterft de tweede patiënt. De mond van het slachtoffer hangt open en de onderkaak lijkt naar één kant gedrukt. Ook hier noteert de arts een hartinfarct als doodsoorzaak. De kamergenoot van de overledene durft echter ineens niet meer in het donker te slapen.

Het derde en vierde slachtoffer vallen tien dagen later binnen één dienst. De ene ligt ineens dood in bed. De ander overlijdt zonder voorafgaande verslechtering en ze wordt gevonden met de rechterarm onder het lichaam.

Er doen zich vooraf twee opvallende gebeurtenissen voor. Een week eerder belt een onbekend personeelslid de zoon van het vijfde slachtoffer.

Als hij zijn moeder nog levend wil zien moet hij snel naar het ziekenhuis komen. Maar moeder is niet op haar kamer en hij vindt haar zoals gewoonlijk in levende lijve in de koffiekamer. Een dag voordat ze vermoord wordt ziet hij rode plekken rond haar neus en de onderkant van haar kaak.

Gay

Gwen en Cath zijn nu volledig losgeslagen en maken constant macabere grappen. Ze drukken op de bel, verstoppen zich onder een bed en grijpen dan een collega die in het donker de kamer binnenkomt bij de enkel vast. Als toppunt van entertainment leggen ze patiënten die door collega's verzorgd worden met de voeten op het hoofdkussen.

Omdat Gwen, hoewel ze nog steeds samenwoont met Cath, niet bereid is de relatie met haar nieuwe liefde te verbreken, wordt Cath steeds gewelddadiger en bezweert Gwen aan te geven. Cath houdt tijdens de verhoren vol dat de rollen juist andersom waren.

Bijna zes weken later volgt het laatste misdrijf van de twee. De bewoner wordt roerloos, plat op haar rug liggend ontdekt. Als de begrafenisondernemer haar gebit nergens kan vinden, blijkt Cath het in de prullenbak te hebben gegooid.

Zo op het eerste gezicht is Alpine Manor een verpleeghuis als elk ander, met voor de deur een vrolijk wapperende Stars and Stripes, op vrijdagavond een Shirley Temple-film en op zaterdag bingo voor de patiënten. Maar op de werkvloer, met een personeelsverloop van 66 procent, met als gevolg een chronische onderbezetting, neemt de wanorde zienderogen toe. Het personeel swingt met oordopjes in op de maat van krachtige basgeluiden over de afdeling en onderbreekt het werk om even een joint te roken. En omdat het merendeel in de avond- en nachtploeg homoseksueel is en iedereen met iedereen seks heeft, krijgt het verpleeghuis in Grand Rapids al snel de bijnaam 'Gay Manor'. Elk nachthoofd weet dat er achter een dichte deur een stel aan het vrijen kan zijn. Na afloop van hun dienst verplaatst de hele horde zich naar hun stamkroeg, waar ze doorfeesten tot ze erbij neervallen.

In februari 1987 zijn de arbeidsverhoudingen dan ook volledig verstoord. Niet alleen Gwen en Cath lopen 's nachts van hun afdeling af, maar iedereen. Bewoners worden bij de voornaam genoemd en uitgescholden.

Blind

Cath blijft tegenover Gwen herhalen dat ze hun misdaden zal aangeven, tot Gwen haar de deur uit zet. Met lede ogen moet Cath aanzien dat de verhuisdozen van Gwens nieuwe geliefde al spoedig op de stoep staan.

Als we Cath haar evaluatierapport in het verpleeghuis moeten geloven, heeft de beëindiging van hun relatie alleen maar een positieve invloed, want ondanks alle protesten van het nachthoofd promoveert Cath in dezelfde periode tot coördinerend verpleeghulp. Dit tot groot ongenoegen van haar collega's, want in de praktijk blijkt Cath zo vaak afwezig door ziekteverzuim dat ze al een maand na haar promotie een waarschuwing krijgt.

Gwen en haar huisgenoot besluiten te verhuizen en Gwen neemt ontslag. Hoewel ze daarna vier staten verderop gaat wonen, blijft Cath haar terroriseren. Als haar dreigementen nog steeds weinig effect hebben, verklapt Cath aan een collega dat Gwen patiënten heeft gewurgd. Ondertussen deelt Cath weer het bed met haar ex-man. Tijdens een uit de hand gelopen dronkenschap biecht ze hem de moorden op en brengt hem hiermee in uiterste verwarring. Maandenlang maalt de bekentenis van zijn ex-vrouw door zijn hoofd, tot hij eindelijk – pas een jaar later – naar een therapeut stapt, die erop aandringt dat hij de misdrijven aan gaat geven.

We zien hier net als bij de eerdere beschreven zaken van seriemoorden in de gezondheidszorg een voorbeeld van kostbare verloren tijd voordat de moorden ontdekt worden. Want ook hier spreken klokkenluiders tegen een muur en worden hun klachten stelselmatig genegeerd. Een collega-ziekenverzorger schrijft zijn vermoedens op, maar het hoofd van de verpleegdienst, iemand die erg gesteld is op Cath, verscheurt het papier voor zijn ogen.

Ook het nachthoofd blijft een prominente rol spelen. Hoewel haar advies om Cath en Gwen verschillende diensten te laten draaien in de wind wordt geslagen, laat ze zich niet uit het veld slaan. Nadat ze een van de verdachte overlijdensgevallen heeft gerapporteerd verwacht ze dat Gwen ontslagen zal worden. Wanneer dat niet het geval blijkt te zijn, stapt ze naar het hoofd van de verpleegdienst. Het nachthoofd wordt ongelovig aangekeken en krijgt te horen dat er in een verpleeghuis nou eenmaal mensen sterven. En daar kan ze het, met al haar goede bedoelingen, mee doen.

Op signalen van de daders zelf wordt er ook niet gereageerd. Hoewel de beide verpleeghulpen regelmatig aanbieden om overledenen af te leggen, valt op dat Cath juist bij de onverklaarbare overlijdensgevallen ver uit de buurt blijft. Ook in aanwezigheid van diverse collega's tijdens hun drinkpartijen bralt het duo dat ze patiënten hebben laten stikken met behulp van een kussen en tonen trots de sok van een van hun slachtoffers. Gwen laat thuis twee van hen haar speciale boekenplank zien, waar ze haar 'trofeeen' bewaart. Gwen staat hierin niet alleen. Het gaat om een verschijnsel dat meerdere seriemoordenaars vertonen. Na het misdrijf neemt de dader een eigendom van het slachtoffer mee, om thuis de kick van het moorden te kunnen herbeleven, waarmee het dezelfde werking heeft als het beschrijven van het doden in een dagboek.

Lassie

Gwen wordt geboren als haar moeder eenentwintig is en al een zoon en een dochter heeft. Haar vader heeft hier en daar losse baantjes en werkt daarnaast op zijn boerderij. Op zoek naar een beter leven verhuist het gezin een paar maal, tot het, als Gwen negen is, eindelijk zijn draai vindt.

Hoewel Gwen een aanhankelijk meisje is, wil ze bij niemand op schoot. Als kind zag ze hoe vader haar moeder met haar hoofd in de toiletpot duwde en doortrok. Als zij stout zou zijn, dan zou haar vader dat ook bij haar doen. En zo wordt ze als jong meisje met een levenslange angst opgezadeld, bang om door stromend water te worden meegezogen.

Gwen wordt tot in het extreme bij het boerenleven betrokken. Van haar vader leert ze hoe ze varkens moet castreren. Na afloop dwingt de man zijn dochter om haar hond Lassie dood te schieten aan de oever van het meer. Aan deze gebeurtenis houdt Gwen een fobie voor grote wateroppervlaktes over. Ze trekt Lassies tanden uit het kadaver en bewaart ze in een doosje. Zijn skelet komt uiteindelijk in haar kamer te hangen. Als ze later naar Grand Rapids verhuist neemt ze de botten mee. Net als Michaela Giersberg uit het vorige hoofdstuk beweert Gwen door haar vader verkracht te zijn, maar of dat waar is blijft onduidelijk.

Op haar zeventiende komt er een eind aan het huwelijk van haar ouders. Haar wens om dierenarts te worden verdwijnt naar de achtergrond. Het liefst racet ze in leren motorkleding door de stad. Daarbij belandt ze een paar keer op het asfalt en raakt gewond. Tijdens een vechtpartij slaat een tegenstander haar voor twee dagen buiten westen. Daarnaast maakt ze de buurt onveilig door een kruidenier met een mes te overvallen. Tevens vervalst ze cheques. Ongeveer in deze periode, rond haar twintigste, krijgt ze haar eerste lesbische relatie.

Na veel omzwervingen solliciteert Gwen uiteindelijk in 1986 in het verpleeghuis waar de latere moorden plaatsvinden.

Bij haar ontslag, een jaar later, doet het hoofd van de verpleging nog een goed woordje voor Gwen bij een uitzendbureau. In de woonplaats waar ze met haar vriendin naartoe verhuist, gaat ze weer snel aan de slag in een kinderziekenhuis. Daar vraagt ze aan een collega of het niet grappig zou zijn als de moeder van een van de baby's zou zien hoe ze haar kindje tegen het raam gooit. Cath houdt altijd vol dat ze de moorden opgebiecht heeft omdat ze bang was dat Gwen een kind iets zou aandoen.

Spannend

Caths jeugd is evenmin een pretje. Ze groeit op in de plaats waar het verpleeghuis staat, als oudste kind van het gezin, en verwijt haar moeder dat ze meer van haar honden dan van haar drie kinderen houdt. Haar vader deelt hardhandig lijfstraffen uit wanneer hij niet in de kroeg zit. Als Vietnam-veteraan zit discipline hem in het bloed.

Cath krijgt al jong de verantwoordelijkheid voor haar jongere broer en zusje, waar ze totaal geen geduld voor heeft, met als gevolg dat ze de kinderen slaat en uitscheldt. Net als bij Gwen is er thuis constant ruzie en gaan de ouders uiteindelijk uit elkaar.

Op school kan Cath goed meekomen en ze beschikt over een fotografisch geheugen. Maar haar klasgenoten mogen haar niet, omdat je nooit weet wat je aan haar hebt.

Ze leert haar toekomstige man op haar zeventiende op de middelbare school kennen. Ze raakt zwanger en ze trouwen. Cath weegt inmiddels 150 kilo en lijdt aan een minderwaardigheidscomplex. Zo nu en dan hoort ze stemmen in haar hoofd, en ze heeft zich weleens afgevraagd hoe het zou zijn om iemand neer te steken. Daarnaast lijdt ze aan smetvrees, waardoor ze minstens viermaal per dag onder de douche staat. Bij Gwen voelt Cath zich voor het eerst in haar leven aantrekkelijk.

Wanneer Glenn, de ex-man van Cath op het politiebureau de bekentenis van Cath vertelt klinkt dat zo bizar, dat de agenten eerst denken dat hij zijn vrouw uit rancune beschuldigt, maar begin oktober 1988 nodigen ze haar voor alle zekerheid toch maar uit voor een gesprek. Cath bevestigt direct de verklaring van haar ex-man. Gwen zou als eerste de moorden hebben voorgesteld. Haar eigen rol legt ze als volgt uit: aanvankelijk dacht ze dat het om een grap ging, maar als ze ziet hoe gelukkig Gwen na het ombrengen van patiënten is, kan Cath voor haar gevoel niet meer terug. Zij heeft op de uitkijk gestaan terwijl Gwen alle moorden pleegt en geeft toe dat ze dat heel spannend vond. Hoe vaak ze samen patiënten ombrachten weet ze niet meer.

Het gedrag van Cath heeft iets onwerkelijks; alsof ze zich de ernst van haar situatie niet realiseert. Tijdens de leugendetectortest complimenteert ze de laborante met haar vriendelijke stem. Het rechercheteam heeft dan al voldoende feiten om van zes verdachte sterfgevallen uit te gaan.

Na alle bedreigingen van Cath is Gwen voorbereid op het bezoek van de rechercheurs. Gewillig laat ze zich ondervragen, maar ontkent iedere aanklacht. Ze krijgt een werkverbod opgelegd. Als er aan de ernst en omvang van de misdaden niet langer getwijfeld wordt, wordt eerst Cath in hechtenis genomen en later Gwen.

Verveling

Ondanks Caths bekentenis vergen de misdrijven een langdurig vooronderzoek. Op enkele lijken wordt opnieuw obductie verricht, overigens zonder dat dit veel oplevert. De rechtszitting vangt in september 1989 aan, zoals in Amerika gebruikelijk in aanwezigheid van een jury.

Cath geeft haar aandeel in de moorden toe. Het plan om patiënten te laten stikken is uit een soort verveling ontstaan. De eerste zinspelingen op moorden beginnen vier maanden nadat Gwen in Alpine is komen werken. Volgens haar was Gwen degene die voorstelde om en om patiënten volgens de letters MURDER te doden. Alleen verbaal onbekwame slachtoffers komen in aanmerking, voor het geval de moord zou mislukken. Ze beschuldigt haar voormalige geliefde van vijf pogingen tot moord. Af en toe slaat ze in de rechtszaal bij het bespreken van de moorden haar hand voor de mond, alsof ze zich schaamt. Wanneer een psycholoog haar bestempelt als iemand met een uitgesproken narcistische persoonlijkheid, barst ze in huilen uit. Omdat Cath *tegen* Gwen getuigt levert dat haar het voordeel van strafvermindering op. In plaats van levenslang krijgt ze twintig tot veertig jaar voor doodslag en samenzwering tot moord, met kans op vervroegde vrijlating.

Een week nadat Cath veroordeeld werd, zit Gwen in de verdachtenbank en hoort de aanklacht van zes moorden met voorbedachten rade aan. Ze ontkent alles. Deed Cath haar best om de ondervragers tegemoet te komen, Gwen volstaat met een kort 'ja' en 'nee', zonder zelfs maar met haar ogen te knipperen. Alsof de vragen haar onverschillig laten en ze liever gelijk teruggaat naar haar cel.

Gwen zou aan een borderlinestoornis lijden en op oppervlakkig, kinderlijk niveau functioneren. Net als Cath heeft ze geen sprankje eigenwaarde en hunkert ze nog altijd naar de liefde die ze nooit heeft gekend. Alleen wanneer ze sigarettenpeuken uitdrukt op haar arm voelt ze nog iets. Volgens het rapport heeft ze kenmerken van een klassieke psychopaat, die een steeds groter risico neemt op zoek naar ontlading bijvoorbeeld tijdens gewelddadige seks, waarbij begrippen als schuld, schaamte of verdriet ontbreken en alleen nog uitersten tellen. Maar het oorspronkelijke plan tijdens het kruiswoordpuzzelen om volgens de zes letters van MURDER past niet bij deze vrouw. Zoiets vraagt om een voorstellingsvermogen waarover Gwen niet beschikt.

Louter op basis van getuigenissen wordt ze veroordeeld voor vijf moorden met voorbedachten rade en samenzwering tot moord. Onbewogen hoort ze het vonnis aan: vijfmaal levenslang zonder uitzicht op vervroegde vrijlating.

Partners in crime

Ook na de veroordeling van Cath en Gwen blijven er onduidelijkheden bestaan over de vraag wie wat deed en wie onder invloed was van wie. Was Cath de psychopaat, die genoot van pijn en Gwen aanzette tot gruwelijke misdaden? Of verandert Gwen onder invloed van Cath in een genie die misdaden pleegde, zonder zelfs maar een spoor van bewijs achter te laten? De rapportage van het gedrag van de dames in de gevangenis na het vonnis maakt de verwarring over Caths rol alleen nog maar groter. Inmiddels wordt ernstig getwijfeld aan haar getraumatiseerde jeugd. Ze komt naar voren als een supermanipulator, die iedereen tegen elkaar uitspeelt. Bovendien schept ze op over de moorden die zij gepleegd heeft, maar die ze uit wraak Gwen in de schoenen geschoven heeft. Cath zou goed in staat zijn geweest om Gwen zo te beïnvloeden dat ze haar persoonlijke executeur werd.

Gwen daarentegen komt veel gunstiger naar voren. Ze blijft altijd ontkennen, maar spreekt nooit negatief over Cath. Integendeel, ze verdedigt haar zelfs. Op liegen wordt ze nooit betrapt.

De gebeurtenissen in dit verpleeghuis zijn opvallend omdat twee verpleeghulpen samen moordden als team. Beatrice Yorker (1998) spreekt in zo'n geval van een 'leider' en een 'volger', of zoals de Franse term is folie à deux. Vaak is niet duidelijk wie welke rol heeft. In de omvangrijke Weense moordzaak in het volgende hoofdstuk opereren vier verpleeghulpen die, in diverse samenstellingen, de ene na de andere patiënt vermoorden.

8.

Stervenshulp of moord

De Lainz-zaak, Oostenrijk, 1983

Mondhygiëne

Tijdens een snel kop koffie met een sigaretje erbij zegt een van de verpleeghulpen in haar blauw-met-witte jurk: 'Herr Zeller heeft zijn bed weer eens bevuild. Wat mij betreft bezorgen we hem een bed bij Onze-Lieve-Heer.'

Een drietal volgt de spreekster de donkere ziekenzaal op, tot ze stilstaat naast het bed waarin een bleke, rimpelige man futloos tegen de kussens leunt.

'Let goed op. Dan zal ik laten zien hoe ik dat flik,' fluistert ze.

In haar ene hand houdt ze een kan water en in de andere een spatel. Met de ene hand pakt ze de kin van de man beet en ze drukt met de spatel zijn tong naar beneden. De anderen houden hun adem in.

'Als jij nou even de kan met water vasthoudt en giet, is het klusje zo geklaard.'

Wanneer ze na afloop de tandeloze mond van oude man weer dichtdrukt, begint het bed te schudden en na een paar seconden en wat gepruttel is het stil.

Ze schakelt het bedlampje weer uit, trekt het laken over het grauwe gezicht en achter elkaar verdwijnen de vier vrouwspersonen naar de gang, de zieken in de duisternis achterlatend.

De wijze waarop deze verpleeghulpen stelselmatig gedurende zes jaar patiënten naar de andere wereld helpen zal in Nederland bekend worden onder de naam 'mondhygiëne'.

Afdeling D

Op 10 april 1989 openen de Weense kranten met grote koppen: Massamoord op de afdeling interne-geneeskundige afdeling van het Weense Lainz-ziekenhuis.

Het ziekenhuis, bestaande uit acht paviljoens, is het grootste en oudste ziekenhuis in de Oostenrijkse hoofdstad, een stad van grandeur en muziek, gelegen aan de Donau. Maar hoe positief Wenen ook bekend moge zijn, in 1989 komt er in het ziekenhuis in het 13de district een gruwelijk drama aan het licht, dat in de media vergeleken wordt met de nazi-experimenten in Auschwitz.

Afdeling D is de overbezette, pasverbouwde afdeling Interne Geneeskunde waar veel oude, zieke mensen op zalen verpleegd worden en soms bij drukte zelfs op de gang.

De gruwelijke praktijken worden ontdekt nadat een verpleegkundige met haar vriend die arts is, een schnaps in het café heeft gedronken en heeft verteld dat ze een paar jaar geleden een verpleeghulp een patiënt een ongeoorloofde injectie zag geven, waarna de patiënt onmiddellijk stierf. Maar omdat zij, als immigrante en ongehuwde moeder haar baan niet op de tocht wilde zetten, had ze haar mond gehouden.

De arts bespreekt daarop de kwestie met zijn baas, een internist. Omdat deze vervolgens de ander kant op kijkt, schakelt hij zelf de politie in.

Afdeling D blijkt te functioneren als in een spookfilm. Met een chronisch tekort aan personeel verzorgen overbelaste verpleeghulpen zonder enkele bevoegdheid ieder zo'n veertig patiënten. Zelfs tijd om naar het toilet te gaan ontbreekt. Contact tussen de medische staf, de verpleegkundigen en de 'lagere' verpleeghulpen bestaat alleen uit het geven van opdrachten. De verpleeghulpen delen medicijnen uit en geven injecties. Maar pogingen om die taak over te hevelen naar verpleegkundigen, zoals het hoort, stuit op weerstand. Omdat de verpleeghulpen naast slijm afzuigen, wassen, voeren en verschonen ook iets willen doen waaraan ze status kunnen ontlenen. Begeleiding van het personeel door de leidinggevende ontbreekt ten enen male. Iedereen weet dat de internist, een womanizer is, die met twee rivaliserende vrouwelijke afdelingsartsen buitenechtelijke relaties onderhoudt; een van hen komt regelmatig aangeschoten op de afdeling. Buiten werktijd zijn de artsen slecht te bereiken en als ze al komen opdagen, verzuimen ze adequate pijnbestrijding voor hun patiënten af te spreken.

Hoofdverdachte

Terwijl nooit precies duidelijk werd wie van de twee daders uit het vorige hoofdstuk de 'leider' was, heeft in deze zaak de 30-jarige Waltraud Wagner een duidelijke voortrekkersrol. Zo op het eerste gezicht een gewone jonge vrouw die de drie anderen in haar voetsporen meezuigt. In de krant wordt het kwartet al als 'De engelen des doods uit Lainz' betiteld.

Als de vier al de aandacht trekken, dan is het door hun onopvallendheid. Geen van allen voldoen ze aan een vrouwelijk daderprofiel van een seriemoordenaar; bij geen van hen is er sprake van promiscuïteit, een door mishandeling gedomineerde jeugd, brandstichting, dierenmishandeling of een ziekelijke belangstelling voor de dood. Wel zien we ook hier, net als bij bijvoorbeeld Irene Becker uit hoofdstuk 4, hoe drie van de vier al van kinds af aan verpleegster wilden worden.

Wanneer er in februari 1989 een onderzoek begint naar de geruchten, stuiten de rechercheurs op een muur van zwijgen, want volgens de internist is er niets aan de hand. Maar nadat personeel is ondervraagd worden naast de 30-jarige hoofdverdachte Waltraud tevens de 29-jarige Irene Leidolf, de 48-jarige Stephanija Mayer en de 26-jarige Maria Gruber in hechtenis genomen.

Waltraud Wagner bekent gelijk bij haar arrestatie, met naam en toenaam, 39 mensen uit medelijden uit hun lijden te hebben verlost. In Oostenrijks dialect vertelt ze de ijzingwekkende details. Vanaf haar vierentwintigste hielp ze mensen sterven, maar ze beschuldigt ook de drie anderen

– en omgekeerd. De anderen zeggen dat ze alleen op wacht hadden gestaan of het water en de spatel hadden aangegeven.

Ook de internist wordt ondervraagd. Hoe konden er zes jaar lang de meest vreselijke dingen gebeuren, terwijl niemand iets merkte? Zijn excuus is dat het hem wel was opgevallen dat er tijdens Waltraud's dienst veel patiënten overleden. Maar toen tussen 1987-1988 de afdeling werd gerenoveerd, was het onderwerp in de vergetelheid geraakt. Ook het feit dat er regelmatig mensen een natuurlijke dood stierven heeft de ontdekking aanmerkelijk vertraagd. De Mundpflege was niet opgevallen omdat zich ook bij terminale patiënten vocht in de longen kan verzamelen.

Overmacht?

Hebben we hier te maken met uit overmacht handelende hulpverleners, die onder erbarmelijke omstandigheden, ver boven hun kunnen werkten? Behalve bij Reinhard B. uit hoofdstuk 3 zagen we bij de andere daders tot nu toe gemene trekjes. Waren die ook hier aanwezig, en met name bij Waltraud?

Waltraud Wagner, een elegant, kwiek uitziend type, wordt als derde kind in een gezin met zes dochters geboren. Ze kan redelijk goed leren. Tijdens haar vroege jeugd maakt ze intensief de lijdensweg van haar doodzieke, inwonende oma mee, die morfine krijgt toegediend om de pijn te verlichten.

Op haar twintigste breekt ze, na twee jaar, de opleiding voor verpleegkundige af en treedt als verpleeghulp in dienst van het Lainz-ziekenhuis op afdeling . Ze staat bekend als opgewekt, hulpvaardig en betrokken. Ze lijdt aan hoofdpijnklachten en depressies, maar slikt hier geen medicijnen voor. Waltraud is ongehuwd en woont samen met een van haar jongere zussen, aan wie ze veel steun heeft wanneer op haar zesentwintigste jaar haar vader uit hun leven wordt weggerukt na een hartaanval. De zus van Waltraud zegt niets van het dubbelleven van haar zuster gemerkt te hebben.

Waltraud noemt Irene Leidolf, haar vriendin, met wie ze weleens naar het café gaat. De andere verdachte verpleeghulpen kent ze minder goed.

Wanneer de misdrijven ter sprake komen, spreekt ze steeds over 'stervenshulp' en niet over 'dodingen'.

Maar uit getuigenissen van anderen komt naar voren dat juist, in de ogen van Waltraud veeleisende, vervelende patiënten hun gedrag met de dood moesten bekopen. Bij een van haar slachtoffers, een gepensioneerde leerkracht, zou Waltraud zich op het laatste moment hebben bedacht, vanwege de welbespraaktheid van deze man. Ze was bang dat als hij de aanslag zou overleven, haar zou kunnen verraden.

Irene Leidolf is de slankste en langste van de vier vrouwen en heeft één jongere zus. Hoewel ze slim genoeg is, laat ze het erbij zitten als ze voor haar eindexamen voor verpleegkundige zakt. Vlak daarna kan ze al aan de slag als verpleeghulp op afdeling D. Irene staat bekend als opgewekt, aardig en plichtsgetrouw. Behalve Waltraud kent ze ook Stephanija goed, bij wie ze op verjaarvisite is geweest. Maria, de vierde verdachte, kent ze nauwelijks.

Op haar negentiende raakt Irene per ongeluk zwanger en ze staat de baby af voor adoptie, waarover ze nuchter praat. Wel emotioneert het haar nog steeds dat haar vriend zelfmoord pleegde. Tussen haar twintigste en eenentwintigste jaar maakt ze, net als Waltraud, ernstige ziekte in de privésfeer mee. Nadat er bij haar vader een kwaadaardig gezwel aan de halsklier is ontdekt, verpleegt ze hem tot zijn dood. Ze ziet hem een keer bijna stikken als zijn tracheacanule, een buisje in de luchtpijp, afbreekt. Ze beschrijft haar vader als een dier met een gapende, stinkende wond, waaruit zij het afgestorven weefsel moest wegknippen.

Wanneer Irene eenentwintig is treedt ze in het huwelijk. Als haar man nachtdienst heeft, slaapt ze weleens bij Waltraud.

Stephanija Mayer is de oudste van de vier, moeder van een dochter en oma van twee kleinkinderen. Ze ziet er oud en afgeleefd uit. Ze wordt geboren in het voormalig Joegoslavië, heeft twee broers en een zusje, en vanaf haar jonge jaren treft ze veel ellende op haar pad. Op haar vijfde jaar is ze thuis getuige van een partizanenoverval. Nadien wordt er met geen woord meer over de inval gesproken. Ook wordt ze als kind op het nippertje van de verdrinkingsdood gered en herinnert ze zich nog de panische angst om te stikken. Vanwege dat rochelen kon ze de 'mondhygiëne' ook bijna niet aanhoren.

Stephanija is verreweg de intelligentste van de vier vrouwen. Na vier jaar gymnasium gaat ze in een fabriek werken. Nadat ze daarna kort kindermeisje is geweest volgt ze een cursus voor ziekenverzorgster. Maar dan trouwt ze op haar twintigste met een jaloerse, nare man, van wie ze zwanger raakt. Ze blijft een paar jaar thuis, maar nadat ze gescheiden is vlucht ze, zonder een woord Duits te spreken, naar Wenen. Na een kortstondig dienstverband bij gehandicapte kinderen, maakt ze eveneens haar opleiding verpleegkundige niet af en arriveert op afdeling D. Ze verzorgt en begraaft ook nog haar zieke ouders en leert haar huidige man kennen.

De vierde vrouw, Maria Gruber, is een introvert en verlegen type met een gedrongen postuur en een rommelig kapsel. Ze wordt geboren als tweede dochter, waarna er nog drie meisjes volgen. Vader, een politieagent, is het hoofd van de vrouwenhuishouding. Na haar middelbare school volgt Maria nog een jaar vormingsklas (huishoudelijke vorming voor middelbaar opgeleide leerlingen) en als ze achttien is begint ze met de opleiding voor verpleegkundige. Net als de drie anderen haakt ze af. Ze werkt eerst als verpleeghulp in een sanatorium en komt dan in 1983, op haar twintigste, in dienst op afdeling D. waar ze gelijk tot hoofdverpleeghulp wordt gebombardeerd. Inmiddels is ze gaan samenwonen. Maria staat goed bekend bij patiënten en voert haar werk plichtsgetrouw uit. Ook zij noemt de afdelingsomstandigheden schrijnend, wat de onderlinge solidariteit alleen maar versterkte.

Wanneer Maria op haar 24ste zwanger raakt werkt ze twee jaar niet. Het is in die tijd dat de afdeling in de steigers staat. Net als Irene en Stephanija verzorgt ze een jaar haar zieke vader tot hij overlijdt. Bij terugkeer op haar werk is ze vol lof over de nieuwe nachtkastjes en de pasgeverfde muren, maar ze vindt de koffiekamer minder gezellig. Van de andere drie vrouwen kent ze Irene het minst.

Mensonterend

Waltraud gebruikt drie manieren om haar patiënten om te brengen. In het begin spuit ze een hoge dosis slaapmiddel of insuline. Later hanteert ze vaker 'mondhygiëne'. Met Pinksteren 1987 treffen, volgens Waltraud's getuigenis, zij en Irene tijdens de nachtdienst een oude man op de grond naast zijn bed aan met daarnaast een ijzeren staaf. De zoon van de patiënt dient een aanklacht in die nooit tot een veroordeling leidt omdat de oorzaak niet verklaard kan worden.

Volgens Maria verrichtte Waltraud bij voorkeur 'mondhygiëne' bij patiënten die toch al longoedeem hadden, omdat een beetje meer vocht in de longen dan niet opviel. Naast water gooide ze soms ook nog wat slaaptabletten in de keel of spoot nog wat injectievloeistof bij. Soms overleden haar slachtoffers onmiddellijk maar er waren er ook bij die nog een half etmaal naar lucht lagen te happen voor ze hun laatste adem uitbliezen.

Wanneer Waltraud tijdens de rechtszaak zegt uit mededogen gehandeld te hebben, slaat de aanklager haar met die uitspraak om de oren: 'Noemt u dat stervenshulp? Ik noem uw werkwijze eerder mensonterend.'

Het bewijs voor haar moorden blijft zwak. Bij obductie van een paar van de vermoedelijke slachtoffers wordt een typisch longbeeld gevonden passend bij de verdrinkingsdood. Bij anderen worden restanten van niet-voorgeschreven slaapmiddelen gevonden. Bewijstechnisch stelt dat niet zoveel voor. Een collega zag Waltraud eenmaal een niet-voorgeschreven injectie geven, maar kan met geen mogelijkheid zeggen wat er precies in de spuit zat. Voor de andere slachtoffers geldt dat een overdosis medicijnen per ongeluk gegeven kan zijn. De doodsoorzaak van de meeste vermoedelijke slachtoffers kan niet meer worden aangetoond omdat de gestorvenen zijn gecremeerd. Ook verkeren de opgegraven lijken al in een te verre staat van ontbinding. Mede omdat Waltraud beschuldigd wordt door de drie anderen, bekent ze uiteindelijk dat ze negen patiënten heeft omgebracht.

Irene vertelt tijdens de rechtszaak dat zij, wanneer Waltraud weer eens bezig was, altijd zo snel mogelijk de ziekenzaal verliet. Maar volgens een getuige heeft ze juist tijdens het toekijken tegen een patiënt in het naastliggende bed geschreeuwd: 'Als u ook zo zeurt, bent u de volgende!' De patiënt moest zijn opmerking de volgende dag met de dood bekopen.

Volgens Karl-Heinz Beine, de psychiater die in 1998 het eerste onderzoek over seriemoordenaars in de gezondheidszorg publiceerde, is cynische grappen maken een algemeen verschijnsel in een emotioneel geladen werkomgeving. Het dient als afweermechanisme om te kunnen omgaan met stress en leed. Alleen gaan seriemoordenaars in de gezondheidszorg hierin een stuk verder.

Getuigende collega's laten er geen gras over groeien, Stephanija staat op de afdeling negatief bekend. Ze kan lelijk uit de hoek komen en heeft altijd wel iets aan te merken. Misschien heeft dit te maken met haar hoge bloeddruk, waarvoor ze medicijnen gebruikt. Stephanija ervaart het werk als zeer belastend. Ze vergelijkt afdeling D van voor de verbouwing, met die van een vluchtelingenkamp. Ze bekent uiteindelijk het meest samen met Waltraud, maar ook weleens alleen, 'mondhygiëne' te hebben toegepast. Hoe vaak kan ze zich niet meer herinneren.

Ook Maria licht voor de rechtbank haar kant van de zaak toe. Vlak na haar indiensttreding hoort ze een collega fluisteren dat Waltraud dodelijke prikken geeft. Ze wil er niets over weten. Waltraud zelf lichtte haar in over de 'mondhygiëne', maar ze gelooft haar oren doodeenvoudig niet.

Er vinden twee moorden plaats waarvan Waltraud en Maria elkaar beschuldigen. Volgens Waltraud spoot Maria beide patiënten een overdosis slaapmiddel in. Volgens Maria stond ze erbij en keek ze ernaar. Waltraud zou gezegd hebben dat ze niet weg mocht lopen en woedend zijn uitgevallen. Tevens had Maria gezien dat Waltraud druivensuiker bij een diabetisch patiënt ingespoten had. Ook was het een keer voorgekomen dat Waltraud Maria had opgedragen een patiënte, die al de hele dag lag te kreunen, iets tegen de pijn te geven. Waltraud zou de spuit wel even klaarmaken. Maria had niet durven tegensputteren en zonder precies te weten wat er in de spuit zit, injecteert ze de vloeistof. Toen deze patiënte pas na drie dagen overleed, realiseerde Maria zich niet dat de injectie een rol had gespeeld. Pas achteraf is haar duidelijk geworden dat ze levens bekort heeft, en dat vindt ze heel erg. Aan de 'mondhygiëne' heeft ze zich nooit schuldig gemaakt. Sterker nog, ze heeft het zelfs nooit zien doen. Volgens Maria zouden tussen de 100 tot 200 patiënten het hebben moeten ontgelden.

Alle vier de vrouwen worden volledig toerekeningsvatbaar verklaard. Hun vier verdedigers wijzen de rechtbank bij herhaling op het ontbrekende wettig en overtuigende bewijs.

Parallellen

Wat te denken van de drie opvallende overeenkomsten van deze vier verdachte vrouwen? Ten eerste hebben drie van de vier tussen hun twintigste en dertigste jaar een zieke ouder intensief verzorgd. Waltraud maakt het ziekbed van haar grootmoeder van dichtbij mee. Stephanija verpleegt haar beide ouders tot de dood. Vooral bij Irene heeft de verpleging van haar doodzieke vader diepe sporen achtergelaten. Alle vier verliezen ze een of beide ouders op vrij jonge leeftijd. En ten derde hebben ze alle vier hun opleiding voor verpleegkundige niet afgerond, waardoor ze gedurende de rest van hun carrière gedoemd waren tot de als 'inferieur' ervaren positie van verpleeghulp. Wat niet alleen een veel lager salaris betekende, maar ook hun werkzaamheden beperkte tot de – in hun ogen – onaangename klusjes.

Helemaal duidelijk zal hun beweegreden wel nooit worden, maar in de overeenkomsten zou een onbewust motief verscholen kunnen zitten. Begon hun dagelijkse frustratie om het 'vuile' werk onder slechte arbeidsomstandigheden te wringen? Of ging het toedienen van pijnstilling een eigen leven leiden en werd het van kwaad tot erger?

Als Waltraud Wagner het vonnis van de rechtbank hoort van levenslang voor vijftien moorden en zeventien pogingen tot moord, zakt ze door haar benen. Irene Leidolf begint te huilen als ze ook levenslang krijgt voor vijf moorden en twee keer medeplichtigheid aan moord. Stephanija Mayer hoort onbewogen twintig jaar voor zeven pogingen tot moord en 8 tot 24 keer medeplichtigheid aan moord tegen zich uitspreken. Maria Gruber slaat haar handen voor de ogen als ze vijftien jaar naar de gevangenis moet voor twee pogingen tot moord. Het vonnis van Maria wordt in hoger beroep verlaagd naar twaalf jaar gevangenisstraf omdat ze ten tijde van de misdrijven nog geen 21 jaar oud was en zich niet van het overwicht van Waltraud kon losmaken. De internist wordt wegens zijn veel te late reactie op geruchten ontslagen.

Wanneer in 2008 Waltraud Wagner en Irene Leidolf wegens goed gedrag vrijkomen veroorzaakt dat wijdverbreide ontzetting in Oostenrijk. Zeker als blijkt dat Stefanija Mayer en Maria Gruber al eerder op vrije voeten kwamen en uit voorzorg een nieuwe identiteit hebben gekregen. Vermeldingen in de media over deze zaak brachten de dader uit het volgende hoofdstuk op het idee om door middel van insuline het lijden van patiënten te beëindigen. Wat haar, net zoals de praktijken van Frans H. uit hoofdstuk 1 Godfrida inspireerde, de tweede dader maakt, die misdrijven imiteert.

9.

De Engel

Martha U., Nederland, 1995

Voorspellen

Omdat de meeste daders kwaadaardige trekjes hebben, wordt het vaak gebruikte motief van 'mededogen' algauw ongeloofwaardig. Alleen bij Martha U. en de hoofdpersoon uit hoofdstuk 17, Terri Rachals, is er van een dergelijke boosaardigheid nooit sprake geweest.

Tijdens haar kindertijd woont Martha, geboren in een Zuid-Moluks gezin in 1953, in het uiterste noordoosten van Nederland in een opvangkamp voor Ambonezen. Een streek die bekendstaat om zijn weidse landschappen vol bloeiend koolzaad en een verre horizon, daar waar je de zee kunt ruiken en waar schepen dromerig in de haven dobberen en het boemeltje niet verdergaat.

Op haar 22ste komt ze als ziekenverzorgende in dienst van het Christelijk psychogeriatrisch verpleeghuis Vliethoven in Delfzijl, waar ze al snel bekendstaat als een gemotiveerd personeelslid. Gedurende de volgende 22 jaar oefent ze haar vak met compassie uit op afdeling Ceder, een van de zwaarste afdelingen, met dertig dubbel gehandicapte bewoners. Nooit slaat ze een verzoek tot overwerken af. Wanneer er zich calamiteiten voordoen, laat Martha zich zelfs in haar vrije tijd roepen. Personeelsleden met zoveel hart voor de zaak kunnen in Vliethoven rekenen op waardering.

Dat Martha uitblinkt, ontgaat ook familieleden van bewoners niet en ze zijn dan ook erg op haar gesteld. Ook collega's mogen haar graag en zien haar als een voorbeeld van toewijding en dienstbaarheid. Haar medische kennis doet artsen versteld staan, zeker wanneer Martha tot op het griezelige af voorspelt wanneer een patiënt het niet lang meer zal maken. Ook privé is er geen vuiltje aan de lucht. Volgens de leden van haar gospelgroep van de Molukse protestantse kerk kan ze nog geen vlieg kwaad doen. Martha is standvastig in haar geloof en de dominee ziet haar regelmatig in de kerk.

Later blijkt niettemin dat er zo omstreeks 1990 iets begint te wrikken. Haar huwelijk vertoont scheuren en er dreigt een breuk. Haar enige zoon verlaat tegen haar wil het huis.

Noodgedwongen stort Martha zich op haar werk. Thuis is ze immers haar klankbord kwijt. Als patiënten tegenwerken wordt ze boos. Ondanks haar twijfel accepteert ze op verzoek van het management in 1992 de functie van waarnemend hoofd. Maar na verloop van tijd meldt ze zich ziek. Wanneer ze weer fulltime aan de slag gaat, blijkt dat ze nog steeds op haar uitstekende staat van dienst kan teren. Misschien blijft het daarom onopgemerkt dat Martha steeds meer haar eigen gang gaat en overlegmomenten liefst overslaat. En zo heeft niemand in de gaten dat er zich in het verborgene een regelrecht drama afspeelt.

Het is begin augustus 1995 wanneer er in Vliethoven op de afdeling Ceder een overlijdensgeval van een 87-jarige patiënt plaatsvindt dat argwaan wekt. Na onderzoek wordt een overdosis insuline geconstateerd en worden justitie en de regionale Inspectie voor de Gezondheidszorg ingeschakeld. Dan blijkt dat drie maanden eerder de lijkschouwer ook al bij een raadselachtig sterfgeval is geroepen. Toen er niets bijzonders aan het licht kwam besloten de artsen extra alert te zijn bij toekomstige overlijdensgevallen.

In augustus wordt het personeel op de hoogte gesteld van het lopende onderzoek. De personeelsleden wordt verzocht niets over de kwestie naar buiten te brengen en ze worden door de politie ondervraagd. Nadat de patiëntengegevens zijn doorgespit, blijkt er bij verdachte sterfgevallen steeds een en dezelfde ziekenverzorgende aanwezig te zijn geweest.

9. De Engel

Wanhoop

Begin september wordt Martha in haar woning aangehouden. Al snel legt ze een bekentenis af en geeft toe betrokken te zijn geweest bij het overlijden van de 87-jarige man. Ze erkent ten minste nog vier andere patiënten door middel van inspuiting van een hoge dosis insuline te hebben gedood. Wanneer de advocaat Martha op het politiebureau bezoekt, treft hij haar wanhopig aan. Hoe heeft dit ooit kunnen gebeuren? Nu pas realiseert ze zich dat haar handelen ontoelaatbaar was. Na vijf dagen ondervraging kan Martha geen hap meer door haar keel krijgen en geeft aan te willen sterven. Naarmate het justitieel onderzoek vordert rijst het vermoeden dat het om in totaal zeven moorden gaat. Heeft men hier te maken met moord met voorbedachten rade of met een uit de hand gelopen toepassing van euthanasie?

Eind september trekt Martha een aantal verklaringen in. Ze is radeloos, bonkt met haar hoofd tegen de muur en krijgt antipsychotica voorgeschreven.

Op aandringen van haar advocaat volgt er gedragsonderzoek. Ondertussen maken de onthullingen in de media het nodige los. Martha's arrestatie is voor velen een grote klap. Collega's reageren met verslagenheid. Het *Nieuwsblad van het Noorden* plaatst adhesiebetuigingen. Martha zou haar strafbare feiten alleen maar gepleegd hebben omdat de patiënten in kwestie er nadrukkelijk om gevraagd zouden hebben. Martha wordt eerder als een held gezien dan als een koelbloedige moordenares.

Maar omdat volgens de hoofdofficier van justitie alle feiten in de richting van moord wijzen, worden Martha, hoewel het vermoedelijk om negen gevallen gaat, om bewijstechnische redenen maar vier moorden ten laste gelegd. Vlak voor de rechtszaak verbreken de directeur van Vliethoven en een van de verpleeghuisartsen hun stilzwijgen. Martha doodde niet uit mededogen maar uit frustratie. Alle geïnjecteerde patiënten hadden hechte, liefdevolle familiebanden, iets wat Martha zelf moest missen. Ze willen hun voormalig medewerkster niet zwartmaken, maar tijdens de rechtszaak zouden deze gegevens toch aan het licht zijn gekomen.

Nog afgezien van de beschuldigingen vergeten de twee voor het gemak maar even dat de engel des doods, zoals Martha inmiddels in de media genoemd wordt, een en dezelfde is als het eerder door hen zo gewaardeerde personeelslid. Zouden ze zich niet beter kunnen afvragen of zij wellicht alarmsignalen over het hoofd hebben gezien?

Helpen

Half december 1995 begint de rechtszitting. Behalve collega's en nabestaanden van de slachtoffers is er veel familie van de verdachte. De media zijn ruim vertegenwoordigd. Fotografen drukken brutaal hun camera's tegen de donkergetinte ruiten van het gevangenisbusje waarin Martha arriveert, tot politieagenten een menselijk schild vormen en de bus de binnenplaats van het gerechtshof op kan rijden.

In de rechtszaal steekt Martha's tengere verschijning iel af bij de imponerende leden van de rechtbank in hun toga. Haar donkere, sluike haar is naar achteren in een knot opgebonden. Ze draagt een lila truitje op een donkere broek. De tenlastelegging luidt als volgt: verdachte heeft volstrekt hulpeloze mensen vermoord en op grove wijze misbruik gemaakt van de macht die ze in haar functie als ziekenverzorgende had. Ze heeft in 1994 een man van 81 en een vrouw van 89, en in 1995 een vrouw van 55 en een man van 87 na kalm beraad opzettelijk en met voorbedachten rade een hoge dosis insuline geïnjecteerd, waarna voornoemde patiënten overleden.

Haar eerste slachtoffer is net als Martha van Molukse afkomst. Toen hij werd opgenomen vroeg Martha aan de familie 'of zijn zwarte pak al klaarhing'. In de Molukse cultuur betekent dit dat de dood nadert. Volgens de voorzitter van de strafkamer heeft de familie haar vraag als heel kwetsend ervaren. Martha zegt dat dit haar spijt. De man was aan het eind van zijn krachten en had haar in het Moluks verzocht een eind aan zijn leven te maken. Toen hij haar hand had gegrepen en om 'een prikje' had gevraagd had ze gezegd dat dat niet zomaar ging. Maar omdat ze zo met hem te doen had, spoot ze uiteindelijk de insuline. Met zachte stem voegt ze eraan toe:

9. De Engel

'Ik deed het uit liefde en uit mededogen. Ik heb gedaan uit medelijden. Uit pure menselijkheid.'

Haar woorden klinken als uit het hoofd geleerde regels, alsof ze samen met haar advocaat de zinnen geoefend heeft, om nog enigszins kans te hebben op vrijspraak.

Hoewel Martha tijdens haar eerste bekentenis heeft toegegeven ook het tweede slachtoffer een overdosis insuline te hebben toegediend en haar verklaring later heeft ingetrokken, herhaalt ze in de rechtszaal zich dit voorval niet te herinneren.

Dan volgt de reconstructie van het overlijden van de twee laatste slachtoffers, die net als de eerste twee onverwacht overleden. De eerste is een vrouw die leed aan de ziekte van Huntington, een ongeneeslijke erfelijke spierziekte gepaard gaand met spasmen, waarbij de zenuwcellen in de hersenen geleidelijk afsterven. Ze was nog betrekkelijk jong en kon niet meer spreken. Uit de manier waarop de vrouw Martha smekend had aangekeken maakte de ziekenverzorgster op dat de vrouw verschrikkelijk leed en 'geholpen' wilde worden.

Het 87-jarige laatste slachtoffer was geestelijk nog in goede conditie, maar was wegens benauwdheid bedlegerig en had last van doofheid. Volgens Martha heeft ook hij haar gevraagd om hem te helpen. Hij snakte naar adem en was bang zijn waardigheid te verliezen. Ze gaf ook hem een spuitje. Toen haar collega terugkwam van haar etenspauze had Martha gezegd dat ze meneer zelf wel eten zou geven, dat hij met smaak had opgegeten. Toen hadden ze nog samen het Onzevader gebeden. Als de eerste dosis niet het gewenste effect heeft, spuit ze de volgende dag een dubbele hoeveelheid. Maar, zo brengt de openbaar aanklager in, op de ziekenkamer waar ze drie van de vier bewoners had ingespoten met insuline, liet ze degene die er het slechtst aan toe was leven.

Volgens personeelsleden en nabestaanden waren de slachtoffers niet levensmoe en leden ze evenmin pijn. Als de voorzitter van de strafkamer haar vraagt of ze de gevolgen van een overdosis insuline kende, knikt Martha instemmend en kijkt daarna weer naar de grond.

Dankbaar

Omdat de rechtbank de uitkomst van de eerste psychologische en psychiatrische rapportage te mager vindt, doen een psycholoog en gedragsdeskundige tijdens drie maanden schorsing een tweede onderzoek. Maar bepaalde elementen uit het eerste onderzoek zijn toch wel de moeite waard. Martha zou lijden aan een borderlinestoornis, een negatief zelfbeeld, een lage tolerantie en een masochistisch gedragspatroon. Bovendien heeft ze volgens dit rapport een gebrekkig verstandelijk vermogen. Ook zou macht een motief zijn bij de delicten. Zo zou de ziekenverzorgende dwangmatig willen helpen en op die manier controle uitoefenen op zwakkeren. Tijdens de observatie zet ze alles naar haar hand door bijvoorbeeld eerst iets toe te geven en het vervolgens weer te ontkennen. Wanneer ze de macht dreigt te verliezen wordt ze kwaad of zelfs agressief.

Terugkijkend werd Martha in 1990, in dezelfde periode waarin er bij haar thuis problemen ontstaan, ondanks haar gebrekkige verstandelijke vermogen, tot waarnemend afdelingshoofd gepromoveerd. Die combinatie werd haar fataal.

Tevens kwam er uit het eerste rapport naar voren dat er tweemaal een incident had plaatsgevonden vóór de inspuitingen. De 81-jarige man was razend geworden toen Martha in eerste instantie niet inging op zijn verzoek om een spuitje. De 55-jarige vrouw had vlak voor Martha haar een overdosis insuline toediende een bord eten uit haar handen geslagen. Bij het tweede en laatste slachtoffer ontbrak een aanvaring. Volgens de onderzoekers openbaart zich hier het masochisme tijdens een zelfdestructieve daad. Met als redenering: als ik nu spuit, word ik betrapt en is mijn leven vergooid. Naar hun oordeel bestaat er, zonder behandeling, een gevaar voor herhaling. Zij achten de verdachte verminderd toerekeningsvatbaar tijdens de handelingen.

Het tweede psychologische rapport spreekt van een neurotische karakterontwikkeling die zich uit in een dwangmatige behoefte afhankelijken terzijde te staan. Er is geen sprake van spijt. Sterker nog: wanneer Martha opnieuw moest kiezen, zou ze hetzelfde doen. Vanuit een min of meer bewuste rationalisatie en selectief vertekend beeld van de werkelijkheid gelooft ze zelf nog steeds dat ze de wens van de slachtoffers honoreerde.

De rapporteurs verklaren haar motief als volgt: vóór de misdaden functioneerde mevrouw vrij normaal binnen een gezinssituatie. Pas toen haar huwelijk ging wankelen en haar autoriteit door onbedoeld recalcitrant gedrag onderuitgehaald werd, nam onderdrukte agressie de overhand. Zij adviseren tbs met dwangverpleging.

Naar het oordeel van de rechtbank, die verdachte verantwoordelijk houdt voor de negen moorden die ze bekend heeft en rekening houdt met haar verminderde toerekeningsvatbaarheid, wordt ze veroordeeld tot negen jaar cel en tbs met dwangverpleging.

Het hoger beroep vindt in september 1996 plaats in het hof in Leeuwarden. Stilletjes zit Martha in een grijs-zwart gestreept mantelpak vooraan, haar zwarte haar weer in een knot met hier en daar wat losse pieken. Volgens de getuige-deskundige, een psychiatrisch adviseur, voormalig geneesheer-directeur van een tbs kliniek, is Martha gedurende haar kindertijd slachtoffer geweest van verwaarlozing, misbruik en exploitatie. Binnen haar huwelijk werd ze met krenkingen geconfronteerd. Om zich te handhaven koos ze voor een beroep als hulpverlener, dat zich uitermate goed leent voor een rol waarin zij juist niet de underdog was. Maar toen ze onder stressvolle situaties haar gekrenktheid niet langer kon onderdrukken ontsnapte agressie en moesten hulpbehoevenden het ontgelden. Martha ziet dat anders want het ontbreekt haar volledig aan zelfinzicht. Ze meent dat de slachtoffers haar postuum nog dankbaar zijn, zoals wel vaker gezien wordt bij reddingsfantasieën. Zij ziet zichzelf als uitverkorene die slachtoffers uit hun lijden moest verlossen. De gevangenisstraf ondergaat ze dan ook bijna als een heilige die zich lijdzaam opoffert. Waarbij de hang naar drama niet ontbreekt. Wegens een aanzienlijke kans op herhaling is het advies haar zo snel mogelijk therapeutisch te behandelen.

Ridderkruis

Ten tijde van het hoger beroep legt ook de uitkomst van het rapport van de Inspectie voor de Gezondheidszorg gewicht in de schaal. Vliethoven is een instelling met 160 bedden en 300 medewerkers, verdeeld over vijf afdelingen. In tegenstelling tot Nederlandse gevangenen, die alleen op een cel zitten of met zijn tweeën een cel delen, verblijven anno 1995 de bewoners van Vliethoven met z'n vieren op een kamer. Het personeel doet er alles aan om het verblijf voor de bewoners zo prettig mogelijk te maken.

In 1992, drie jaar voor de misdrijven, werd er bij de vakbond al aan de bel getrokken. Het verzorgend personeel was het gebrek aan solidariteit en respect van doktoren beu. Binnen de instelling zou een sfeer van vriendjespolitiek heersen. Niemand durfde hardop te klagen, uit angst zijn baan kwijt te raken. Daarnaast miste de geneesheer-directeur het vertrouwen van zijn personeel, werd overal op beknibbeld en klaagden familieleden van bewoners over de gedateerde verpleegkundige zorg. Het gevolg van al deze ellende bleef dan ook niet uit. Het ziekteverzuim steeg en zorgde voor een nog hogere werkdruk. Op de directie maakten de klachten kennelijk weinig indruk, want respons bleef uit.

Voor de Inspectie voor de Gezondheidszorg was Vliethoven bekend terrein, want na de klachten aan de vakbond begin 1993 greep de Inspectie in: afdeling De Wilg kwam onder curatele te staan. Vliethoven beloofde beterschap, en toen na ruim een jaar aan een aantal voorwaarden was voldaan kreeg het verpleeghuis weer carte blanche.

Toen de Inspectie naar aanleiding van de moorden de instelling nogmaals doorlichtte, kwamen er opnieuw mankementen aan het licht. Doktoren communiceerden nog steeds ondermaats. Bij de eerste argwaan rond een overlijden in 1994 was de afspraak extra alert te zijn volstrekt onvoldoende en was intensiever speurwerk nagelaten.

Het functioneren van Martha leidde tot de volgende slotsom. In 1994, na haar ziekteverzuim, vond het enige functioneringsgesprek in ruim twintig jaar plaats. Dat Martha bij voorkeur overlegmomenten oversloeg bleef onbesproken, evenals als haar toenemende introversie. Op afdeling Ceder

9. De Engel

was er voldoende gelegenheid geweest om over gevoelige kwesties als euthanasie te praten.

Martha's advocaat stelt in zijn pleidooi dat uit het Inspectierapport duidelijk blijkt dat Vliethoven medeaansprakelijk is. Doordat de directie haar verantwoordelijkheid verzuimde en Martha langdurig aan haar lot overliet, raakte ze uiteindelijk in zo'n negatieve spiraal dat ze overging tot destructieve handelingen. Maar volgens de procureur-generaal betekent een falende organisatie nog niet dat de verantwoordelijkheid voor de delicten niet bij mevrouw zelf lag.

Martha laat bij de uitspraak van het hoger beroep verstek gaan. Ze krijgt van het Hof een lagere straf. Ze wordt veroordeeld tot vier jaar met tbs. Ook in de gevangenis ontpopt Martha zich als helper. In 1998 wordt ze, nadat ze tweederde van haar straf heeft uitgezeten, overgeplaatst naar een tbs kliniek. Waar haar behandeling is inmiddels beëindigd.

De psychogeriatrische instelling staat pas weer fatsoenlijk op de rails wanneer die gefuseerd is met een soortgelijke instelling in de regio, waardoor de naam Vliethoven verdwijnt. Grappen als 'In Vliethoven kun je overnachten voor een prikkie' behoren tot het verleden. De geneesheer-directeur die per januari 1995 met ontslag ging, kreeg voor zijn jarenlange trouwe dienst het Ridderkruis in de Orde van Oranje Nassau opgespeld.

10.

Een soort gewoonte

Efren Saldivar, Verenigde Staten, 1989

Laatste woord

In 1997 wordt in Glendale, Californië, bekendgemaakt dat een aantal patiënten van het Glendale Adventist Medical Center een niet-natuurlijke dood is gestorven. De verdenking valt op een ademhalingstherapeut. De politie opent een telefoonlijn waarop familieleden hun twijfels kunnen uiten over overlijdensgevallen. Er komen 230 serieuze reacties binnen; vijftig overlijdensgevallen zijn bij nader inzien uiterst verdacht.

Als de ademhalingstherapeut Efren Saldivar een paar jaar later voor de rechter staat en het laatste woord krijgt, richt hij zich volkomen onverwacht tot de nabestaanden, buigt als op commando zijn hoofd en biedt zijn excuses aan. Familieleden van de slachtoffers zullen hem de misdaden wel niet kunnen vergeven, maar volgens zijn advocaat wil hij door spijt te betuigen alsnog met God in het reine komen. Erg overtuigend klinkt het allemaal niet.

Met de beëindiging van deze rechtszaak sluit het rechercheteam een onderzoek af van duizenden manuren, waarin de forensisch toxicoloog Brian D. Andresen anderhalf jaar zoekt naar een methode om bewijs te verzamelen, wat alleen al 15 miljoen dollar kost. De verdachte loopt in de tussentijd vrij rond.

De 32-jarige dader ontkent tijdens zijn rechtszitting eerst alle zes aanklachten van moord, poging tot moord en diefstal van medicijnen. Later geeft hij, om de doodstraf te ontlopen, alsnog alles waarvan hij wordt beschuldigd toe. Ondertussen is er bewijs genoeg. Er is een dodelijke hoeveelheid medicijnen in zes lijken gevonden en een slachtoffer dat overleeft, getuigt tegen hem.

Wanneer de rechter Efren vraagt of hij ademhalingstherapeut is geworden om mensen te helpen, schudt Efren zijn hoofd. Hij vindt alleen het uniform zo mooi.

Efren krijgt zes keer levenslang plus vijftien jaar, zonder ooit kans op gratie.

Immigrantenzoon

Efren wordt in 1969 in de Amerikaanse plaats Brownville in Texas geboren. Zijn Mexicaanse ouders steken speciaal de grens over vanwege betere medische voorzieningen en de garantie op de Amerikaanse nationaliteit voor hun ongeboren kind. Als Efren twee jaar is, emigreert het gezin officieel naar het land van de onbegrensde mogelijkheden en betrekt een eenvoudig huis in de omstreken van Los Angeles. Hier wordt Efrens jongere broer geboren. Gelukkig heeft hun vader twee rechterhanden en hij start een bedrijfje als klusjesman. Moeder knoopt de eindjes aan elkaar door thuis kleding te naaien. Als fervent Jehova's Getuige voedt ze haar kinderen op volgens de leer van de Heer. Op zondag laat Efrens moeder haar naaiwerk liggen en probeert samen met haar kinderen zo veel mogelijk *Wachttorens* aan de deuren te slijten. Omdat er thuis nog altijd Spaans wordt gesproken, leren de kinderen pas goed Engels spreken als ze naar school gaan.

Efren is een mollige peuter en wordt op de lagere school tot een gemiddelde leerling gerekend. Onderwijzers mogen hem graag vanwege zijn opgeruimde karakter. Dat hij af en toe wat wereldvreemd overkomt, wordt geweten aan het beschermde milieu waarin hij opgroeit.

Op zijn twaalfde ligt Efren een paar weken in het ziekenhuis met een gecompliceerde wond aan zijn voet. De gebeurtenissen maken zo'n indruk op hem dat hij in een opstel deze periode als de belangrijkste in zijn leven bestempelt. In detail beschrijft hij hoe een arts met een lange naald pus uit de wond verwijderd. Zelfs als volwassene herinnert hij zich de pijnstillende injectie die zijn huid verdoofde.

Als hij in de puberteit komt, begint Efren te veranderen. Hij laat op school zijn huiswerk verslonzen en zoekt aansluiting bij oudere jongens. Helaas zien die weinig in hem met als gevolg dat hij zich afzondert. Bovendien zakt hij voor zijn eindexamen. Met meisjes wil het ook niet erg vlotten; misschien vinden ze hem met zijn 125 kilo gewoon te dik. Door de steeds terugkerende afwijzingen neemt Efrens verlangen naar vrouwen obsessieve vormen aan. Bij een latere huiszoeking worden honderd pornografische video's gevonden. Erg ondernemend kun je Efren niet noemen, want tot zijn arrestatie op zijn 32ste woont hij nog bij zijn ouders. Hij staat bekend als een hulpvaardige jongeman, maar hij kan liegen als de beste. Hij slikt antidepressiva, maar houdt daar na enige tijd weer mee op. Dat de jeugd van een seriemoordenaar bijna altijd wordt gedomineerde door psychologisch afwezige ouders en mishandelingen is ons wel duidelijk geworden. Tal van wetenschappers wijzen op de invloed van een jeugd in een disfunctioneel gezin bij het ontstaan van psychopathisch of antisociaal gedrag. Maar Efren heeft, behalve dat hij wel eens gepest zal zijn met zijn Mexicaanse uiterlijk als een kind van niet-blanke ouders, een opvallend normale jeugd. Of zijn misdaden kunnen worden verklaard vanuit een abnormale hersenactiviteit, zoals beschreven in hoofdstuk 3, is onbekend. Wel zal een getuige deskundige later zeggen dat Efren aan een angststoornis lijdt.

Autoriteit

Op zijn zestiende krijgt Efren een baan in een supermarkt en doet als winkelbediende zijn best om de clientèle tevreden te houden. Wanneer er op een dag een klant onwel wordt is hij erg onder de indruk van de autoriteit die het ambulancepersoneel uitstraalt. Op slag ziet hij dat zijn toekomst helemaal niet tussen de schappen ligt, maar in de gezondheidszorg.

Als zeventienjarige behaalt hij alsnog zijn middelbareschooldiploma en een jaar later sluit hij de opleiding voor ademhalingstherapeut met vlag en wimpel af. Eindelijk is hij waar hij wezen wil. Op zijn achttiende draagt hij de felbegeerde kledij waarin hij wel op een arts lijkt. Voor zijn gevoel betreedt hij op dat moment pas de echte wereld.

Efrens taak bestaat uit het verbeteren van de longfunctie van longpatiënten of mensen die aan beademingsapparatuur liggen. Op voorschrift van de arts bepaalt hij aan de hand van het zuurstofgehalte in het bloed met welke dosis inhalatiemedicijnen hij de longen van de patiënten moet sprayen. Tevens assisteert hij bij reanimaties. Een baan dus met flink wat verantwoordelijkheden. Gedurende ongeveer een jaar doet hij invalwerk bij diverse instellingen, wachtend op een vacature in de vaste nachtdienst. Want dan is hij pas écht zelfstandig.

In 1990 gaat zijn droom eindelijk in vervulling en krijgt hij een vaste aanstelling in het Glendale Adventist Medical Center. Daarnaast blijft hij nog drie jaar extra nachtdiensten in een ander ziekenhuis draaien om een auto voor zijn moeder bij elkaar te sparen.

Hij stelt zijn werkgevers niet teleur en heeft na verloop van tijd zoveel kennis op medicijngebied dat hij op gelijk niveau met artsen kan overleggen. Met zijn sullige imago heeft hij eens en voor altijd afgedaan.

Wanneer hij eenmaal goed is ingewerkt, mag hij in het Glendale Adventist Medical Center de vaste nachtdienst in en is hij eigen baas. Zijn enige collega komt hij nauwelijks tegen omdat ze hun taken aan het begin van de dienst verdelen en hun patiënten op verschillende afdelingen liggen. Zo werkt hij hier acht jaar in de instelling, zonder dat er aandacht wordt geschonken aan geruchten over zijn functioneren.

Telefoontjes

Ver voor zijn arrestatie wordt er namelijk al gefluisterd over Efren en heeft hij op zijn werk al de bijnaam Magic Syringe – 'de Toverspuit' – omdat zijn patiënten na een injectie, als bij toverslag het hoekje omgaan. Wanneer de andere ademhalingstherapeuten een keer bij wijze van grap zijn garderobekastje inspecteren, treffen ze een voorraad opiaten en injectiespuiten aan, maar ze houden zich stil. Tot het moment waarop een van hen gewetenswroeging krijgt en zijn zorgen met het hoofd van de afdeling deelt. De moeilijkheid is alleen dat het algemeen bekend is dat deze collega en Efren met elkaar in de clinch liggen, zodat het hoofd van de afdeling denkt dat de man in kwestie Efren in een kwaad daglicht wil stellen. En omdat hij zelf geen bijzonderheden in het aantal overlijdensgevallen constateert, schorst hij als dank de klokkenluider.

Niet lang daarna praat een van Efrens vaste collega's in de kroeg haar mond voorbij tegen iemand met een crimineel verleden. In de veronderstelling dat er zwijggeld te halen valt belt de gladjanus anoniem het ziekenhuis en zegt dat een van de ademhalingstherapeuten patiënten vroegtijdig aan hun einde helpt. De directie heeft de intenties van de man snel door en besluit de politie niet met deze onzin lastig te vallen. Had ze dit wel gedaan, dan waren er heel wat levens gespaard.

Pas een jaar later komt er een tweede telefoontje van een altijd onbekend gebleven bron. Omdat duidelijk is dat deze melding niets te maken heeft met de vorige, wordt de directie nu toch wel wat zenuwachtig en schakelt de politie in. Wanneer de recherche daaropvolgend nog een derde anoniem telefoontje krijgt, weten ze dat er geen seconde meer te verliezen valt.

Sst

Het rechercheteam in Californië concentreert zich bij het onderzoek eerst op de mensen rond de verdachte Efren Saldivar. Efren blijkt met een van zijn collega's een relatie te hebben gehad. De vrouw zegt dat haar ex-vriend volkomen normaal is. Wel heeft hij verteld dat hij mensen wil helpen sterven, omdat hij hun lijden niet kan aanzien. Als een verpleegkundige op het punt staat een patiënt te reanimeren fluistert Efren met de wijsvinger tegen zijn lippen: 'Sst, laat hem maar rustig sterven.' Tegen een derde persoon bekent hij dat hij een van zijn patiënten per ongeluk een spierverslappend middel heeft ingespoten. Een vierde getuige ziet hem daadwerkelijk een injectie geven, wat buiten zijn takenpakket valt.

Het hoofd van de afdeling bevestigt dat de geschorste collega een jaar eerder de aanwezigheid van opiaten en injectiespuiten in Efrens garderobekastje heeft gerapporteerd en geeft toe dat hij zijn melding heeft afgedaan ingegeven door rivaliteit.

Speciale interesse van de rechercheurs gaat uit naar de loslippige collega. Zij blijkt op de hoogte te zijn geweest van Efrens handelingen en legt later in de rechtszaal, in ruil voor onschendbaarheid, een volledige bekentenis af. Ja, zij heeft begin 1996 het spierverslappende middel aan Efren verstrekt. En ja, ze heeft nog geprobeerd hem tegen te houden op het moment dat hij het middel toediende. De naam van de patiënt en of deze na de overdosis zou zijn overleden, dat staat haar niet meer bij. Maar ondanks de onschendbaarheid is haar carrière voorgoed voorbij. De vakbond neemt haar haar beroepsregistratie af wegens hulp bieden bij sterven en het verzwijgen van een misdaad.

Spraakwaterval

Zodra Efren eenmaal onder verdenking staat, wordt hij in eerste instantie op veilige afstand van het ziekenhuis gehouden door wijzigingen in zijn dienstrooster. Wanneer hij door de recherche ondervraagd wordt, bekent hij, alsof hij niets liever wil dan schoon schip maken, onmiddellijk, maar de politie moet hem na 48 uur weer laten gaan wegens gebrek aan bewijs. Helaas zal dat bewijs nog wel even op zich laten wachten. Huilend neemt Efren afscheid en bedankt zijn ondervragers hartelijk. Zijn advocaat doet de verklaringen van zijn cliënt later af als een onder valse voorwendsels verkregen bekentenis.

Het ziekenhuis ontslaat Efren op staande voet vanwege de ernstige verdenkingen. Hij belt nog eenmaal naar zijn voormalige werkgever en biedt zijn excuses aan voor alle commotie.

Net als Irene Becker uit hoofdstuk 4 houdt Efren wel van wat publiciteit en hij geeft een uitgebreid interview op televisie. Hij ontkent zijn betrokkenheid en zegt alle bekentenissen te hebben verzonnen. Net als in de rechtszaal maakt hij een gestoorde indruk. Hij verft zijn haar en verschuilt zich vervolgens enige tijd in een afgelegen vakantiehuis. Als hij zich daar stierlijk begint te vervelen, gaat hij na enige tijd weer over tot de orde van de dag, krijgt een baan bij een autoverhuurbedrijf en bezorgt 's avonds pizza's. Ook werkt hij nog een poosje 's nachts als telefonist, tot zijn foto in de krant verschijnt omdat de nabestaanden van de onder verdachte omstandigheden overleden patiënten een aanklacht hebben ingediend. In de zomer van 2000 is Efren werkzaam in de bouw. Hij haalt plotseling zijn geld van de bank en neemt de benen.

De aanhouder wint

Langzamerhand wordt duidelijk dat gedurende de acht jaar dat Efren in het ziekenhuis heeft gewerkt er meer dan duizend patiënten zijn gestorven vlak na of in zijn aanwezigheid. Als je uitgaat van gemiddeld 250 werkdagen per jaar, betekent dit dat hij om de dag bij een overlijden betrokken is geweest, wat extreem vaak is. De rechercheurs zitten met de handen in het haar. Waar moeten ze in hemelsnaam beginnen? Het grootste probleem is ook hier het bewijs rond te krijgen.

In totaal worden er twintig lijken opgegraven. De volhardende forensisch toxicoloog Brian Andresen levert uiteindelijk een meesterwerk af door een test te ontwikkelen die het spierverslappende middel in het weefsel van de overledenen alsnog kan aantonen. Uiteindelijk wordt het medicijn in zes lijken aangetroffen, zodat pas dan, drie jaar nadat de politie voor het eerst is ingeschakeld, ze de verdachte in de boeien kan slaan.

Efren verzet zich niet en zegt nog voor hij in de politiewagen zit dat hij op de doodstraf hoopt. Als de agenten op het bureau aangekomen zijn handboeien afdoen, stelt hij hen gerust. 'Wees niet bang. Ik ben zo'n slappeling dat ik toch niet durft te ontsnappen.' Wel wil hij weten of ze ook afgeluisterd worden en hij tikt plagerig op de microfoon waarin hij 'test, test' zegt. Als hem zijn rechten worden voorgelezen, waaronder zijn recht op zwijgen, wuift hij het verplichte ritueel nonchalant weg.

Routine

Eerst ontkent Efren, maar al snel geeft hij toe patiënten te hebben omgebracht. Niet alleen in het ziekenhuis waar hij ontslagen is, maar ook in zijn andere betrekkingen. Tot zover is zijn verhaal nog te volgen, maar al vlug is er geen touw meer aan vast te knopen. Hij geeft wisselende versies van dezelfde moorden of zit in zichzelf te mompelen. Dan vraagt hij ineens, terwijl hij opgewonden naar de spiegel kijkt, of dat nu, zoals hij in detectiveseries heeft gezien, een spiegel is die vanaf de achterzijde doorzichtbaar is. Intussen drinkt hij limonade met een rietje. Het aantal slachtoffers kan hij zich niet herinneren. Het ene moment zijn het er tien, het volgende moment kunnen het er ook wel negentig of tweehonderd zijn geweest. Na de eerste zestig is hij de tel kwijtgeraakt. Maar toen hij in de gaten kreeg dat collega's in zijn kastje hadden geneusd, nam de frequentie van moorden tijdelijk af.

Tijdens de verhoren verklaart Efren zijn bizarre motieven om de patiënten om te brengen. Achtereenvolgens somt hij ze op. Ja, hij is depressief geweest. En omdat hij te laf is voor zelfmoord, doodt hij na de eerste patiënt ook maar een tweede; dan krijgt hij tenminste de doodstraf. Een ander motief is dat hij, als een ware 'engel des doods', ervan overtuigd was dat zijn slachtoffers klaar waren om te sterven. Ook heeft hij een racistisch motief. Hij ziet het als zijn missie om het ziekenhuis te beschermen tegen niet-Amerikanen die profiteren van medische voorzieningen zonder hun steentje bij te dragen aan de maatschappij. Kennelijk is hij vergeten onder welke omstandigheden hij zelf het levenslicht aanschouwde. Ten slotte is hij er woedend over dat doodzieke patiënten eindeloos in leven worden gehouden.

Volgens de twee voornaamste rechercheurs, die Efren urenlang hebben verhoord is het meest geloofwaardige scenario als volgt: Aan het begin van zijn dienst gaat de ademhalingstherapeut aan de hand van de patiëntenlijst na wie er deze keer aan de beurt is voor een dodelijke dosis. Doodeenvoudig omdat hij geen zin heeft om zeurpieten, die denken dat het ziekenhuis een hotel is, nog therapie te geven. Hij heeft ook zo zijn eigen criteria. Hij doodt alleen kandidaten met een 'niet reanimeerbeleid', dus mensen die comateus zijn of van wie het leven om een andere reden in zijn ogen weinig of niks meer waard is. Omdat hij gaandeweg merkt dat niemand ook maar iets in de gaten heeft, wordt het doden een soort gewoonte.

Naar het oordeel van een psychiatrisch getuige-deskundige heeft Efrens paranoia hem tot de daden gedreven. Het moorden is zijn geheime wraak op een wereld die hem zijn hele leven al ziet als een watje. Uit de totale afwezigheid van schuld- of spijtgevoel blijkt zijn psychopathische persoonlijkheid.

De rechter verklaart Efren volledig toerekeningsvatbaar. Als de rechter informeert bij de verdachte naar zijn vele motieven, zegt Efren deze maar verzonnen te hebben, omdat rechercheurs nou eenmaal een reden willen horen.

Of hij ook wroeging heeft over wat hij gedaan?

'Ach edelachtbare, in het begin hield het me wel even bezig, maar later is het doden net zoiets als een pakje kauwgom stelen. Je doet het bijna zonder nadenken, en achteraf denk je er doodeenvoudig niet meer aan.'

11.

Peettante

Beverley Allitt, Engeland, 1991

Gestoord

Uit de voorgeschiedenis van de Engelse kinderverpleegkundige Beverley Allitt blijk al overduidelijk dat ze zich verre zou moeten houden van welke vorm van hulpverlening dan ook. Een verstandig uitgangspunt is immers dat je van iemand die niet goed voor zichzelf zorgt, niet kunt verwachten dat deze wel het welzijn van anderen voor ogen heeft.

Beverley wordt in 1968 als tweede kind geboren in het dorpje Gorby Glen in de Engelse Midlands in het graafschap Lincolnshire. De ouders hebben dan al een zoontje en na Beverley zullen er nog twee meisjes geboren worden. Op de lagere school houdt ze zich afzijdig van haar klasgenootjes en tijdens de pauze staat ze eenzaam en alleen tegen het schoolpleinhek aan gedrukt. Samen met haar moeder bezoekt ze vaak de huisarts nadat ze zichzelf met een hamer op haar handen heeft geslagen en moedwillig met blote voeten in glasscherven heeft getrapt.

Tijdens haar middelbare schoolperiode gaat het nog verder bergafwaarts. In plaats van haar huiswerk te maken sluit ze zich aan bij een meisjesbende die tot 's avonds laat op straat rondhangt. Nadat ze flink wat bier achterover heeft geslagen kan ze, in benevelde toestand, nog amper haar voordeur terugvinden. Maar als ze thuis wegens migraine en rugklachten ziek op de bank ligt, denkt ze maar één ding: ze wil zuster worden en het liefst op een kinderafdeling.

Beverley valt niet op haar woord te vertrouwen. Als een vriendje uit die tijd hun relatie wil verbreken, simuleert ze een zwangerschap. Tegenover de politie zal hij krap tien jaar later zijn voormalige vriendin schetsen als een kil en ongevoelig persoon. Toen hij haar met een leugen confronteerde sloeg Beverley hem een bloedneus en gebroken kaak.

Echt pienter is ze niet. Driemaal zakt ze voor haar middelbareschoolexamen en ze steekt pas op haar 21ste jaar het diploma in haar zak. Nu kan haar lang gekoesterde wensdroom in vervulling gaan.

Tijdens haar opleiding voor verpleegkundige in het Grantham & Kesteven General Hospital, dicht bij haar geboorteplaats, verergert de automutilatie en moet ze wel twintig keer op de Eerste Hulp-afdeling worden behandeld. Bovendien eet ze zich zo rond als een ton. In totaal verzuimt ze 126 dagen wegens diverse kwalen. Ze stimuleert bijvoorbeeld zulke hevige buikklachten dat ze een chirurg zo gek krijgt dat hij haar volkomen gezonde blinde darm verwijdert, om een week later terug te komen met een zelfgeïnfecteerde wond. Ook brengt ze bij zichzelf een blaaskatheter in en manipuleert deze net zo lang tot hij afbreekt en chirurgisch verwijderd moet worden. Bij haar huisarts klaagt ze over pijnlijke borsten nadat ze die zelf met water heeft ingespoten tot ze flink opgezwollen zijn. Wanneer haar medebewoners in de leerlingenflat haar houding bekritiseren vliegt ze volledig uit de bocht. Ze smeert uitwerpselen op de muur en legt een gedeelte hiervan in de koelkast om haar huisgenoten te choqueren. Om hun sympathie weer terug te winnen verzint ze een verkrachting.

Bekijken we al haar klachten en bizarre gedrag, dan vraag je je af of haar docenten soms hebben zitten slapen. Maar zelfs dat blijkt niet het geval, want het hoge ziekteverzuim was bekend. Nadat ze, net als op de middelbare school, een paar maal voor haar examen is gezakt mag ze zichzelf zuster Beverley noemen.

Eerst solliciteert de 23-jarige Beverley in haar opleidingsziekenhuis op afdeling 4, een kinderafdeling maar ze wordt afgewezen. Eindelijk is er iemand die zijn taak serieus neemt. Dan reageert Beverley op een advertentie van een ziekenhuis vijftig kilometer verderop, en vist opnieuw achter het net. Door toeval krijgt ze er lucht van dat de kinderafdeling waar ze is afgewezen, kampt met een ernstig personeelstekort. Ze doet een hernieuwde poging en half februari 1991 krijgt ze een tijdelijke aanstelling. En hoewel ze volgens protocol eerst onder begeleiding zou moeten werken, voert ze prompt zelfstandig handelingen uit. De afdelingsstaf is allang blij met een extra paar handen, ook al is Beverley wegens ziekteverzuim vaak afwezig. Zelden of nooit woont ze de afdelingsvergadering bij.

Argwaan

Als Beverley goed en wel zes dagen in dienst is, vindt er een merkwaardig voorval plaats. Tijdens haar dienst krijgt een zeven week oud baby'tje dat is opgenomen met een longontsteking, plotseling een ademstilstand. Beverley slaat alarm en het kindje wordt met succes gereanimeerd. Maar een paar dagen later stopt de baby opnieuw met ademen en is het niet meer te redden.

Binnen twee weken overlijdt er een ander kind op soortgelijke wijze als het onder Beverleys verantwoordelijkheid valt. Ze rent met de baby de gang op, al schreeuwend dat het kindje een hartstilstand heeft.

Vijf dagen later zit ze in de nachtdienst. Een veertien maand oude baby met een hazenlip en een lichte luchtweginfectie krijgt onverwacht een hartstilstand en kan niet meer gered worden. Bij een latere lijkschouwing wordt een injectiegaatje onder haar armpje gevonden, naast een onderhuidse luchtbel.

Collega's waarderen de opmerkzaamheid van het pas in dienst getreden teamlid en complimenteren Beverley omdat ze zo goed assisteert bij het reanimeren.

Negen dagen later valt het volgende slachtoffer, een zesjarige jongen. Het kind overleeft de reanimatie, maar houdt hier een ernstig hersenletsel aan over. Terwijl de arts het onheilsbericht aan de ouders meedeelt, luistert Beverley mee.

Drie dagen later moet Beverley bij een peuter van vijftien maanden oud bereid zijn geweest om veel risico te nemen wanneer ze nogmaals toeslaat, met meer dan twaalf man personeel op gehoorsafstand. Op dat moment werkt ze nog maar amper vijf weken op de afdeling. Bij de sectie worden sporen van twee niet aan het kind voorgeschreven middelen gevonden.

Als binnen een week een vijf maand oud peutertje plotseling bewusteloos raakt, oppert Beverley dat het kind weleens in een diabetisch coma kan zijn geraakt, wat blijkt te kloppen. Deze verschijnselen herhalen zich nog tweemaal.

Vervolgens krijgen binnen een paar dagen tijd twee kinderen onverwacht een hartstilstand. Weer is het Beverley die op tijd alarm slaat en beide kinderen kunnen nog net worden gered. Laboratoriumonderzoek wijst op aanwezigheid van een grote hoeveelheid insuline in hun bloed. Tijdens het reanimeren staat Beverley op een afstandje stil voor zich uit te staren.

Inmiddels zijn haar collega's argwanend geworden, want in de laatste maand zijn er dertien kinderen gereanimeerd, tegen een gemiddelde van hooguit twee keer per jaar. Maar omdat zelfs de gedachte dat een personeelslid patiënten moedwillig in levensgevaar brengt buiten ieders voorstellingsvermogen valt, wordt er te laat alarm geslagen.

Na een week aanvankelijke rust vindt er in de maand april weer een reeks gruwelijke voorvallen plaats.

Tweeling

Ook de vier maanden oude eeneiige meisjestweeling van een kennis van Beverley wordt, met tussenpose van een week, op de afdeling opgenomen. Als de eerst opgenomen zuigeling vlak na haar ontslag uit het ziekenhuis overlijdt, wordt haar tweelingzus voor alle zekerheid ter observatie binnengebracht. Tijdens de dienst van Beverley moet het meisje driemaal gereanimeerd worden, met vijf gebroken ribbetjes als gevolg. De ontroostbare ouders worden door Beverley omarmd. Ze zijn haar innig dankbaar dat ze het leven van hun overlevende dochter heeft kunnen redden.

Maar dan volgt een reactie waaruit blijkt dat Beverley geen enkel schuldgevoel heeft. De verdrietige ouders vragen haar peettante te worden van het overgebleven kindje en met een uitgestreken gezicht accepteert Beverley het aanbod. Ook bij de lijkschouwing van deze beide meisjes wordt een overdosis insuline plus een ander middel in het bloed gevonden.

Enkele dagen later overlijdt er een zesjarig jongetje vlak nadat een arts antibiotica bij hem ingespoten heeft. Later zal blijken dat de arts de injectiespuit voor korte tijd in Beverleys aanwezigheid heft achtergelaten. Ook een slachtoffertje van vier weken raakt driemaal in een soortgelijke noodsituatie en wordt driemaal uit de klauwen van de dood weggesleept. Daarna moet een jongetje van zeven weken het ontgelden. Nadat Beverley zogenaamd een ademstilstand heeft geconstateerd, neemt ze de baby op de arm en schreeuwt om assistentie. Ook dit kindje houdt een hersenbeschadiging aan het incident over.

Het laatste slachtoffer op afdeling 4 is een zuigeling van twee maanden. Als zijn situatie onverwacht achteruitgaat staat Beverley als versteend. Tijdens de reanimatie neemt ze de ouders mee naar de gang en zegt dat het wel goed komt. Bij de lijkschouwing worden echter sporen van verstikking gevonden.

Vergissing

Ruim zeven dagen na de dood van het laatste slachtoffer wordt de politie ingeschakeld. Als rechercheurs de patiëntengegevens van de plaag van reanimaties en sterfgevallen willen bestuderen, blijken er laboratoriumuitslagen, röntgenfoto's, verpleegkundige rapportage en obductieverslagen spoorloos verdwenen. Bij een huiszoeking worden de vermiste patiëntengegevens bij Beverley teruggevonden en ze wordt op non-actief gesteld. Om media-aandacht te ontlopen duikt ze onder bij een goedgelovige vriendin, die denkt dat Beverley slachtoffer is van een hetze. Haar vertrouwen in Beverley is zo groot dat ze onmiddellijk haar aanbod accepteert om een handje te helpen bij de verzorging van haar kinderen. Zelfs wanneer haar jongste kind onwel wordt, weigert ze te geloven dat Beverley enige blaam zou kunnen treffen.

Pas achteraf kan worden vastgesteld dat Beverley glucose verlagende tabletten aan de frisdrank van de jongen heeft toegevoegd.

Maar deze vriendin staat niet alleen in haar naïviteit. Ook de ouders van de eerder genoemde tweelingmeisjes kunnen niet geloven dat degene die het leven van een van hun baby's heeft gered, in wezen de schuldige is. Ze stappen naar een detectivebureau en schakelen een privé detective in om Beverleys naam te zuiveren. Ook familie van andere slachtoffertjes meent dat er sprake is van een misverstand; ze zien Beverley nog steeds als reddende engel. Dat op de kinderafdeling sinds zij ondergedoken zit, de rust is weergekeerd doet niets aan hun devotie af.

Als de verpleegkundige een week nadat het laatste slachtoffer gereanimeerd moest worden wordt gearresteerd laat ze zich kalm meenemen en lijkt ze in het geheel niet verbaasd. Ze ontkent aanvankelijk ook maar iets met de incidenten van doen te hebben. Pas na haar veroordeling bekent ze alsnog eerst negen en in tweede instantie nog eens vier kinderen een overdosis van afwisselend vijf verschillende soorten medicijnen te hebben toegediend of, zoals bij het laatste slachtoffer, een handdoek op het gezicht te hebben gedrukt, met de bedoeling de kinderen te kunnen reanimeren en te tonen hoe goed ze daarin was. Zonder een spier te vertrekken zal Beverley zeggen dat drie van de slachtoffertjes per vergissing zijn overleden.

Maar Beverleys kalme, laconieke uitstraling tijdens de eerste ondervraging kan haar psychische gesteldheid niet maskeren. Tijdens het voorarrest ontwikkelt ze anorexia nervosa en takelt zichzelf van onder tot boven toe met een mes. Haar gedrag staat in schril contrast met brieven die ze naar vrienden en zelfs naar de ouders van de tweeling schrijft, waarin ze er grapjes over maakt dat ze haar vakantieplannen door de rechtszaak moet uitstellen en dat ze na haar vrijlating van de uitgekeerde schadeclaim haar garderobe flink zal uitbreiden.

Ondertussen komt nog aan het licht dat Beverley ooit nog vier nachtdiensten in een bejaardenhuis heeft gedraaid, waarbij een van de bewoners maar nauwelijks een diabetische hypoglycemie overleefde.

Münchhausen

De aanklager van het Openbaar Ministerie meent dat er overweldigend bewijs is voor elf pogingen tot moord, vier moorden en lichamelijk geweld jegens elf kinderen.

Het overgrote deel van het personeel van de kinderafdeling gelooft nog steeds niet dat hun voormalige collega de misdaden heeft gepleegd. Ze bestempelen haar als een gewaardeerd teamlid, dat veel aandacht besteedde aan de patiëntjes. Maar als hun gevraagd wordt het optreden van Beverley nauwkeurig te omschrijven, blijkt de verdachte alleen te hebben uitgeblonken in verpleegkundige handelingen, maar nooit een kind uit bed te hebben gehaald om het bijvoorbeeld te troosten. Ook leek ze nooit zelfs maar geraakt na een overlijden. Wel geven de verpleegkundigen toe dat Beverleys uitsloverige optreden hun gestoord heeft.

De psychiater en psycholoog verduidelijken de psychische gesteldheid van de verdachte. Beverley voelt zich alsof ze in een doos zit opgesloten. Ze portretteren een instabiele, onzekere jonge vrouw die aan een ernstige persoonlijkheidsstoornis lijdt. Die vanuit een diepgewortelde behoefte om te imponeren en aandacht te krijgen zichzelf beschadigt. Berouw hebben over haar daden is voor haar simpelweg een brug te ver.

Beverley Allitt zal als tweede seriemoordenaar de geschiedenis in gaan als zijnde lijdend aan het Münchhausen-syndroom. Een term die is afgeleid van het Münchhausen by proxy-syndroom, een psychisch ziektebeeld waarbij een moeder haar kind schade toebrengt om, tijdens de medische behandeling van het kind, als het ware zelf mee te liften op de aandacht van personeel. In dit geval is Beverley degene die wilsonbekwame kinderen over wie ze de zorg heeft schade toebrengt, zodat ze tijdens het reanimeren zelf in de schijnwerpers komt te staan. Het geval van de eerste seriemoordenaar die leed aan dit syndroom wordt in het volgende hoofdstuk besproken.

Na afloop van de rechtszaak verschijnt er een rapport geheten: 'The Clothier Report' of 'The Allitt Inquiry', een rapport over de psychische status van verpleegkundigen, waarna belangenverenigingen van voormalige psychiatrische patiënten en veiligheidsinstanties langdurig met elkaar overhoopliggen over de vraag of voormalige psychiatrische patiënten überhaupt wel werkzaam mogen zijn als hulpverlener.

Beverley wordt uiteindelijk in 1993 veroordeeld tot dertienmaal levenslange gevangenisstraf voor de moord op vier, de poging tot moord op drie en het moedwillig veroorzaken van lichamelijk letsel van zes kinderen.

Drie maanden na Beverley haar veroordeling moet ze opnieuw medisch worden behandeld voor zelf toegebrachte steekwonden en een poging glasscherven door te slikken. Ze komt enigszins tot rust als ze tijdens haar detentie een relatie krijgt met een lijvige pyromane.

De rechtszaak krijgt in 2007 nog een staartje als haar eerste kans op vrijlating, die ook voor levenslang gestraften in Engeland geldt, in zicht komt. Er zijn evenwel geen voorstanders van haar vrijlating. Tijdens een rechtszitting menen tegenstanders dat de eerder gestelde diagnose Münchhausen-syndroom fout was, omdat de getuige-deskundige tijdens de rechtszaak in 1993, weliswaar gespecialiseerd was in dit syndroom, maar geen psychiater. Achteraf gezien zou gesteld kunnen worden dat de veroordeelde misschien wel, in plaats van een levenslange gevangenisstraf te krijgen, ontoerekeningsvatbaar verklaard had moet worden, gezien de psychopathische en sadistische elementen in haar persoonlijkheid. In dit geval nemen gedane zaken echter geen keer. Zeker als blijkt dat Beverley, wegens destructief gedrag in de gevangenis, toch al de meeste tijd doorbrengt in een psychiatrisch ziekenhuis. Een heikel punt dat dan ter discussie staat is of ze hierdoor niet haar straf ontduikt, omdat ze daar onder geen enkele disciplinaire maatregel valt en tot op zekere hoogte haar eigen leven kan bepalen.

De High Court of Justice beslist dat er toegewerkt moet worden naar een behandeling in de gevangenis, met als toekomstperspectief dat, wanneer ze weer in de maatschappij te vertrouwen is, ze na een minimumgevangenisstraf van dertig jaar, minus haar voorarrest, vrij kan komen.

12.

Aanbevolen

Genene Jones, Verenigde Staten, 1981

Getuigschrift

Dat ziekenhuisverantwoordelijken struisvogelpolitiek toepassen zagen we al eerder, maar de staf van het San Antonio Medical Center in Texas steekt wel heel diep zijn kop in het zand. Gedurende de eerste 24 maanden van haar dienstverband werkt Genene Jones op de Eerste Hulp-afdeling, maar omdat ze zichzelf bijna net zo vaak als patiënt in de wachtkamer aandient als dat ze de arts assisteert, wordt ze overgeplaatst naar de intensive care voor kinderen.

Vier maanden nadat Genene hier haar eerste voetstappen heeft gezet voelen collega's al dat er iets niet klopt, omdat er ineens achter elkaar kinderen overlijden. Nog eens vijf maanden later moeten tijdens één nachtdienst acht van de patiëntjes voor wie Genene verantwoordelijk is gereanimeerd worden. Collega's doen hun beklag bij de hoofdverpleegkundige, die hun verklaringen wegwimpelt. Diezelfde maand kan echter op het nippertje voorkomen worden dat Genene een patiëntje driehonderd keer de toegestane hoeveelheid antistollingsmiddel inspuit. De fout wordt geweten aan een verkeerde berekening. Nog eens twee maanden later liggen er weer zeven patiëntjes tijdens haar late dienst levenloos in bed. En dan duurt het nog eens vierenhalve maand voor ze vanwege een wijziging in het personeelsbestand met het volgende getuigschrift op straat wordt gezet:

De ziekenverzorgende Genene Jones, geboren op 13 juli 1950, was in dienst van het San Antonio Medical Center van oktober 1978 tot maart 1982. Haar vertrek staat volkomen los van de kwaliteit van haar werk. Gedurende haar dienstverband stond ze bekend als een loyaal, betrouwbaar personeelslid beschikkend over waardevolle kennis en ervaring. Ze was een aanwinst voor ons ziekenhuis en we kunnen haar indienstneming dan ook van harte aanbevelen.

Klappen

Genene wordt vlak na haar geboorte in de zuidelijk gelegen Texaanse stad San Antonio als derde adoptiekind door welvarende ouders liefdevol in hun gezin opgenomen. Binnen een jaar wordt het drietal met nog een jongetje aangevuld. Alle kinderen gaan ze naar de katholieke lagere school en op woensdagmiddag hebben ze om beurten pianoles. Na schooltijd hoort de moeder hun verhalen aan, tot ze gaan spelen bij het zwembad. Hun vader is eigenaar van een nachtclub en een paar restaurants. Maar hoe vredig dit beeld ook moge lijken, Genene voelt zich van begin af aan het zwarte schaap in de familie. Met haar moeder ligt ze overhoop, en hoe lief haar vader ook voor haar is, als ze voor de spiegel staat, walgt ze van het meisje dat ze ziet.

Als ze tien jaar oud is, komt de eerste schok: haar vader blijkt een brandkast te hebben gekraakt en moet mee naar het bureau. Hoewel hij bekent, wordt de aanklacht om onbekende reden uiteindelijk verworpen.

Wanneer het meisje op de middelbare school zit volgt de tweede klap: haar jongere broer overlijdt wanneer een zelfgemaakte bom in zijn gezicht ontploft. Hoewel Genene hevig geraakt is door het ongeval, zit ze op de middag na de begrafenis weer in de schoolbanken, waar haar klasgenoten haar met aandacht omringen. Hier ligt mogelijk de kern van haar latere verslaving aan in de schijnwerpers staan, want al die belangstelling bevalt haar wel. Ze doet er nog een schepje bovenop: haar vader zou haar misbruikt hebben. Als langzaam maar zeker haar klasgenoten haar leugens doorkrijgen, komt ze echter alleen te staan.

Het gezinsleven is volkomen ontredderd en zal nooit meer hetzelfde worden. En dan hebben nog niet eens alle catastrofes plaatsgevonden, want terwijl Genene het goed doet op school, wordt er bij haar vader kanker geconstateerd. Hij overlijdt hij op 56-jarige leeftijd als zij achttien jaar oud is.

Genene verliest alle grond onder haar voeten, en ook moeder komt niet over het verlies van haar echtgenoot en haar kind heen, en zoekt haar toevlucht in de alcohol. Genene kiest voor een andere vluchtroute. Op haar achttiende jaar verzint ze een zwangerschap en ze zegt tegen de vermeende vader, een voormalig klasgenoot, dat ze moeten trouwen. Hoewel haar moeder aanvankelijk geen toestemming voor het huwelijk geeft, vindt toch, ondanks het feit dat de leugen uitkomt, de bruiloft plaats. Het bruidspaar neemt zijn intrek in het gastenverblijf op moeders landgoed. Genene speelt zes jaar lang huisvrouwtje terwijl haar man als mechanicus werkzaam is tot hij bij de marine gaat. Tijdens zijn lange afwezigheid deelt Genene het bed met een ander. Als haar man hier achter komt, laat hij het maar zo.

Genene is vijfentwintig jaar als de vierde klap valt en ook haar oudere broer aan kanker overlijdt. Maar Genene zit niet bij de pakken neer en begint aan een opleiding voor schoonheidsspecialiste, tot ze een allergie voor de cosmetische middelen ontwikkelt. Nadat ze is bevallen van een zoon, vraagt ze echtscheiding aan. Een jaar later, als ze weer in verwachting is, zonder dat duidelijk is wie de vader is, begint ze aan een verkorte opleiding voor ziekenverzorgende en slaagt met vlag en wimpel. Ze is nog maar net gediplomeerd en 27 jaar wanneer in 1977 haar tweede kind, een dochter, geboren wordt.

Beschermengel

Als ze op haar achtentwintigste jaar in het San Antonio Medical Center solliciteert, zitten er al deuken in haar reputatie. In twee eerdere ziekenhuizen werd ze er al na acht respectievelijk na twee maanden uitgegooid, omdat ze op eigen houtje medicijnen verstrekte en een specialist uitschold.

Genene wordt aangenomen en werkt ruim twee jaar op de eerstehulpafdeling, waar ze openlijk flirt met artsen. Ze verhuist naar een eigen appartement, haar kinderen bij moeder achterlatend. Begin januari 1981 wordt ze overgeplaatst naar de intensive care voor kinderen waar ze in de vaste nachtdienst komt. Na drie maanden verruilt ze die voor een vaste late dienst en ze draait veelvuldig extra diensten. Als ziekenverzorgende hoort ze eigenlijk niet thuis op een hooggespecialiseerde afdeling als een intensive care, maar Genene voert desondanks, alsof ze de hoofdzuster zelve is, lange gesprekken met ouders, die ze bij hun voornaam noemt. Voorschriften van artsen lapt ze aan haar laars; ze weet zelf wel wat goed voor de patiënten is. Achtmaal geeft ze echter verkeerde medicijnen en eenmaal verschijnt ze beschonken op de afdeling met een vriend die aan de apparatuur gaat zitten prutsen. Voor haar collega's is dan eigenlijk al de grens overschreden en ze delen hun zorgen met de hoofdverpleegkundige. Die neemt daarentegen, gezien het nijpende personeelstekort, Genene in bescherming, omdat ze altijd een beroep op haar kan doen om over te werken.

Geobsedeerd

Verscheidene seriemoordenaars in de gezondheidszorg, onder wie Genene Jones lijden aan zogenoemde thanatofilie, een obsessieve belangstelling voor alles wat met dood te maken heeft. En niet alleen voor overledenen, maar tevens voor de eigen dood, zoals we dat ook bij de dader Charles Cullen uit hoofdstuk 21 zullen zien.

Ouders van de opgenomen kinderen op de afdeling waar Genene werkt doen na haar arrestatie verslag. Zo had ze een net overleden kindje voor het raam gehouden, alsof ze het lijkje als het ware aan Onze Lieve Heer offerde. Een ouderpaar wiens kind stervende was zag dat Genene met een vreemde blik in haar ogen als aan de grond genageld bleef staan. Toen hun kind overleed, begon de ziekenverzorgende onbedaarlijk te huilen, ging pontificaal op een stoel naast het bed zitten en staarde onafgebroken naar het lijkje. Het merkwaardigst was nog wel dat ze het patiëntje nauwelijks kende.

De trance waarin Genene lijkt te geraken behoeft enige uitleg. In hoofdstuk 4, over Irene Becker, en in hoofdstuk 6, over Michaela Giersberg, was te lezen hoe hulpverleners zichzelf herkennen in andermans pijn, waarmee hun eigen pijn als het ware versmelt. Wanneer de poort waarachter de behoeftige redder zijn eigen pijn verborgen houdt hierdoor zachtjes opengaat, raakt deze in een droomtoestand. Uit het in mijn boek *Engelen des doods* (2007) beschreven onderzoek kwam naar voren dat kenmerken van zo'n geestestoestand terug te vinden waren bij een kwart van de daders.

Luister mee naar wat verschillende ouders van overleden kinderen in de zaak van Genene Jones hierover verder vertellen:

Genene had hun overleden kindje uit het ledikantje gepakt en het al jammerend in haar armen gewiegd. Bij verschillende overleden kinderen had de ziekenverzorgende zelf aangeboden het patiëntje naar het mortuarium te brengen. Gewoonlijk wordt het lijkje dan per brancard vervoerd maar Genene zou de dode op de arm hebben gedragen.

Weer ander ouders die nog niet weten dat hun overleden kindje een van Genenes slachtoffers is, wilden een week na de begrafenis bloemen op het grafje van hun dochtertje leggen en treffen daar, tot hun grote verwondering, de ziekenverzorgende aan. Genene knielde, al heen en weer wiegend de naam van het kindje murmelend, snikkend neer bij de grafsteen, alsof het graf dat van haar eigen kind betrof. Toen de geschokte ouders informeerden wat ze daar deed, leek de ongewenste bezoeker uit een soort droom te ontwaken en was zonder een woord te zeggen weggelopen. Haar bezoek zette de ouders wel aan het denken, zeker toen ze zagen dat zij ook een beertje vanaf het graf had meegenomen.

Valkuil

Op de intensive care voor kinderen zijn tussen mei 1981 en januari 1982 al diverse kinderen aan een onbegrijpelijke bloeding, gepaard gaand met een epileptische aanval of een hartstilstand, onverwacht overleden. De patiëntjes waren weliswaar erg ziek, maar niet stervende. Artsen staan voor een raadsel, maar een oorzaak wordt niet gevonden.

Ook een zes maand oude baby krijgt in aanwezigheid van Genene een epileptisch insult, gevolgd door een hartstilstand. Het kind wordt met succes gereanimeerd, terwijl het uit alle lichaamsopeningen bloed verliest. Uiteindelijk krijgt het personeel de bloedingen onder controle, tot Genenes volgende late dienst. Wanneer de baby dan dezelfde symptomen ontwikkelt is er geen redden meer aan. De doodsoorzaak blijft echter onbekend.

De vader van het kind krijgt een hartaanval wanneer de arts het onheilsbericht overbrengt. Terwijl de dokter hem naar de spoedpolikliniek brengt, plaatst Genene de overleden baby bij zijn broertje op schoot, pakt hem het kind vervolgens weer af en rent naar het mortuarium, de stomverbaasde familieleden achterlatend. Niemand kan haar optreden verklaren. Bij obductie wordt een dodelijke dosis antistolling aangetroffen.

Na het mysterieuze overlijden van een ander patiëntje dringt Genene, terwijl de ontgoochelde artsen nog rond het ledikantje staan, naar voren en spuit met water een kruis op het voorhoofd van het kind, gevolgd door een kruis op haar eigen hoofd. Omstanders staan perplex.

Begin oktober 1981 vinden de acht reanimaties plaats. Niet alleen stappen collega's naar de hoofdverpleegkundige om te zeggen dat ze Genene verdenken van betrokkenheid bij de plotselinge verslechtering van de toestand van de patiëntjes, maar ze klampen ook de artsen aan. Maar Genene heeft opnieuw een beschermengel want in de ogen van de chef de clinique is zij het beste personeelslid op de afdeling. Een van de artsen die wél betrokkenheid van Genene vermoedt wordt als overdreven achterdochtig bestempeld. Hij wordt met tijdelijk verlof gestuurd, en later zelfs ontslagen. Opnieuw zien we hier hoe het voor volstrekt onmogelijk wordt gehouden dat er iemand van het personeel patiënten zou doden. Dit gebrek aan kennis staat een vroegtijdige ontdekking van dit soort moordzaken in de weg.

Desondanks – daarover is iedereen op de afdeling het eens – moet er wel iets gebeuren en de regels worden aangescherpt: elke keer als er een antistollingsmiddel moet worden toegediend, wordt de spuit door een tweede personeelslid gecontroleerd en afgetekend. Een van de artsen slaapt zelfs op de afdeling. Wanneer er iemand met verkeerde bedoelingen bezig is, zullen ze hem krijgen. Maar er gebeurt niks.

Want Genene, die altijd wel onder een een of ander kwaaltje gebukt gaat, is zelf, op eigen verzoek, ter observatie opgenomen, overigens zonder dat er ooit een diagnose voor haar klachten wordt gesteld. Maar in de kerstmaand van 1981, als Genene weer in haar gesteven jurk rondloopt, sterven er met onbekende oorzaak opnieuw zes kinderen. Ondanks het feit dat er bij twee van haar slachtoffertjes een overdosis antistollingsmiddel wordt vastgesteld, kan de ziekenverzorgende klaarblijkelijk niet ontmaskerd worden. Wanneer er uiteindelijk een dokter naar voren stapt die gezien heeft hoe zij een medisch handboek raadpleegde over hoe te injecteren zonder een prikgaatje achter te laten, stelt hij de ziekenhuisdirectie op de hoogte, die eindelijk hulp van buitenaf inschakelt.

Begin 1982 arriveert er dan ook een professor in de anesthesiologie uit het Canadese Toronto Hospital for Sick Children, waar in 1980 op de cardiologische afdeling een soortgelijke kwestie speelde en bij 43 overledenen een overdosis hartstimulerend middel werd gevonden. Hoe die dosis in de lichamen terecht was gekomen bleef altijd een raadsel.

Privékliniek

Omdat men bang is dat geruchten over de sterfgevallen naar buiten komen wordt er een constructie bedacht om Genene veilig te kunnen lozen. De leiding beslist dat er geen ziekenverzorgenden maar alleen nog maar verpleegkundigen op de intensive care mogen werken. Genene krijgt het eerder genoemde getuigschrift mee.

Maar het lot is haar goed gezind want een van de kinderartsen, dokter Kathleen Holland, meent dat het ontslag van de ziekenverzorgende te wijten is aan de machocultuur binnen het ziekenhuis. Zij vraagt Genene voor haar te komen werken in haar nieuw op te zetten huisartsenprivékliniek in Kerrville, zo'n honderd kilometer naar het noordwesten. Waarschuwingen van goedwillende collega's om niet in zee te gaan met de ziekenverzorgende slaat dokter Holland in de wind. Genene treedt per 1 augustus 1982 bij haar in dienst als pediatric clinician, een benaming voor een gespecialiseerde kinderverpleegkundige die veel hoger is opgeleid dan zij.

De ontwikkelingen die volgen vallen onder de aloude uitspraak 'soort zoekt soort', want Kathleen Holland is bepaald geen evenwichtige persoonlijkheid. Ze groeit op met twee alcoholistische ouders. Hoewel ze weinig ambitie heeft schopt ze het toch tot kinderarts. Ze is getrouwd, maar haar echtgenoot woont wegens zijn werk op afstand.

Arts zijn is voor Kathleen geen baan, maar een missie. In haar privépraktijk worden ouders zelf gebeld of ze misschien een afspraak willen. Zitten een vader en moeder eenmaal in de spreekkamer dan stimuleert ze hen haar bij de voornaam te noemen. Wanneer ze bezig is in de behandelkamer, belt ze tussendoor de bezorgde ouders over de stand van zaken van hun kind, terwijl haar stem soms wegvalt van emotie.

De relatie tussen Genene en Kathleen lijkt in de verste verte niet op die tussen een werkgever en werknemer, wat in dit geval funest is, omdat het Kathleens blik op de ziekenverzorgende vertroebelt. Hun contact is gebaseerd op vriendschap, waarbij Kathleen eerder in dienst lijkt van Genene dan andersom. Genene is met haar kinderen naar Kerrville verhuisd en biedt Kathleen aan, terwijl haar woning nog wordt verbouwd, tijdelijk bij haar in te trekken. Eindelijk krijgt Genene de grotere zus die ze altijd gewenst heeft. Na werktijd roken Genen en Kathleen samen een sigaretje aan de keukentafel en bespreken ze de laatste mode.

Ook de oppas woont bij Genene in, samen met haar baby. Op zekere dag moet diens dochtertje met spoed naar het ziekenhuis wegens hevige benauwdheid, waar Genene zichzelf introduceert als de oma van het kind.

Vlucht

Wanneer de toeloop van patiënten in de privékliniek langzaam op gang is gekomen, gebeuren er onheilspellende dingen. Acht kinderen krijgen tijdens de behandeling een ademhalingsstilstand, net als op de intensive care voor kinderen, gepaard gaand met epileptische aanvallen. Alle acht kinderen worden per helikopter naar het dichtstbijzijnde ziekenhuis gebracht. Door een haastig ingezette reanimatie kunnen er zeven worden gered, maar één kindje overlijdt. Dit veertien maanden oude meisje, dat alleen maar een beetje snotterig was, kreeg volgens de moeder in de privékliniek voorafgaand aan de epileptische aanvallen twee injecties van Genene. Toen zij de ouders inlichtte over de plotselinge verslechtering van de toestand van hun kind, had ze het zweet op haar voorhoofd staan en leek ze bijzonder in haar element. In de helikopter op weg naar het ziekenhuis ziet een verpleger haar in de cabine het meisje nogmaals een prik geven, waarop het kind de volgende hartstilstand niet overleeft. Als doodsoorzaak wordt wiegendood genoteerd.

Kathleen is ontgoocheld door de voorvallen, en zeker wanneer ze een vol flesje spierverslappend middel aantreft met prikgaatjes in het rubber dopje. Kathleen weet zeker dat zij het middel niet besteld heeft, laat staan heeft gebruikt. Later zal blijken dat het medicijn door Genene was besteld en na gebruik minstens voor de helft met water was aangevuld.

Maar voordat Kathleen haar gedachten op orde kan krijgen wordt ze geconfronteerd met een nieuwe crisis: Genene ligt ineens lallend op de grond, biecht op een overdosis antidepressiva te hebben geslikt en eist te worden overgebracht naar het ziekenhuis. Kathleen is er bij als de maag van Genene wordt leeggepompt. Ze blijkt slechts vier tabletjes te hebben ingenomen. Kathleen vreest – niet onterecht trouwens – dat het voortbestaan van haar kliniek in gevaar is.

Ondertussen hebben de leidinggevenden in het San Antonio Medical Center, onder leiding van de Canadese professor niet stilgezeten. Het sterk gestegen overlijdenspercentage kan niet los worden gezien van de aanwezigheid van de vertrokken ziekenverzorgende, en de politie wordt ingeschakeld.

Alleen is de vogel bijna gevlogen. Na Genenes zogenaamde zelfmoordpoging kost het Kathleen de grootste moeite haar te ontslaan. Met haar kinderen verhuist Genene twee honderd kilometer verderop.

Er verschijnen grote koppen in de tabloids waarin Genene openlijk in verband wordt gebracht met onverklaarbare kindersterfte en als een lesbienne geportretteerd wordt. Aan die laatste bewering neemt de 33-jarige ziekenverzorgende aanstoot en stapt met een jongen van negentien in het huwelijksbootje. In januari 1983 wordt ze in de boeien geslagen als ze samen met de jongen probeert te vluchten.

Wanneer de rechercheurs de privékliniek van Kathleen inspecteren worden diens angstige vermoedens bevestigd. Genene wordt, net als in het San Antonio Medical Center, in verband gebracht met de onthutsende gebeurtenissen.

Kathleens reputatie is geruïneerd. Collega-artsen in de omgeving verwijten haar dat ze personeel met een discutabele reputatie in dienst heeft genomen en verwijzen geen patiënten meer naar haar door. En omdat het dichtstbijzijnde ziekenhuis weigert nog langer als back up voor onverwachte calamiteiten te dienen moet ze de kliniek sluiten. Ook haar man heeft er genoeg van en gaat bij haar weg.

Trots

De arrestante huilt als ze tussen agenten naar een politiebusje wordt geleid, maar aan de ondervragingstafel verandert haar gedrag als bij toverslag. Gretig beantwoordt Genene vragen, zelfs tegen het advies van haar advocaat in. Het is een niet te stuiten woordenstroom en het is dan ook geen verrassing dat de verdachte zelf, in plaats van haar advocaat, een persconferentie houdt, waarin ze alle beschuldigingen ontkent.

Als Genene eenmaal in voorarrest zit, zo zal een celgenote tijdens de rechtszaak getuigen, wil ze weten waarom die celgenote vastzit. Wanneer ze vertelt dat ze met drank op achter het stuur is gesnapt, reageert Genene trots dat zij de zuster is die baby's heeft vermoord.

Ze blijft hengelen naar aandacht en doet alsof ze doodsbedreigingen ontvangt, maar het zijn kattebelletjes die ze naar zichzelf heeft gestuurd. Ook simuleert ze weer allerlei ziektes en een zwangerschap. Als haar adoptiemoeder een procedure in gang zet om de voogdij over kleinkinderen te krijgen, stuurt Genene haar dreigbrieven. Haar prille echtgenoot laat zich van haar scheiden.

Uiteindelijk wordt Genene door twee verschillende rechtbanken in Texas aangeklaagd. De eerste aanklacht, in Kerr County, luidt moord op het veertien maanden oude meisje uit de privékliniek. De aanklacht in San Antonio blijft, ondanks het intensieve vooronderzoek en statistische gegevens, beperkt tot eenmaal poging tot moord en 27 vermoedelijke moorden. Tijdens de rechtszaken zit Genene erbij als een verveelde toeschouwer.

Zoals gebruikelijk bij seriemoordenaars in de gezondheidszorg is het bewijs dunnetjes. Statistisch wordt aangetoond dat een kind op de intensive care vijfentwintig keer meer kans had te overlijden aan een hartstilstand tijdens de dienst van de verdachte dan wanneer een ander de zorg over de patiëntjes had. Belastende laboratoriumuitslagen blijken door het ziekenhuis vernietigd te zijn en de verregaande staat van ontbinding van de opgegraven lijkjes maakt vervolgonderzoek onmogelijk. Alleen bij het veertien maanden oude slachtoffertje uit de privékliniek en bij het doodgebloede jongetje uit het San Antonio Medical Center kan nog een overdosis worden aangetoond.

Psychiaters vinden geen reden om Genene ontoerekeningsvatbaar te verklaren. Bij hun zoektocht naar een motief komen ze niet veel verder dan dat de vrouw, net als Beverley Allitt, lijdt aan het Münchhausen-syndroom plus een Hero Complex die kinderen in levensgevaar bracht, zodat zij ze als een heldin voor de dood kon weg slepen.

Maar op de achtergrond schijnt er in de periode dat ze voor Kathleen werkte nog een motief te hebben meegespeeld, dat als een bom inslaat. Een van de verpleegkundigen van de kinderafdeling in het dichtstbijzijnde ziekenhuis verklaart dat Genene geïnformeerd had waarom daar geen intensive care was, waarop de verpleegkundige geantwoord had dat het geringe aantal spoedgevallen geen intensive care zou rechtvaardigen. Voor dat tekort wist Genene wel een oplossing en reageerde: 'Die patiënten zijn er heus wel, maar je moet ze alleen zien te vinden.' Ook had ze benadrukt dat een eventuele toekomstige intensive care voor kinderen best gerund kon worden door ziekenverzorgenden.

Genenes advocaat komt niet veel verder dan de constatering dat zijn cliënt overbetrokken bij haar werk zou zijn geweest.

Uiteindelijk wordt ze in Kerr County veroordeeld tot 99 jaar gevangenisstraf voor de moord op het veertien maanden oude meisje dat in de helikopter overleed, waarmee de doodsoorzaak wiegendood van tafel wordt geveegd. Voor alle andere vermoedelijke slachtoffers in de privékliniek ontbreekt het wettige en overtuigende bewijs. In San Antonio krijgt ze boven op haar veroordeling in Kerr County nog eens zestig jaar voor de poging tot moord met een overdosis ontstollingsmiddel op het doodgebloede jongetje.

13.

Uitverkoren

Michaela Roeder, Duitsland, 1985

Lieveling

In Duitsland waar dit verhaal zich afspeelt zijn de meeste Europese seriemoordenaars in de gezondheidszorg gepakt. Vlak na de publicatie van het boek van Karl-Heinz Beine *Sehen, Hören, Schweigen. Patiëntentötungen und aktive Sterbehilfe* in 1998, zoals dit reeds te lezen was in de inleiding, kwamen er in Duitsland verscheidene grote zaken aan het licht. Of dit komt doordat Duitsland het grootste Europese land is of doordat er door aandacht voor het onderwerp eerder daders gepakt werden, blijft raden.

In zijn onderzoek toont Beine onder andere een relatie aan tussen slechte arbeidsomstandigheden en de kans dat iemand aan het moorden slaat. Van een dergelijke relatie lijkt ook sprake in de zaak van Michaela Roeder.

In 1978 begint de pasgediplomeerde verpleegkundige Michaela met de specialistische opleiding anesthesie en intensive care in het Sint Petrus Ziekenhuis in Wuppertal, een stad midden in het Ruhrgebied, ten noordoosten van Keulen. Michaela is op het eerste gezicht een spontane, openhartige jonge vrouw, die komt te werken op de intensive care welke op strenge, hiërarchische wijze wordt geleid door een vrouwelijke zaalarts, die geen enkele tegenspraak duldt. Maar niet alleen dat, daarnaast is ook nog de verhouding tussen de artsen onderling en tussen artsen en verpleegkundigen slecht. Vooral de laatsten voelen zich aan hun lot overgeleverd.

In 1980 treedt er op de gelieerde afdeling chirurgie een nieuwe chef de clinique in dienst, die al snel respect afdwingt. Het aantal operaties stijgt en het beddenbestand op de intensive care wordt uitgebreid. De chef eist inspraak in de behandeling van de patiënten maar stuit op weerstand van de zaalarts, met als gevolg een machtsstrijd, waarbij de zaalarts haar aanzien op de intensive care nog verder daalt.

Michaela, die haar specialisatie heeft afgerond, is de uitzondering op de regel en kan het uitstekend met de zaalarts vinden. Zo goed zelfs dat ze meer tijd in de doktorenkamer doorbrengt dan aan het ziekenhuisbed. De zaalarts ziet in Michaela, die haar niet durft tegen te spreken, een bondgenote, met als gevolg dat ze de op een gemiddeld niveau werkende Michaela steeds hoger de carrièreladder op schuift. Eerst wordt Michaela aanspreekpunt op de afdeling en vervolgens leidinggevende. Michaela, die zich de bevoorrechte positie graag laat aanleunen, komt hierdoor in tweestrijd. Collega's lachen haar uit als ze opschept over haar privécontact met de zaalarts en zien haar als een overloper. Als er gefluisterd wordt dat de twee een lesbische relatie hebben, spreekt ze dat niet tegen, maar door haar geïsoleerde positie, de verantwoordelijkheid die haar boven het hoofd groeit en de rivaliteit tussen de artsen, komt ze in de knel. In haar verwoede pogingen om bij collega's nog enigszins in de gratie te komen werkt ze zich een slag in de rondte, met als resultaat dat ze slordig wordt en patiënten afsnauwt, zonder steriele handschoenen een blaaskatheter inbrengt en zieken hun pijnbestrijding onthoudt. Hooghartig loopt ze met een stethoscoop om haar hals. Maar als ze de zaalarts, die verslaafd is aan de fles, een paar keer lallend langs de bedden visite heeft zien lopen, brengt dit haar dit zo in de war dat de situatie grondig mis gaat.

Toiletjuffrouw

Michaela Roeder wordt in Wuppertal geboren. Haar moeder is bij haar geboorte pas negentien jaar oud, maar op haar huishouden valt niks aan te merken. Haar vader is vertegenwoordiger. Vanaf Michaela's allereerste kreetjes is de relatie tussen moeder en dochter gespannen. De onervaren moeder had zich op de komst van een zoet, lief popje voorbereid, maar de baby spuugt de ene na de andere voeding uit, met als gevolg dat moeders huishoudelijke schema in de knel raakt. Later zal het vele spugen worden gediagnosticeerd als een vernauwing van de maaguitgang, een zogenoemde pylorusstenose. Na enige tijd verminderen de klachten om later voorgoed te verdwijnen. Michaela's moeder heeft dan al definitief de hoop op een volgzaam, lief meisje opgegeven. Zo weigert Michaela een rok te dragen en met poppen te spelen. Liever voetbalt ze met jongens op het veldje voor de deur. Haar moeder stuurt haar naar haar kamer omdat ze op haar nagels bijt en ze krijgt een pak slaag als ze haar fietsje voor de zoveelste keer neersmijt. Vader probeert zo veel mogelijk de sfeer wat op te vrolijken, maar helpen doet dat niet veel.

Op een dag hoort Michaela haar moeder tegen de buurvrouw zeggen: 'De geboorte van mijn dochter heeft mijn hele leven verprutst.' En als het meisje niet uitstijgt boven de gemiddelde leerling op de middelbare school, dreigt ze haar dat ze nog als toiletjuffrouw zal eindigen. Ondertussen is Michaela de clown van de klas.

Als Michaela dertien jaar is komt er in het gezin een broertje bij, die in alles Michaela's tegenbeeld is. Wanneer haar moeder de zoete baby de borst geeft, kijkt ze jaloers toe. Haar afgunst wordt nog versterkt als haar moeder haar verbiedt haar broertje te verschonen. De gehoorzame zoon gaat, als hij daar de leeftijd voor heeft, uiteindelijk naar het gymnasium.

Met Michaela blijft het tobben. Op haar vijftiende wordt ze van school gestuurd. Alleen als ze zich over een gehandicapt kind ontfermt krijgt ze van haar moeder complimentjes.

Ze is zestien als ze begint met de vooropleiding voor verpleegkundige en gaat intern in het Sint Petrus-ziekenhuis wonen, een somber negentiende-eeuws gebouw. Twee jaar later mag ze met de daadwerkelijke studie beginnen. Hoewel ze op praktisch vlak meer dan voldoende presteert, blinkt ze niet uit in de theorievakken. Ook hier is ze de lolbroek. Een van haar docenten is een kinderloze vrouw, die haar bijles geeft tijdens een kopje thee bij haar thuis. Michaela adoreert haar, maar de docente is net als de latere zaalarts een labiele, aan drank verslaafde vrouw. Tijdens een van haar bezoekjes kan Michaela haar nog net tegenhouden als ze van het balkon wil springen.

Trouwring

Op haar negentiende komt de romantiek in Michaela's leven. Ze wordt verliefd op een jongen die al verloofd blijkt te zijn. Een pijnlijke ervaring, gevolgd door nog een dreun als ze door haar rijinstructeur in zijn lesauto verkracht wordt. Maar er is een lichtpuntje: Ze slaagt voor haar eindexamen verpleegkunde en mag met de specialistische anesthesie en intensivecare-opleiding beginnen, onder voorwaarde dat ze het theoretisch kan bijbenen.

In dezelfde periode waarin de nieuwe chef de clinique zijn intrede doet, rondt Michaela, dankzij het witte voetje dat ze bij de zaalarts heeft, haar specialisatie met goed gevolg af. Ondertussen heeft ze een eigen woning betrokken. De relatie met haar moeder, die onder de indruk is geraakt van de vorderingen van haar dochter, verbetert.

Met de liefde wil het pas weer lukken als Michaela op haar 25ste jaar in een heftige relatie verzeild raakt. Wanneer ze de man een keer spontaan tegenkomt ziet ze hem snel zijn trouwring afschuiven. Ze is verpletterd dat hij zijn huwelijk geheim heeft gehouden en verbreekt abrupt het contact. Tegenover de buitenwereld verklaart ze dat de man naar Brazilië is vertrokken en daar aan een dodelijke slangenbeet is overleden. Iedereen weet dat het een verzinsel is, maar niemand vraagt verder. Daarna zijn er geen intieme betrekkingen meer, want de lesbische relatie met de vrouwelijke zaalarts waarover de collega's fluisterden, berust op fabels.

Wieso?

17 September 1985, als de inwoners van Wuppertal nog wat nazomeren, wordt er een 68-jarige man na zijn operatie, de intensive care op gereden. Michaela beslist hem verder lijden te besparen, waarbij ze gemakshalve over

het hoofd ziet dat instemmen met een operatie gelijkstaat aan een levenswil hebben. Ze spuit de man intraveneus een overdosis bloeddrukverlagend middel in en zijn toestand verslechtert zienderogen. Michaela realiseert zich nog net op tijd dat collega's er een arts bij zullen roepen als ze de patiënt in deze toestand aantreffen en ze spuit er nog een overdosis van een ander middel achteraan, waarmee de patiënt aan een vroegtijdig einde helpt.

Zes dagen later arriveert er een pasgeopereerde 70-jarige man op de afdeling die alleen nog kan communiceren met handgebaren en hoofdbewegingen. Michaela's collega heeft kort tevoren van de patiënt begrepen dat hij zich goed voelt; de verpleger is dan ook verbaasd als Michaela aankondigt dat de patiënt pijn lijdt en ze hem een injectie zal geven. Hij hoort haar maar liefst vier ampullen openbreken. Door een kier ziet hij, terwijl Michaela de hand van de patiënt vasthoudt, haar de man een spuit toedienen. Als hij even later voor alle zekerheid bij de patiënt gaat kijken, heeft de man een ernstig lage bloeddruk en dringt hij erop aan dat de arts komt. 'Wieso?' zegt Michaela, 'hij gaat toch dood.'

De arts wordt niettemin geraadpleegd en spreekt af de patiënt een extra hoeveelheid plasma toe te dienen.

'Langzaam laten inlopen,' zegt Michaela, wat de verpleger vreemd lijkt omdat de plasma juist de patiënt zijn van zijn gevaarlijk lage bloeddruk moet afhelpen. Als bij de patiënt zijn hartslag op de monitor wegvalt om kort daarna weer een regelmatige curve te vertonen, zegt Michaela: 'Mijn god, nou doet hij alweer vreemd.' Ze beveelt de verpleger de telefoon in het kantoor op te nemen en spuit de man een overdosis van een ander middel in. Het hart van de patiënt stopt er nu definitief mee. Als de verpleger weer binnenkomt zegt ze: 'Kijk maar, ik weet heus wel wanneer een einde onontkoombaar is.'

De verpleger twijfelt aan zijn waarneming, maar krijgt later toch gewetensnood. De volgende morgen deelt hij zijn zorgen met een collega. Ze besluiten Michaela in de gaten te houden. Voorlopig gaan ze ervan uit dat het om een vergissing gaat. Want hoe vraag je aan je leidinggevende: 'Zeg, wat zit er eigenlijk in die spuit?'

Ruim een maand later ligt er een 79-jarige vrouw met een uiterst slechte prognose op de afdeling. Michaela, die ervan overtuigd is dat de patiënte aan het begin van een lijdensweg staat, injecteert een overdosis bloeddrukverlagend middel en nog een ander middel erachteraan, waarop de vrouw ogenblikkelijk haar laatste snik geeft.

Nog diezelfde dag valt er een tweede slachtoffer. Een 67-jarige patiënt is aan de beterende hand. Michaela spuit een overdosis medicijnen. Tijdens de reanimatie vraagt de arts om natriumbicarbonaat, maar in plaats daarvan vult ze een spuit met een overdosis van het eerder gegeven medicijn. De arts injecteert nietsvermoedend de vloeistof, met als gevolg dat er voor de patiënt geen redden meer aan is en de reanimatie wordt gestaakt.

Weer ruim een maand later staat een 84-jarige dame op de nominatie om nog die dag overgeplaatst te worden naar een verpleegafdeling voor verder herstel. Het is 6 december 1985. Maar de vrouw krijgt pijn op de borst en blijft tot nader order op de intensive care liggen. De zuster van de dagdienst draagt dit over aan Michaela, die avonddienst heeft.

'Ik geef haar nog tot middernacht,' zegt Michaela.

Volgens haar latere bekentenis beweert Michaela dat tijdens haar eerste ronde langs de bedden de patiënt zou hebben gezegd pertinent niet langer op de intensive care te willen blijven. Michaela injecteert ook bij deze vrouw een overdosis bloeddrukverlagend middel, waarna ze grinnikend tegen haar collega opmerkt dat de bloeddruk van de patiënte keldert. Als deze aandringt de dokter op te roepen zegt Michaela ook hier: 'Wieso? De patiënt maakt geen enkele kans meer.' Waarop ze opnieuw naar het bed terugkeert en nog een dodelijke dosis van een ander middel toedient. Zodra deze patiënte haar laatste adem heeft uitgeblazen en afgelegd is, schrijft ze in het avondrapport dat de dame 'op eigen verzoek naar het mortuarium is overgebracht'.

De twee verplegers die haar in de gaten hielden stappen, nadat ze dat hebben gelezen, naar de zaalarts en zeggen dat Michaela een rol speelt bij de vele sterfgevallen. De zaalarts reageert net als haar voorgangers, die zich niets aantrekken van de ongerustheid van klokkenluiders. 'Jullie azen zeker op haar functie? Of hebben jullie soms een blauwtje bij haar gelopen?' Verslagen druipen de verplegers af.

Voetbalwedstrijd

Nog tweemaal geeft Michaela een arts bewust een verkeerde spuit aan, waarna beide patiënten overlijden. Een van de twee klokkenluiders houdt voor alle zekerheid twee buisjes bloed achter van een van de slachtoffer en informeert nogmaals bij de zaalarts of er geen actie ondernomen moet worden. Nog steeds wordt zijn veronderstelling echter weinig steekhoudend gevonden. De beide klokkenluiders beginnen zich onderhand zelf dader te voelen.

De zaalarts begint evenwel toch onrustig te worden en vraagt de klokkenluider haar de buisjes bloed te overhandigen. Maar omdat hij niet al zijn mogelijke bewijsmateriaal tegen haar 'lieveling' wil afgeven, houdt hij heimelijk een buisje achter. Zij sommeert hem nog te zwijgen, maar kennelijk zoekt ze het zelf wél hogerop. Beide klokkenluiders worden immers even later bij de kliniekleiding op het matje geroepen en ondervraagd, alsof ze misdadigers en fantasten zijn. Michaela blijft gewoon in dienst.

De klokkenluider wil iets met het achtergehouden buisje bloed en vraagt het laboratorium zogenaamd het bloed van zijn hond te onderzoeken omdat het beest ziek is. Van de uitslag schrikt hij zich dood: volgens de laborante zou een hond met zo'n bloeduitslag allang dood moeten zijn. De klokkenluiders overleggen onderling. Moeten ze niet zelf de politie inschakelen? Maar de angst hun baan te verliezen houdt hen tegen.

Bijna een maand daarna is het opnieuw raak. Een 58-jarige vrouw is al voor de tweede maal onder het mes geweest, maar verslechtert zienderogen. De beide klokkenluiders, die in de nachtdienst zitten, horen Michaela aan het begin van de dagdienst tegen een collega zeggen: 'Ik durf te wedden dat mevrouw nog voor aanvang van de voetbalwedstrijd Italië tegen Duitsland, die om 14.30 uur begint, de wereld heeft verlaten.' Ze schrikken zich een ongeluk.

Voor ze naar huis gaan, tellen ze voor alle zekerheid het aantal overgebleven ampullen van het bloeddrukverlagend middel in de medicijnkast. Een van de klokkenluiders belt nadat hij geslapen heeft, die middag rechtstreeks naar de chef de clinique om zijn zorgen te delen. Na ruggespraak zegt de chef de clinique dat de bewuste patiënte inderdaad om 14.00 uur is overleden, waarop de verpleger hem vraagt de overgebleven ampullen te tellen. Er worden zeven ampullen vermist en de chef de clinique draagt zonder pardon de zaalarts op Michaela wegens vermoedelijke betrokkenheid bij de dood van een aantal patiënten op non-actief te stellen.

Hoewel er nog negen andere patiënten op verdachte wijze sterven, krijgen de klokkenluiders, ook nadat de schuld van Michaela overtuigend is bewezen, nooit excuses of zelfs maar een bedankje voor hun oplettendheid.

Sterrenstatus

Nadat Michaela is geroyeerd, gaat ze, na toestemming van de inmiddels ingeschakelde hoofdcommissaris twee weken skiën met een vriendin. Wanneer ze terugkeert heeft er huiszoeking plaatsgevonden en is haar dagboek verdwenen. Als ze de deur dicht wil doen houdt een politieman zijn voet ertussen en ze wordt gearresteerd. Wild maait ze om zich heen en ze begint te schelden. Dan slaat ze haar handen voor haar gezicht en begint onbedaarlijk te huilen. Nadat ze op het bureau gekalmeerd is, bekent ze zes patiënten een overdosis bloeddrukverlagend middel te hebben ingespoten. Ze zegt blij te zijn dat deze last nu van haar schouders is gevallen.

Journalisten storten zich als hyena's op het nieuws. Vanuit iedere hoek in de ziekenhuisgangen flitsen er camera's. Personeelsleden die er niets mee te maken te hebben worden geciteerd. Omdat de combinatie van seks en crime doet lekkerbekken, verschijnen er grote koppen in de sensatiepers over de lesbische relatie die de verdachte met de zaalarts zou hebben gehad. De klokkenluiders krijgen 50.000 Duitse marken aangeboden voor een exclusief interview. Beleefd slaan ze het aanbod af.

Tijdens haar lange voorarrest wordt Michaela acht maanden lang aan psychologische en psychiatrische observatie onderworpen, wat leidt tot de volgende conclusie. Verdachte heeft zich als kind door haar moeder afgewezen gevoeld, waardoor ze, op zoek naar erkenning, eerst haar lerares en later de vrouwelijke zaalarts ging adoreren. Maar toen ze de labiliteit en het alcoholisme van haar idolen niet langer kon ontkennen stortte haar wereld als een kaartenhuis in elkaar en kwam ze zowel privé als professioneel alleen te staan. Door deze conflictueuze situatie kreeg haar gevoel de overhand kreeg en ontwikkelde ze almachtsfantasieën in de overtuiging dat zij uitverkoren was om onnodig lijden van patiënten te voorkomen. Ze wordt volledig toerekeningsvatbaar verklaard.

Wanneer de rechtszaak van Michaela drie jaar na haar arrestatie, in het gerechtsgebouw van Wuppertal aanvangt, ontstaat er tumult. Bij haar binnenkomst klikken honderden camera's. De gearresteerde vrouw gedraagt zich allesbehalve als iemand die is aangeklaagd voor de dood van 23 patiënten in wiens stoffelijke overschot sporen van een dodelijke hoeveelheid medicijnen is aangetroffen. Veel eerder ziet de kwieke, aantrekkelijke, wat jongensachtige verschijning eruit als een held die zojuist een Olympische medaille heeft ontvangen. Op aanraden van haar advocaat draait Michaela zich glimlachend in de richting van de schreeuwende menigte, om zo voordelig mogelijk gefotografeerd te worden. Dan is het geduld van de rechter op. 'Pak al die apparatuur maar in. Dit is geen entertainment!'

Er volgt de uitputtende rechtszaak van 48 dagen. In die tijd ontstaat er flink wat onenigheid optreedt tussen de officier van justitie en de verdediging. De verdediging houdt de zaalarts medeaansprakelijk. De officier van justitie meent dat verdachte gemakkelijk haar almachtsfantasieën met de zaalarts had kunnen bespreken. Bovendien was verdachte met haar IQ van 112 slim genoeg geweest om de consequenties van haar daden te overzien.

Als Michaela het laatste woord krijgt is alle behaagzucht verdwenen. Nabestaanden in de rechtszaal spitsen hun oren als ze met een gebroken stem zegt: 'Vandaag sta ik zelf voor een raadsel hoe dit heeft kunnen gebeuren. Toen ik "het" deed was ik ervan overtuigd dat ik de wens van de patiënten uitvoerde. Nu zie ik dat anders. Ik betreur mijn handelen en vraag om vergeving.'

De rechter veroordeelt haar voor vijfmaal doodslag, eenmaal hulp bij zelfmoord, eenmaal dood door nalatigheid en een poging tot moord. Hier gaat, in tegenstelling tot de veroordeling van Martha U., de rechter wel in op haar motief van mededogen; ze krijgt dan ook een betrekkelijk lage gevangenisstraf van elf jaar, met de toevoeging dat de veroordeelde geen koelbloedige moordenares is, maar een in de knel geraakt persoon die door een combinatie van persoonlijkheidsstructuur en omstandigheden werd meegesleurd door andermans lijden. Omdat onderzoek heeft aangetoond dat de arbeidsverhoudingen zowel als de medische zorg op de intensive care catastrofaal geweest moeten zijn, houdt hij eveneens het ziekenhuis en de zaalarts mede verantwoordelijk.

Nadat Michaela Roeder is vrijgekomen neemt ze, net als de vrijgelaten ziekenverzorgenden uit Lainz uit hoofdstuk 8, een nieuwe identiteit aan en laat zich omscholen. De journaliste Christiane Gibiec schrijft een boek over haar zaak: *Tatort Krankenhaus, Der Fall Michaela Roeder* (1990).

14.

De onvruchtbare koorzanger

Wolfgang Lange, Duitsland, 1990

Hond

De kalender wijst het jaar 1990 aan als in de Duitse plaats Gütersloh, ten zuidwesten van het Teutoburgerwald, een gedrongen, wat kalende man met een klein baardje, zijn hond uitlaat. Zou Astor de woorden van zijn baasje hebben kunnen begrijpen, dan was hij bang geworden. De man prevelt namelijk dat hij een monster is, omdat hij 'iets' gespoten heeft. Eigenlijk zou hij zich een kogel door zijn kop moeten schieten.

Maar Astor doet gewoon wat een hond nou eenmaal doet: hij snuffelt wat aan een lantaarnpaal en tilt zijn poot op.

Schuldgevoelens

Ruim tien jaar na het einde van de Tweede Wereldoorlog wordt er in het gezin Lange een zoon geboren. Ze noemen hem Wolfgang, naar de componist Wolfgang Amadeus Mozart, het wonderkind dat al op jonge leeftijd piano speelde en composities schreef.

Gütersloh is een middelgrote stad waar sinds jaar en dag onze Miele-wasmachines en -stofzuigers vandaan komen. Vader is technicus bij een ander bedrijf en een gezellige man. De kleine jongen helpt hem als de heg gesnoeid moet worden en schept de bladeren in de kruiwagen.

Zijn moeder is de baas in huis en regelt de financiën. Als het eten op tafel staat klapt ze luid in haar handen. Ze controleert of Wolfgang zijn handen goed gewassen heeft en dan moet hij kaarsrecht aan tafel zitten.

Als Wolfgang vijf jaar oud is, wordt zijn zusje geboren en gaat hij naar de kleuterschool. Veel later, wanneer hij op de lagere school zit, krijgt hij er nog een broertje bij. Hoewel deze baby negen jaar jonger is, hoopt Wolfgang dat dit broertje zijn vriendje zal worden, want met zijn zusje heeft hij alleen maar ruzie omdat ze zijn schoolboeken verstopt of inktvlekken maakt in zijn schrift.

Van de ene op de andere dag is de kameraadschap tussen vader en zoon voorbij Wolfgangs vader zijn zoon verwijt dat hij op school niet genoeg zijn best doet. Wolfgang vindt zijn pa maar een slappeling, die naar zijn mening te vaak in het café komt en zich door zijn moeder laat koeioneren.

Zijn vaders opmerking komt zijn schoolprestaties niet ten goede. Na een jaar doubleren moet hij van school af. Hij breekt een opleiding voor elektrotechniek af en moet stoppen met een studie voor sociale pedagogiek omdat zijn resultaten beneden peil zijn. Bovendien krijgt hij op zijn zeventiende jaar een motorongeval en eindigt hij met een dubbele schedelfractuur in een ziekenhuisbed, waar hij een paar weken in coma ligt. Hij herstelt maar blijft concentratiestoornissen en hoofdpijn houden.

Als Wolfgang achttien jaar oud is, leert hij tijdens een dansavond een meisje kennen. Onwennig drinken ze samen koffie en gaan ze naar de bioscoop, waar Wolfgang amper haar hand durft vast te houden. De relatie wordt serieus, maar lastig genoeg moet hij in militaire dienst. Zijn vrije weekends verdeelt hij van nu af aan tussen zijn vriendin en zijn ouders. Maar nadat zijn vader de eenvoudige komaf van het meisje heeft bekritiseerd, trekt Wolfgang hem na de zoveelste belediging een keer over tafel. Waarna hij wegens intense haat jegens zijn vader nog zo min mogelijk thuiskomt. Als de man een hartaanval krijgt weigert Wolfgang mee te rijden in de ambulance. Over die beslissing zal hij zich altijd schuldig blijven voelen, want zijn vader is al dood als de ziekenauto het ziekenhuisterrein op rijdt.

14. De onvruchtbare koorzanger

Nadat Wolfgang zijn dienstplicht heeft vervuld, werkt hij kort in een tehuis voor psychisch gestoorde mannen. Dit bevalt hem zo goed dat hij in drie jaar tijd, met goede cijfers, de opleiding tot psychiatrisch verpleegkundige afmaakt. Eindelijk lijkt hij zijn draai te hebben gevonden, behalve dat hij niet goed in staat is om sociale verbintenissen tot stand te brengen. Noch gedurende zijn schooltijd, noch in de verpleging gaan contacten verder dan een oppervlakkige verstandhouding.

Hij trouwt met zijn meisje als ze elkaar tien jaar kennen, en dat maakt veel goed. De jonggehuwden hebben elkaar en verder niemand. Zijn vrouw leest 's avonds een boek of kijkt televisie en Wolfgang zingt twee avonden per week in het Concordia mannenkoor. Maar helemaal snor zit het niet bij hem. Al in zijn eerste baan bij lichamelijk en geestelijk gehandicapte kinderen wordt hij verdacht van diefstal en kan hij vertrekken. Wolfgang staat hierin trouwens niet alleen. Verscheidene seriemoordenaars in de gezondheidszorg worden al eerder verdacht van of zijn zelfs veroordeeld voor andere delicten. We lezen er over in de nog komende hoofdstukken. En wat te denken van Frans H. uit het eerste hoofdstuk, waarbij op diens afdeling patiënten al spullen werden vermist?

Afvalput

Wolfgang maakt twee jaar na zijn huwelijk een nieuwe start in de Westfälische Klinik in Gütersloh, een ziekenhuis voor psychiatrie, psychosomatiek en neurologie met vijfhonderd bedden. Hij begint op de afdeling Algemene Psychiatrie en heeft er echt zin in. Voordat hij fatsoenlijk is ingewerkt stelt hij al allerlei verbeteringen voor, wat bij het overige personeel slecht valt. Binnen twee jaar treedt er een nieuw afdelingshoofd in dienst, met wie hij niet kan opschieten. Hij wordt overgeplaatst naar de interne afdeling, met, uitgezonderd bij pieken, een gemiddelde werkbelasting. Hier zijn patiënten opgenomen zijn die naast een psychiatrische ook een medische klacht hebben. Maar Wolfgang zit daar om drie redenen in een uitzonderingspositie: hij is de enige man, hij mist als enige de aanvullende opleiding psychosomatiek, en het ontbreekt hem aan kennis en ervaring met lichamelijk zieke mensen, doordat hij alleen psychiatrisch geschoold is.

De verpleger heeft in zijn hulpvaardigheid zo zijn voorkeur. Tegen patiënten met alcohol- en drugsproblematiek doet hij lelijk. Wordt hij hierop aangesproken, dan klemt hij zijn kaken op elkaar en verschijnen er zweetdruppels op zijn voorhoofd. Maar er is nog een probleem, dat geldt voor alle verpleegkundigen. Ze zien hun afdeling als het afvalputje van het ziekenhuis, waar alleen moeilijke gevallen terechtkomen. En om twee redenen klopt dat ook wel een beetje. Allereerst ligt er een overmaat aan uitbehandelde mensen en ten tweede dumpen twee naastliggende afdelingen vlak voor het weekend hun bewerkelijkste patiënten bij hen. Ook op dit punt geven de artsen niet thuis als verpleegkundigen klagen.

Wolfgang manifesteert zich door zich flink uit te sloven. Hij zorgt dat de dienstlijst klopt en neemt zitting in de personeelsraad. Maar zijn directe collega's bezien zijn inspanningen eerder met wantrouwen, want wanneer hij achter het bureau zit, kunnen zij zijn verpleegtaken opknappen. Ook wanneer hij overuren draait, maakt dat geen indruk. Hij wordt niet meer uitgenodigd voor afdelingsfeestjes en komt meer en meer alleen te staan. Er wordt hem overplaatsing aangeboden naar een specifieke psychiatrische afdeling, waar hij zelfs meer zou gaan verdienen, maar dat aanbod slaat hij af.

Onvruchtbaar

Bij het echtpaar laat een zwangerschap op zich wachten. Wolfgangs vrouw is het om het even of er baby's komen, maar haar man zit het duidelijk niet lekker. Thuis zegt Wolfgang nooit iets over de verdenking van diefstal of moeilijkheden op de afdeling, maar de echtelieden praten wel over hun uitblijvende ouderschap vaderschap komt wel ter sprake en ze stappen naar een gynaecoloog. Wanneer Wolfgang begin maart 1990 te horen krijgt dat hij onvruchtbaar is, stort zijn wereld in. Dit gebrek aan mannelijkheid, terwijl hij zo graag kinderen wil, is de druppel die de emmer doet overlopen. Daar verandert de overweging van adoptie en de komst van hond Astor niks aan. Hij wordt depressief en overweegt een eind aan zijn leven te maken.

14. De onvruchtbare koorzanger

In de Westfälische Kliniek worden er diezelfde maand bij een overledene wordt er tijdens obductie een wond op het achterhoofd en verse injectiemarkeringen in de elleboogholte gevonden. Beide verschijnselen blijven onverklaarbaar, maar uiteindelijk wordt het lijk vrijgegeven voor crematie.

Tijdens de rechtszaak zal Wolfgang verklaren dat dit zijn eerste moord was. De patiënt, die wegens een hartinfarct was opgenomen, deed hem sterk aan zijn vader denken. Het was alsof hij door deze patiënt om te brengen zijn vader uit zijn gedachten wilde bannen. Nadat hij de patiënt intraveneus een grote dosis lucht had ingespoten, volgde niet direct de dood, waarna Wolfgang zoveel lucht toevoegde tot de man het leven liet. De patiënt was niet meer te redden. De arts tekende een natuurlijke-doodverklaring, Wolfgang legde de man zelf af en bracht het lichaam naar het mortuarium.

Na deze eerste moord maakt Wolfgang zich ernstige zorgen. Hij is bang dat de misdaad hem aan te zien is. Tijdens lange wandelingen biecht hij het vergrijp op aan zijn hond.

Natuurlijke-doodverklaring

Vijf weken later sterven er twee vrouwen met een tussenpoos van ruim drie uur rond het middaguur. Wolfgang heeft die dag een gedeelde dagdienst met een lange middagpauze. Voor zijn onderbreking spuit hij bij een 92-jarige vrouw een grote hoeveelheid lucht in, waarna zij het tijdelijke met het eeuwige verwisselt. Keurig licht hij de familie in en vertrekt naar huis voor zijn middageten. Maar van eten komt niet veel. Verdwaasd loopt hij rond. Hij is bang gek te worden en wil er weer een eind aan maken: 'Ik heb mijn leven dusdanig verpest dat ik er net zo goed een eind aan kan maken.' Maar wat betekent dat voor zijn hond of voor zijn vrouw? In die volgorde. Hij kalmeert en beslist dat de dodelijke injecties moeten ophouden!

Vervolgens keert hij terug naar de afdeling, gaat met de koffiekar langs de bedden, stapt op een bed af en spuit een 82-jarige vrouw lucht in de ader. Ook deze twee patiënten krijgen een natuurlijke-doodverklaring.

Twee weken later injecteert hij opnieuw lucht bij een 78-jarige vrouw, en tien dagen later nog eens bij een 75-jarige man. Krap twee maanden later moet een 82-jarige patiënt het ontgelden, en precies een maand later nog eens een 69-jarige man. Eerst spuit hij de lucht in, vervolgens rent hij de kamer uit om na vijf minuten terug te keren en de patiënt dood aan te treffen. En telkens tekent de arts op het formulier aan dat er sprake is van een natuurlijk overlijden.

Op de afdeling is het nog altijd hetzelfde liedje: iedere vrijdagnamiddag worden er ernstig zieke mensen van de naastliggende afdelingen naar Wolfgangs afdeling gereden. Zijn collega's hebben wel met hem te doen. Iedere vrijdagavond is hij de klos, omdat er tijdens zijn dienst telkens patiënten overlijden. Ondertussen heet de laatste dag van de werkweek Vrijdag Dodendag en enigszins spottend krijgt de verpleger de bijnaam Engel des doods. Temeer omdat het proces van Michaela Roeder, de dader uit het vorige hoofdstuk, nog vers in ieders geheugen zit. Net als de rest, lacht Wolfgang om zijn bijnaam.

Als er dan vijf weken nadat de twee vrouwen het op een en dezelfde dag moesten ontgelden een patiënt wegens ademnood moet worden teruggeplaatst naar de intensive care, vinden collega's vier lege ampullen van een spierverslappend middel in de prullenbak. Bij controle blijkt het middel bij geen enkele patiënt op de lijst genoteerd te staan en Wolfgang is de enige die de ampullen kan hebben gebruikt. Ze rapporteren hun bevindingen aan de dienstdoende arts, die bij de benauwde patiënt urine en bloed afneemt.

Zes collega's die de zaak niet vertrouwen schrijven een brief aan hun eigen afdelingsarts en melden hun zorgen. In het afgenomen bloed worden sporen van het spierverslappende middel gevonden. In plaats van dat de arts de politie inschakelt, wordt er slechts een informeel intern onderzoekje gestart, alsof de medische staf, wat de uitkomst ook is, die binnenskamers wil houden. Behalve de zes collega's wordt ook Wolfgang ondervraagd. Hij ontkent met de plotselinge verslechtering van de patiënt ook maar iets te maken te hebben gehad.

Krap een maand later beslist de directie het onderzoek te staken. Het personeel krijgt officieel te horen dat Wolfgang niet langer onder verdenking staat. Wel wordt er verhoogde waakzaamheid ingesteld. Daar hebben we die 'verhoogde waakzaamheid' weer, die we al eerder tegenkwamen in hoofdstuk 9 van Martha U. Alsof politie bij een verdachte van een roofoverval zegt, laten we goed opletten of hij het weer doet.

Wolfgang bedankt de arts hartelijk voor de rechtvaardige wijze waarop hij wordt vrijgepleit. Collega's kijken verbaasd hoe hij, alsof er niets gebeurd is, over de afdeling schrijdt.

Ook hier zien we de schaamte die klokkenluiders kunnen ervaren, denk maar aan de twee verplegers in het vorige hoofdstuk. Na lang twijfelen werden vermoedens kenbaar gemaakt en nu hebben ze kennelijk een collega voor niks beschuldigd. Met als gevolg een scheuring in het team. De klikspanen worden vermeden en het overige personeel steunt Wolfgang openlijk.

Misschien dat het door die onrust niemand opgevallen is dat er drie weken nadat de patiënt wegens ademnood moest worden teruggeplaatst naar de intensive care nog twee patiënten zijn vermoord. Een man en een vrouw, beiden 87 jaar oud. Twee weken later volgt er nog een 97-jarige dame. Ook deze drie krijgen een natuurlijke-doodverklaring.

Injectiesporen

In de zaak van Wolfgang Lange zien we dat artsen, zich van geen kwaad bewust, vrij achteloos een bewijs van natuurlijk overlijden afgeven. Goed beschouwd bieden ze daarmee seriemoordenaars in de gezondheidszorg een recept voor de perfecte moord. Beine (1998) ontdekte in zijn onderzoek dat maar bij één op de zestien delicten de dader gepakt werd doordat een arts onrechtmatigheden constateerde. In sommige gevallen tekenen doktoren zelfs een natuurlijke-doodverklaring zonder de patiënt ook maar gezien te hebben, louter afgaand op wat de verpleegkundige hun voorkauwde.

In het centrum van Gütersloh is rond de Apostelkirche de kerstmarkt al in volle gang. Het is vrijdag 14 december 1990. Vanaf een van de psychiatrische afdelingen wordt, tegen de wil van Wolfgang in een 86-jarige mevrouw op zijn afdeling geplaatst wegens hartritmestoornissen. De verpleegkundige die de vrouw brengt komt later nog even bij haar patiënte kijken. Zij bekritiseert Wolfgang dat de mevrouw nog geen nachtkastje heeft gekregen en informeert of hij wel in staat is om een elektrocardiogram te maken. Als ze weer vertrokken is spuit Wolfgang de patiënte een grote hoeveelheid lucht in. Niet lang daarna komt hij op de gang een arts tegen en hij zegt dat hij geen elektrocardiogram heeft gemaakt, omdat de vrouw morsdood is. De arts vindt haar in rugligging met de handen gevouwen, precies zo dat drie injectiegaatjes aan het oog ontrokken worden. Wolfgang legt de patiënte nog af en verlaat vervroegd de afdeling om een uitvoering van zijn zangvereniging bij te wonen.

Maar dit keer heeft de arts een heldere, professionele blik, en ontdekt hij de injectiesporen in de elleboogholte van de patiënte. Hij herinnert zich het overlijdensgeval van ongeveer drie maanden geleden, waarbij vier lege ampullen in de prullenbak werden gevonden, en vertrouwt het zaakje niet. Een lege 20-cc spuit met een zogenoemde butterfly (een tussenstukje gebruikt om meerder injecties achtereen te kunnen spuiten), wordt in de naaldencontainer gevonden en in Wolfgangs garderobekastje wordt een stuwband aangetroffen. De politie wordt ingeschakeld. Tijdens de rechtszaak zal Wolfgang over deze moord zeggen dat hij geprobeerd had zich te beheersen maar zich uiteindelijk niet aan de daad kon onttrekken.

Vlinderdasje

Wolfgang wordt in de week voor Kerstmis, een dag voor zijn verjaardag, gearresteerd en ontkent iets met de injectiesporen op het laatste slachtoffer te maken te hebben. Nog diezelfde avond moet hij, tijdens een langdurige ondervraging, huilen en hij bekent de vrouw te hebben gedood. Hij wilde haar toestand dusdanig verslechteren dat ze zou moeten worden overgeplaatst naar de intensive care, zodat hij het minder druk zou hebben. Een paar dagen nadat hij is voorgeleid aan de rechter-commissaris, wil hij nog meer aan zijn bekentenis toevoegen, maar niet nadat hij zijn moeder en zijn advocaat heeft gesproken. Daarna geeft hij toe in totaal ongeveer veertien patiënten te hebben omgebracht.

Als de psychiater-psychotherapeut Karl-Heinz Beine in de krant leest dat Wolfgang Lange gearresteerd is, herkent hij de broeder uit zijn specialistische opleidingsperiode, waar hij op dezelfde afdeling werkte. Wolfgangs aanhouding verbijstert hem, maar brengt hem ook op een idee. Hij besluit onderzoek te gaan doen met acht jaar later als resultaat het boek: *Sehen, Hören, Schweigen, Patiëntentötungen und aktive Sterbehilfe*, (1998). Hij ontdekt dat Wolfgang lang niet het enige personeelslid in een gezondheidszorginstelling is die patiënten ombrengt en dat het bittere noodzaak is om aan dit onderwerp ruchtbaarheid te geven.

In Gütersloh worden er in totaal 23 sterfgevallen onderzocht, zeventien blijken verdacht, de lijken worden opgegraven en er wordt obductie uitgevoerd. Wolfgang wordt aangeklaagd voor tien moorden op acht vrouwen en twee mannen.

Als de rechtszaak eind 1992 voorkomt draagt de verdachte in een smetteloos pak met een vlinderdasje. Hij heeft een paar dunne haartjes op zijn kin. Een uiterlijk dat doet denken aan dat van een jongen in een mannenlichaam.

'Ik ging nooit met voorbedachten rade naar een patiëntenkamer. Soms kende ik de mensen niet eens. Als ik zag dat een patiënt in een uitzichtloze toestand verkeerde, kon ik me niet meer bedwingen. Na afloop ontwaakte ik uit een soort roes en bevond me naast het bed van een stervende met een lege spuit in mijn hand. Telkens weer hoopte ik dat het niet meer zou gebeuren.'

'Maar waarom droeg u dan steeds een steriele 20-cc injectiespuit en een butterfly in uw jasschort?' informeert de rechter van de rechtbank in Bielefeld. Wolfgang haalt zijn schouders op.

Een collega getuigt dat hij Wolfgang in 1989 bij de overdracht van de avond- op de nachtdienst had gemeld dat drie patiënten 'de nacht wel niet meer zouden doorkomen'. Toen hij de volgende ochtend Wolfgang trof had deze gezegd: 'Bevel uitgevoerd.' Ook was het hem opgevallen dat Wolfgang altijd als eerste hulp aanbood om een patiënt af te leggen en hoe onbehouwen Wolfgang met gestorvenen omging. Zo zou de verdachte vlak na een overlijden gezegd hebben: 'Ziezo, deze hoeven we alvast niet meer te wassen, die kan zo wel in de kist.'

Krenking

De verdachte verpleger wordt aan een uitgebreid psychologisch en psychiatrisch onderzoek onderworpen. Betreffende deskundigen formuleren hun uitslag als volgt: Verdachte heeft een bovengemiddelde algemene, maar een matige sociale ontwikkeling. Ten tijde van de aanklachten leed hij aan een presuïcidaal syndroom. Door alle tegenslagen, met als klap op de vuurpijl zijn onvruchtbaarheid, werd de man geplaagd door toenemende gevoelens van zinloosheid, waarbij 'projectieve identificatie' een rol speelde. Hiermee wordt bedoeld dat hij zijn eigen doodswens op zijn patiënten projecteerde. Daarnaast speelden bij zijn verrichtingen nog drie andere factoren een rol. Ten eerste zijn geringe eigenwaarde, ten tweede opgekropte woede en ten derde dwang. Verdachte heeft zo'n lage dunk van zichzelf dat hij iedere vorm van tegenwerking, ook die van patiënten, ervaart als een persoonlijke afwijzing. Deze kwetsing is zo krachtig dat hij de controle verliest, zijn woede ontsnapt en die richt op het slachtoffer. Niet uitgesloten kan worden dat hij met zijn daad zijn geringe gevoel van eigenwaarde probeerde op te krikken. Personen met weinig gevoel van eigenwaarde kunnen zich imposanter voelen door een geheim met zich mee te dragen. Iedere keer als hij iemand ombracht stierf er een stukje van zijn zelfgevoel af, waarna de drempel om opnieuw toe te slaan werd verlaagd. Toch verklaren de deskundigen hem, volgens de gestelde richtlijnen, tijdens het moorden volledig toerekeningsvatbaar.

De twee verdedigers van Wolfgang Lange komen niet erg ver in hun pleidooi. Ze benadrukken de geïsoleerde positie van hun cliënt en de langdurig onopgeloste conflicten op de afdeling. En, refererend aan de rechtszaak van Michaela Roeder uit het vorige hoofdstuk, mist hun cliënt de handigheid om met het motief van mededogen te komen.

De rechter veroordeelt Wolfgang Lange voor tienmaal doodslag. Hij moet voor vijftien jaar de gevangenis in. Een milde straf zou je zeggen, zeker omdat er geen verzachtende omstandigheden gelden. De rechter ontkent echter dat de veroordeelde een sadistische moordenaar is. Ook de medische directeur van de Westfälische Kliniek krijgt een veeg uit de pan. Toen in maart 1990 bij een patiënt een onverklaarbare hoofdwond en injectiesporen werden ontdekt, gevolgd door de vondst van de vier lege ampullen, en Wolfgang serieus verdacht werd, had de politie moeten worden ingeschakeld.

Wolfgang Lange is inmiddels weer vrij en leeft onder een andere identiteit.

15.

Een ontgoochelde jeugd

Rudi Paul Zimmermann, Duitsland, 1970

Durf

Al in november 1970 stappen twee leerling-bejaardenverzorgenden in het Duitse Evangelische Altenheim in Wupperfeld naar hun docente om het wangedrag van de verpleegkundig manager te melden. In plaats van een compliment krijgen ze een berisping en wordt hun de wijze raad gegeven hun mond te houden als ze voor hun examen willen slagen. De rest moesten ze maar aan Onze-Lieve-Heer overlaten; dan komt alles wel goed.

Een van de twee leerling-bejaardenverzorgsters laat het er echter niet bij zitten en stapt naar de directeur. Ze vertelt dat Herr Rudi haar opgedragen heeft een bewoner een hele fles kalmerende drank te geven. Ze heeft Rudi medicijnen zien toedienen die de patiënt niet hoort te krijgen. Ook zou hij onfatsoenlijk omgaan met stervenden en heeft hij een bewoner zo ruw bloed afgenomen dat het bed nadien wel een slagveld leek. Daarnaast slaat Herr Rudi ongepaste taal uit tegen de mensen en heeft hij een bewoner die uit bed was gevallen de hele nacht op de grond laten liggen.

Kennelijk is het niet de eerste keer dat de directeur klachten krijgt over zijn verpleegkundig manager en hij beëindigt nog dezelfde dag Rudi's proeftijd. Direct daarna doet de directeur aangifte bij justitie. Zonder een spier te vertrekken levert Rudi zijn sleutels in. Als er een gerechtelijk onderzoek wordt ingesteld, ontkent hij alle aantijgingen.

Lievelingskonijn

In 1929 wordt Rudi geboren in een eenvoudig arbeidersgezin, als tweede van vier kinderen. Tot zijn vijftiende is hij een onopvallende leerling op school, waar hij gemiddeld presteert en normaal contact heeft met leeftijdgenootjes.

Het huwelijk tussen zijn ouders is goed, als je vaders overheersende gedrag buiten beschouwing laat. Zijn moeder is huisvrouw en is de eeuwige bemiddelaar om het gezin als een geoliede machine te laten lopen. Of Rudi goed met haar overweg kan is onbekend. Rudi's vader werkt bij de gemeente en stemt als communist vastbesloten tegen de National Socialistische Deutsche Arbeiter Partei (NSDAP). Zijn moeder is in tegenstelling tot haar man religieus en laat Rudi tegen zijn vaders wil in dopen. En hoewel zijn vader weleens met zijn zoon gaat vissen, is Rudi niet erg op hem gesteld. Als zijn vader ook nog zijn lievelingskonijn slacht, krijgt hun relatie een knauw. Rudi kan zich volgens het latere psychiatrisch rapport daarna niet meer met zijn vader identificeren en moet op zoek naar andere voorbeelden. Gelukkig kan hij goed met zijn grootvader opschieten. Ook aanbidt Rudi de almachtige Führer en mogelijk heeft, naast opa, ook Hitler als identificatiemodel gediend.

Duitsland staat aan de vooravond van de Tweede Wereldoorlog. Na schooltijd verzamelen Rudi en zijn vriendjes zich aan de rand van de stad. Ze vinden het prachtig om neergestorte geallieerde piloten op te sporen om hen dan met knuppels in elkaar te slaan. Op zijn vijftiende raakt Rudi geïmponeerd door het nationaal socialisme, sluit zich aan bij de Hitlerjugend en verlaat zijn school. Van zijn bij elkaar gespaarde zakgeld koopt hij het boek *Mein Kampf*.

Rudi meldt zich bij de Waffen-ss en wordt achter de gevechtslinie gebracht om te saboteren, met de nadrukkelijke boodschap vijanden en gewonde kameraden onmiddellijk te doden. Terwijl er links en rechts slachtoffers vallen, overleeft Rudi maar nauwelijks de barre omstandigheden en kan hij uiteindelijk toch niet voorkomen dat hij krijgsgevangen genomen wordt.

Door een goed woordje van een paar officieren en valse papieren weet Rudi toch weer vrij te komen. Er wacht hem een erbarmelijke tocht terug naar huis, waar hij zijn vader met een nieuwe vrouw aantreft. Rudi's moeder, zijn familie en al zijn vrienden hebben de oorlog niet overleefd.

Ondertussen zijn Rudi's emoties zo afgestompt dat hij alleen nog onder extreme omstandigheden iets kan voelen. Door zijn ervaringen met de dood in het leger en de bij thuiskomst verloren gestorvenen is hij zo beschadigd dat hij als door een magneet de gezondheidszorg in gezogen wordt. Rudi wil graag mensen helpen – een vaak gehoorde uitspraak van getraumatiseerde personen. Naar eigen zeggen neemt zijn leven pas voor het eerst een positieve wending als hij na alle ontberingen met de opleiding voor verpleegkundige start.

Stormachtig

Zowel Rudi's loopbaan als zijn privéleven mag gerust stormachtig genoemd worden, met in 23 jaar 25 betrekkingen en drie huwelijken waarbinnen acht kinderen worden geboren.

Om te beginnen zijn loopbaan. Op 21-jarige leeftijd komt Rudi in contact met de christelijke jeugdkring en raakt begeesterd. Hij wil diaken worden en begint aan de opleiding hiervoor, in combinatie met die tot verpleegkundige. Vanaf het begin voelt hij zich minderwaardig aan zijn medestudenten. Als hij dan ook nog na anderhalf jaar begint te twijfelen aan het bestaan van God, breekt hij de opleiding daar af en voltooid zijn opleiding voor verpleegkundige in een niet religieus ziekenhuis.

Tot verrassing van zijn medeleerlingen in het ziekenhuis, wil hij daarna alsnog ingewijd worden. Hij treedt opnieuw in diens bij het christelijke ziekenhuis, maar dit loopt uit op een teleurstelling. Rudi krijgt van zijn leidinggevenden zo'n slechte beoordeling, dat de dominee weigert hem als diaken in te zegenen en hem verzoekt te vertrekken. Toch schaft hij zich een toga aan en blijft hij zich diaken noemen.

Rudi is in een paar kerken parochieassistent en werkt in talloze ziekenhuizen, sanatoria en verpleeg- en kindertehuizen, soms maar voor een paar maanden achtereen. Overal moet hij vertrekken vanwege ruzie of het overschrijden van bevoegdheden. Verder zijn er ook nog veroordelingen wegens diefstal, mevrouwde, overspel met parochianen en mishandeling van gehandicapte kinderen. Uit louter balorigheid schiet Rudi de hond van de gehandicapte kinderen ook nog dood. In totaal zit hij driemaal achter slot en grendel.

Ook zijn privéleven gaat niet over rozen. Zijn eerste verloving verbreekt hij nadat het meisje hem bekritiseerd heeft. Rond zijn diplomering leert hij zijn eerste vrouw kennen, die eveneens verpleegkundige is. Ze trouwen en krijgen vier kinderen. Op zijn vijfendertigste loopt dit huwelijk stuk en ontmoet hij zijn zestien jaar jongere, tweede vrouw. Binnen deze relatie worden zijn vijfde en zesde kind geboren. Hij mishandelt zijn vrouw stelselmatig. Nog tijdens hun huwelijk knoopt hij een verhouding aan met de vrouw met wie hij op zijn veertigste in het huwelijk treedt. Zij schenkt het leven aan zijn zevende en achtste kind, en met dit gezin woont hij in de dienstwoning op het terrein van Evangelische Altenheim in Wupperfeld. Een liefdevolle vader kun je hem nauwelijks noemen. Niet alleen kijkt hij niet naar zijn eerste zes kinderen om, maar hij zit ook nog een keer vijftien dagen in de gevangenis wegens het verzaken van zijn onderhoudsplicht.

Megalomaan

In het Evangelische Altenheim is ondertussen een gerechtelijk onderzoek begonnen. Als de rechercheurs de oorspronkelijke klachten van de bejaardenverzorgster optellen bij de overige getuigenissen, rijzen ieders haren te berge. Rudi's voormalige personeel gaat praten.

Hij werkt weliswaar maar van augustus 1970 tot januari 1971 in deze instelling, maar in die korte tijd gebeurt er een heleboel. Niet alleen richt hij zijn kantoor opnieuw in, hij vernietigt ook alle voorraad in de keuken, omdat die zogenaamd bedorven zou zijn. Als hij bewoners dwingt naar een andere kamer te verhuizen, gooit hij zonder overleg hun meubels door het raam op de binnenplaats. Hij legt het personeel een strikte zwijgplicht op en stuurt een brief rond waarin hij stelt dat de bejaarden, die in de regel hun eigen huisarts behielden, van nu af aan alleen nog een door hem aangewezen huisarts mogen consulteren. Daarnaast laat hij nog een aparte medicijn- en onderzoeksruimte inrichten waar, omdat er door verschillende huisartsen ondertekende blanco recepten klaar liggen, hij een grote hoeveelheid medicijnen kan hamsteren. De aangewezen huisarts is zo onder de indruk van Rudi, dat hij gemakshalve veel aan hem overlaat. Met als gevolg dat Rudi gewoon opiaten blijft bestellen. Voor de onderzoeksruimte schaft hij medische attributen aan die in een operatiekamer niet zouden misstaan.

Bij de aanvang van Rudi's indiensttreding werken er aanvankelijk naast de bejaardenverzorgenden nog twee verpleegkundigen. De eerste geeft Rudi openlijk te verstaan dat alle vernieuwingen maar weinig toevoegen aan de behoeften van de bewoners. Dat komt haar duur te staan: als een boos kind dat zijn zin niet krijgt schopt hij om zich heen. Hij verplicht de lastpak naar de bedrijfsarts te gaan en dreigt er anders voor te zorgen dat ze binnen veertien dagen 'het gebouw uit gedragen' zal worden. Hij licht de bedrijfsarts in, die schaapachtig zijn instructies opvolgt en de verpleegkundige ziek meldt. Tot eind 1970 blijft ze in de ziektewet en ze krijgt vervolgens haar ontslag. Als later de tweede verpleegkundige er ook uit vliegt, heeft Rudi vrij spel.

Ook in zijn uitspraken gaat Rudi alle perken te buiten: hij snauwt de begrafenisondernemer die kleding zoekt voor een overledene toe dat hij het lijk wel zó in de kist kan smijten en draagt een overledene over zijn schouder naar het mortuarium. Een ernstig zieke man laat hij weten al op het randje te balanceren en het vast 'niet lang meer zal maken'. Een ander blaft hij af met 'Opa, wij krijgen je heus wel kaputt.' Bovendien is Rudi vaak afwezig zonder dat iemand weet waar hij uithangt, grijpt hij bejaarde dames onder hun rokken en dreigt hen te verkrachten. Er doen zich ten minste zes verdachte overlijdensgevallen voor. Nadat het onderzoek in de eerste instelling is afgerond menen de rechercheurs met een megalomane idioot te maken te hebben. Gaandeweg moeten ze hun visie enigszins bijstellen. Na de ondervraging van getuigen in de tweede instelling lijkt het om een uiterst gevaarlijke gek te gaan.

Toeval

Vijf maanden na zijn vertrek uit het Evangelische Altenheim, gaat Rudi, terwijl het gerechtelijk vooronderzoek nog in volle gang is, opnieuw aan het werk, ditmaal als verpleegkundig coördinator in het Sint Elisabeth-ziekenhuis in Neviges, op de chirurgische vrouwenafdeling. Referenties worden niet gecheckt.

Het duurt precies een halfjaar voor er weer een geruchtenstroom op gang komt. Op een afdelingsvergadering wordt Rudi bekritiseerd omdat hij sjoemelt met de patiëntengegevens. De verantwoordelijke arts neemt aan – zonder de beschuldigingen overigens te controleren – dat het om ordinaire afdelingsperikelen gaat. Voor alle zekerheid plaatst hij Rudi wel over naar de ambulancedienst. Rudi neemt in maart van dat jaar maar het zekere voor het onzekere en dient zelf zijn ontslag in.

Uit het latere onderzoek zal blijken dat Rudi ook hier geestdriftig aan de slag is gegaan en in eerste instantie respect afdwingt door alle doorgevoerde vernieuwingen. Wat de arts ten onrechte voor afdelingsperikelen houdt, blijkt veel ernstiger. Rudi zou, vlak voor een lastige vrouw overlijdt, een injectie rechtstreeks in haar infuusslang hebben gespoten en tegen zijn collega hebben gezegd dat ze nu tenminste rust hadden. Bovendien lijkt het wel of er meer van Rudi's patiënten onverwacht hun laatste adem uitblazen. Ook in het Sint Elisabeth-ziekenhuis legt hij zijn eigen apotheek aan en hij deelt pijnstillende middelen uit alsof het snoep is. Wat de recherche nog het meest verrast is het lovende getuigschrift dat Rudi hier bij zijn vertrek krijgt, waarin zijn uitzonderlijke hulpvaardigheid, grote organisatievermogen, collegialiteit en vakkennis worden geprezen.

Twee jaar later is nog steeds het gerechtelijk vooronderzoek betreffende de aangifte in de eerste instelling niet afgerond. De oorspronkelijke verklaringen van de doortastende leerling-bejaardenverzorgster worden door niemand bevestigd. En niets belemmert Rudi dan ook om een volgende functie in een derde instelling te aanvaarden. Ditmaal wordt hij aangesteld als hoofdverpleegkundige op de mannenvleugel in het ziekenhuis Hattingen-Blankenstein.

Binnen vijf maanden gaat het ook hier mis. Het toeval wil namelijk dat de verloofde van de leerling-bejaardenverzorgster die in de eerste instelling aan de bel heeft getrokken werkzaam is in dit ziekenhuis. Als eenmaal het gerucht rondgaat dat er een doos opiaten in Rudi's tas is gevonden, gaat er bij de verloofde een belletje rinkelen.

Opnieuw is het aan haar te danken dat bekend wordt dat er nog steeds een vooronderzoek naar Rudi loopt, omdat hij zich in het Evangelische Altenheim heeft misdragen. Rudi wordt op staande voet ontslagen.

Bij het leegruimen van zijn kantoor worden 170 ampullen opiaten gevonden, plus handboeken van de artsen die Rudi op handen hadden gedragen. Rudi hoort zonder uiterlijke emotie de beschuldigingen aan en ontkent alles. Ruim tweeënhalf jaar nadat de leerling-bejaardenverzorgster alarm heeft geslagen en nadat hij in nog twee ziekenhuizen heeft gewerkt, wordt Rudi Z. eindelijk gearresteerd.

Als later Rudi's precieze handel en wandel onder de loep wordt genomen, valt ook in de derde instelling Rudi's start in positieve zin op. Hij houdt zo'n vleiend kennismakingspraatje dat het lijkt alsof hij iedereen wil inpalmen. Ook hier zien de artsen hem als een vakbekwaam verpleegkundige, aan wiens zorg ze hun zieken met een gerust hart kunnen toevertrouwen. Patiënten denken door zijn houding dat hij arts is. Deskundig betast hij een zere buik en meldt de patiënt dat hij de pijn wel zal oplossen. Vervolgens komt er dan al snel een injectiespuit aan te pas. Bij huiszoeking vindt de politie genoeg verdovende middelen en medische instrumentaria voor een Eerste Hulp-post.

Nadat alle vermoedelijke slachtoffers bij elkaar opgeteld worden luidt de totale aanklacht in de drie instellingen samen, het mishandelen en doden van negen personen.

Verdrinking

Pas zes jaar nadat de leerling-bejaardenverzorgende voor het eerst aan de bel heeft getrokken, begint in het voorjaar 1976 de rechtszaak in de arrondissementsrechtbank van Wuppertal die tot het eind van de zomer duurt.

Eerst worden de zes aanklachten uit de eerste instelling, het Evangelische Altenheim in Wupperfeld, behandeld. Wanneer Rudi hier drieënhalve maand in dienst is, doet hij zijn eerste poging tot moord. Een bewoner vertelt aan zijn bezoek dat Herr Rudi hem steeds prikken geeft. Twee dagen later sterft de man zonder aanwijsbare verklaring.

In de verdachtenbank kijkt Rudi strak voor zich uit en zegt zich de man nauwelijks te herinneren. Volgens de rechter heeft hij geprobeerd bewust de dood van deze bewerkelijke patiënt te versnellen.

Een paar dagen later valt het volgende slachtoffer. Een van de medewerkers ziet Rudi intraveneus vloeistof injecteren en al voordat de patiënte is overleden, het laken al over haar hoofd trekken. Hoewel moord hier niet bewezen kan worden en niemand er ooit achter zal komen welk medicijn hij toegediend heeft, is injecteren zonder opdracht van een arts, en zeker direct in de ader voor een verpleegkundige een misdrijf.

Het derde slachtoffer overlijdt onder soortgelijke omstandigheden. Rudi geeft de man een injectie en laat een van de bejaardenverzorgenden op docerende toon weten dat je van dit middel al na vijf minuten dood neervalt. Helemaal accuraat is zijn voorspelling niet, want de bewoner sterft pas een uur later. Ook hier kan niet aangetoond worden dat de injectie de dood heeft veroorzaakt, maar de verdachte heeft wel bewust schade toegebracht.

Weer wat later kan een van de bewoonsters onverwacht niet gewekt worden. Tegen een ziekenverzorgende zegt Rudi dat de vrouw niet meer hoeft te eten; aangezien ze binnenkort toch in de hemel slaapt, krijgt ze alleen nog medicijnen. Daarop zet hij de ramen wagenwijd open, hoewel het november is. De volgende ochtend zien twee vrijwilligers dat de bejaarde vrouw nog in leven is, terwijl haar benen blauw en ijskoud zijn. Rudi injecteert vervolgens een verdovingsmiddel intraveneus, met de woorden dat de bewoonster nu wel snel dood zal zijn. Daar liegt hij dan ook geen woord aan, want het laatste uur van de vrouw heeft geslagen, terwijl de vrijwilligers sprakeloos toekijken. Dood door onderkoeling behoort tot de mogelijkheden, beoordeelt de rechter, alleen het bewijs ontbreekt en ook is de mate van overdosering niet na te gaan.

15. Een ontgoochelde jeugd

Het vijfde onverklaarbare sterfgeval vindt plaats begin 1971. Na een injectie van Rudi wordt een vrouw onwel. Als ze net weer met moeite haar stoel uit komt, staat hij alweer met een spuit klaar. Evenals in alle voorgaande gevallen ontkent de arts medicijnen te hebben voorgeschreven. 's Avonds belt Rudi de dochter van de vrouw en zegt dat haar moeder snel zal sterven. Om aan de familie te bewijzen hoe ernstig de situatie is, tilt hij de arm van de vrouw op en laat die met een plof vallen. Als ze korte tijd later inderdaad sterft, zegt Rudi hij tegen de arts dat hij denkt aan een hersenbloeding, waarop de arts dit klakkeloos noteert. Voor de rechtbank staat onomstotelijk vast dat dit slachtoffer is overleden ten gevolge van de injecties.

De laatste poging tot moord in deze eerste instelling vindt vier dagen later plaats. Een bewoonster zegt tegen een nichtje dat Rudi haar 'doodstabletten' geeft omdat zij de volgende is die moet sterven. De alerte bejaardenverzorgster is degene die de vrouw bewusteloos in bed vindt. Er ligt een lege ampul van een middel tegen psychose op de grond. Rudi komt binnen en injecteert de vrouw achtereenvolgens met twee verschillende soorten slaapmiddelen. Dezelfde middag stapt de kordate medewerkster naar de directeur en doet haar relaas. Dankzij haar stap herstelt de vrouw. Volgens een arts had deze hoeveelheid medicijnen dodelijk kunnen zijn.

Op dezelfde dag waarop Rudi begin juni 1971 in dienst treedt bij de tweede instelling waar hij verdacht wordt van misdrijven wordt er een vrouw opgenomen met een gecompliceerde beenbreuk. Vier weken later treft het bezoek haar onverwacht in een schemertoestand aan. Rudi verklaart dat de vrouw verslaafd is geraakt aan opiaten en steeds meer nodig heeft. Dezelfde avond verdrinkt deze patiënte in het bad, waarbij Rudi een collega, die uitging van een ongeluk, waarschuwt haar mond te houden. De rechter acht bewezen dat de vrouw door verdrinking om het leven is gekomen, nadat een injectie voor een semi-comateuze toestand heeft gezorgd.

In de laatste instelling waar Rudi werkt vinden ook nog twee verdachte overlijdensgevallen plaats. Beide aanklachten vervallen echter wegens gebrek aan bewijs. Ook hier tekenen artsen bij alle verdachte overlijdensgevallen een verklaring van natuurlijk overlijden.

Toerekeningsvatbaar

Rudi pleegt zijn delicten tussen zijn 39ste en 41ste jaar. Hij is lichamelijk gezond, heeft een gemiddelde intelligentie en hij kan zijn mondje goed roeren. Ook op cultureel gebied is hij ontwikkeld. Als er al een oorzaak voor zijn ontsporingen aan te wijzen is, waar gaat het dan zo grondig mis?

Het psychiatrisch en psychologisch rapport besluit met de diagnose dat Rudi lijdt aan een neurotische, psychopathische persoonlijkheid. Dit maakt hem overigens niet minder verantwoordelijk voor zijn daden. Zijn toch al falende identiteitsontwikkeling, verloopt nog slechter als hij als diaken wordt afgewezen. Helaas komt het zo innig verlangde respect van zijn vader voor zijn diplomering tot verpleegkundige niet tot stand, omdat zijn vader een jaar eerder overlijdt. Daardoor lukt het Rudi niet zijn kinderlijke almachtsgevoelens aan de realiteit aan te passen en begint hij zichzelf te overschreeuwen.

Ondertussen laten zijn megalomane buien hem zo hoog boven zichzelf uit zweven dat hij in trance raakt en beroepscodes volledig uit het oog verliest. Wat anderen ervan vinden is van volstrekt ondergeschikt belang, zolang hij zich maar kan vastklampen aan zijn geïdealiseerde zelfbeeld. Rudi omschrijft zichzelf dan ook als een betrouwbaar, beheerst persoon, die goed in een groep functioneert en te allen tijde alles onder controle heeft. Bovendien is hij een ideale echtgenoot en vader.

Van de uitspraak in deze zaak kijkt niemand meer op. De rechter acht Rudi volledig toerekeningsvatbaar en geeft hem levenslang voor drie moorden, drie pogingen tot moord en ernstige mishandeling met voorbedachten rade. Deze dader heeft naar het oordeel van de rechtbank zijn eerzucht en dwangmatige behoefte aan orde en netheid boven het leven van lastige en bewerkelijke patiënten gesteld. Zulk geniepig en ontoelaatbaar gedrag eist de langste straf, zeker omdat Rudi als verpleegkundige de dodelijke werking van de medicijnen kende.

Net als Irene Becker, Kristen Gilbert en Beverley Allitt uit de voorgaande hoofdstukken neemt Rudi bij het vermoorden van zijn patiënten nogal wat risico. De kans dat hij ontdekt wordt is groot. Vrijwel onder ieders ogen dient hij ongeoorloofde medicijnen toe en mishandelt hij patiënten. Deze durf is opmerkelijk bij alle seriemoordenaars, alsof ze een extra kick krijgen naarmate de kans op ontdekking stijgt. Stephan Letter, de dader uit het volgende hoofdstuk die nog niet eens zo heel lang geleden een aanzienlijk aantal patiënten vermoordde, is tenminste zo netjes om de familie, die op bezoek is bij zijn toekomstige slachtoffer, beleefd even de gang op te sturen.

16.

Waar niet luisteren toe kan leiden

Stephan Letter, Duitsland, 2003

Reus

De 22-jarige soldate van de Bundeswehr is ten gevolge van een val opgenomen op de interne afdeling van de Kliniken Oberallgäu in Sonthofen. Hoewel ze nog antibiotica per infuus krijgt, knapt ze al aardig op. Tot er een reusachtige, onbekende verpleger aan haar bed verschijnt en in haar infuusslang een vloeistof injecteert. Prompt verliest ze het bewustzijn. Als ze weer bijkomt, klampt ze de eerste de beste dokter aan en vertelt hem het voorval. Uit haar beschrijving herkent de specialist de afdelingsbroeder Stephan Letter, en hij kijkt de patiënte ongelovig aan. Maar de vrouw smeekt hem om toch alsjeblieft voor alle zekerheid haar bloed in het laboratorium te onderzoeken. De arts wil hier niets van weten, maar belooft de broeder om uitleg te vragen. Maar omdat Stephan bij hoog en bij laag ontkent ook zelfs maar op haar kamer geweest te zijn, vertelt de dokter de patiënte dat ze zich wel muizenissen in haar hoofd gehaald zal hebben, en hiermee is de zaak afgedaan. Maar heeft de soldate zich het voorval echt verbeeld?

Verliezer

In het leven van Stephan Letter wordt op heel jonge leeftijd al flink wat roet in het eten gegooid, namelijk al in de baarmoeder. Zijn zwangere moeder maakt, in de overtuiging dat de baby een afwijking heeft, zoveel stampij dat er maar liefst dertien echoscopieën bij haar gedaan worden. Dergelijk gedrag doet meteen denken aan het Münchhausen by Proxy-syndroom. Wel, we zitten er niet ver naast.

Na een zware bevalling zet zijn moeder haar dwangmatige zoektocht naar aandacht voort. Vanuit Herdecke, in Noordwest Duitsland legt ze honderden kilometers af om allerlei doktoren te consulteren, ervan overtuigd dat haar zoon geestelijk gehandicapt is, waardoor de jonge Stephan allerlei vervelende en pijnlijke onderzoeken moet ondergaan. Dat is zeer tegen de wens van zijn vader, die de acties van zijn overbezorgde vrouw met lede ogen aanziet.

Als Stephan drieënhalf jaar oud is, scheiden zijn ouders en is de kleine jongen volkomen overgeleverd aan de dwangmatige zorg van zijn moeder. Vader probeert de voogdij te bemachtigen, maar ondervindt in zijn ex-vrouw, die al snel hertrouwd is, een duchtige tegenstander en er ontwikkelt zich in volle hevigheid een strijd om de voogdij.

Stephan ontgaat dit conflict natuurlijk niet en op de kleuterschool gedraagt hij zich ondertussen als een kleine tiran, met als gevolg dat hij op zijn vierde jaar wegens gedragsstoornissen onder behandeling van een kinderpsycholoog komt. Hij blijkt in grote mate emotioneel verwaarloosd.

Zijn moeder, die er nog steeds van overtuigd is dat haar zoontje zwakbegaafd is, plaatst hem op een school voor geestelijk gehandicapte kinderen. Als eindelijk zijn vader als winnaar uit de strijd om de voogdij uit de bus komt, gaat hij, in gezelschap van een gerechtsdeurwaarder zijn zoon ophalen. Omdat de bange zevenjarige jongen de indringers de toegang tot het huis belet, daalt zijn vader gedwee de trap weer af. Maar overweldigd door het verscheurde gevoel dat veel kinderen van gescheiden ouders zullen herkennen, loopt het kind vertwijfeld zijn vader achterna. De volwassen Stephan Letter zal dit moment later als volgt toelichten: 'Ik was, hoe dan ook, de verliezer. Welke stap ik ook zou nemen, één van mijn twee ouders zou ik zeker kwijtraken.

De jongen woont nu bij zijn vader en volgt normaal onderwijs. Stephan zoekt troost in schransen. Zijn hele zakgeld geeft hij uit aan snoepgoed en hij dijt in de breedte uit. Als zijn klasgenoten hem uitschelden voor dikzak slaat de jongen erop los. Zijn vader doet zijn best het tij te keren, maar het is onzeker of hij daarin zal slagen.

Stephan doorloopt de middelbare school zonder problemen. Wanneer hij op zijn zestiende jaar het diploma op zak heeft valt zijn oog op een vacature bij de reddingsbrigade van het Jeugd-Rode kruis. Zodra hij reddingsbrigadier is wordt duidelijk dat het helpen van mensen hem wel ligt.

Dan wordt hij opgeroepen voor militaire dienst. Hoewel het in het kader van zijn latere praktijken vreemd lijkt, is doden niets voor hem en hij kiest voor vervangende dienstplicht. Deze keuze brengt hem ruim vierhonderd kilometer zuidelijker, waar hij gestationeerd wordt in de levendige barokstad Ludwigsburg, waar de koekoeksklokken vandaan komen. Stephan maakt zich nuttig door in een busje behoeftige bejaarden te vervoeren. In deze periode zweert hij zijn vader dat hij er persoonlijk voor zal zorgen dat hij nooit ofte nimmer in een verpleeghuis zal worden opgenomen. Helaas zal hij deze belofte niet waar kunnen maken.

Vriendin

Als Stephan zijn vervangende dienstplicht er op heeft zitten begint hij met een opleiding ziekenverpleging in een ziekenhuis in dezelfde plaats en woont nu hij intern. Bij de geringste kritiek zit Stephan in de hoogste boom maar de docenten zien en hij botst met teamgenoten. Tijdens de weekends, als de meeste leerlingen naar hun ouders gaan, hangt Stephan maar wat rond in het internaat en zo leert hij zijn vriendin kennen, die uit een probleemgezin komt en door een familielid en een huisarts verkracht zou zijn. Stephan voelt zich, ondanks het feit dat zijn vriendin intimiteiten afhoudt, tot haar aangetrokken. Of haar verhalen op verzinsels berusten is onbekend, maar dat ze psychisch labiel is staat wel vast.

De vader van Stephan heeft zo zijn bedenkingen over de relatie. In het gedrag van de vriendin van zijn zoon ziet hij zijn ex-vrouw terug: dezelfde vraag om aandacht, dezelfde klagerige toon.

In deze periode wijken de toekomstwensen van Stephan niet af van die van leeftijdgenoten. Vlak voor zijn eindexamen voor verpleegkundige vult hij op een vragenlijst in hoe hij 'geluk' definieert: trouwen, kinderen krijgen en een huis in de Allgäuer Alpen, want zijn vriendin wil verhuizen naar Beieren.

Zij komt op de kinderafdeling van Klinikum Kempten in Oberallgau terecht en Stephan vervult een vacature op de urologische afdeling. Daar wordt de nieuw aangenomen kracht nauwkeurig geobserveerd. Als hij zich opgeeft voor een opleiding tot operatieassistent wordt hij afgewezen wegens zijn asociale, oncollegiale houding. Maar er is meer. Zijn onprofessionele, amicale gedrag tegenover patiënten kan niet door de beugel. Na vier maanden staat hij weer op straat.

Stephan is 25 als hij in dienst treedt op een interne afdeling annex intensive care met dertig bedden van een ziekenhuis in Sonthofen, een provinciestad vlak bij de woonplaats van het koppel. In dit ziekenhuis zal vier maanden later de soldate van de Bundeswehr worden opgenomen. Nog voordat broeder Stephan vier weken in dienst is vermoordt hij zijn eerste slachtoffer, een 82-jarige man die wegens een hersenbloeding is opgenomen. Dat er nog meer niet pluis is blijkt wel uit het volgende incident.

Ruim drie maanden later belt de 84-jarige geopereerde kankerpatiënte overstuur haar zoon: 'Kom me alsjeblieft ophalen. Er loopt hier een broeder rond die mij wil doden.' Haar zoon bespreekt de noodkreet van zijn moeder met zijn vrouw. Ze veronderstellen dat zijn moeder in de war is. De volgende dag is ze echter dood. De artsen wijten haar plotselinge overlijden aan lichamelijke complicaties.

Paëlla

Ruim een jaar later, om precies te zijn op 23 juni 2004, rinkelt de telefoon in een Sonthofense doorzonwoning, net op het moment waarop de vrouw des huizes de gordijnen wil sluiten. Het is haar zus, met de mededeling dat de toestand van hun moeder is verslechterd. Als ze beiden in de hal van het ziekenhuis arriveren, is het al over tienen en bijna donker. Ze nemen de lift naar de interne afdeling. Het is muisstil op de gang en er brandt gedempt licht. Als ze bij de kamer van hun moeder aankomen stapt er zojuist een dikke broeder naar buiten, die ze kennen als een bezorgde en betrokken man. Maar nu klinkt hij geïrriteerd als hij zegt: 'Sst, sst, want anders bezorgt u de kamergenote van uw moeder overlast.' Gehaast stevent hij weg, de zussen verbouwereerd achterlatend, die nog wilden vragen hoe het met hun moeder ging.

De halfzijdig verlamde 82-jarige vrouw is blij haar dochters te zien en met luide stem informeert ze waarom ze zo laat nog komen. Ze heeft buikpijn, maar zo erg is dat niet. Dan stapt de broeder weer naar binnen en commandeert haar dochters naar de gang omdat hij de kamergenote van hun moeder wil klaarmaken voor de nacht. Als de dochters weer naar binnen mogen, treffen ze hun moeder helemaal slap aan. Ze krijgen geen woord meer uit haar en de vrouw kijkt haar dochters alleen maar aan. De zussen spreken af dat een van hen voor alle zekerheid bij hun moeder zal blijven waken. De keus valt op de zus die kan autorijden, die, terwijl de broeder hun moeder klaar maakt voor de nacht, ondertussen haar zus naar huis brengt. Op de terugweg gaat haar mobiele telefoon over. Meteen herkent ze de stem van de broeder: 'U spreekt met het ziekenhuis. Op verzoek van de dokter moet ik u zeggen dat uw moeder een hartstilstand heeft gehad.'

Als ze buiten adem weer op de ziekenkamer aankomt, is het al na middernacht. De broeder slaat een arm om haar schouders. 'Huil maar niet, hoor. Het is toch niet uw schuld dat ze net tijdens uw afwezigheid is overleden?'

Nauwelijks twee weken later komt er ook aan het leven van een vierde patiënt een abrupt einde. Een 73-jarige van oorsprong Spaanse immigrante is aan de beterende hand. Tijdens het avondbezoekuur praat ze honderduit met haar neefjes. Voor ze met vakantie naar Spanje gaat, zal ze een grote pan paella maken en moet iedereen komen eten. Maar haar thuisland zal ze nooit meer halen, want als de zon nog maar net is opgegaan, wordt ze levenloos in bed aangetroffen.

Stephan Letter vermoordt al met al met wisselende tussenpozen naar alle waarschijnlijkheid een kleine dertig patiënten.

Eind juli 2004 ontdekt een van de personeelsleden dat er een grote hoeveelheid medicijnen wordt vermist. Pas een maand later wordt de politie ingeschakeld die een onderzoek start. Die laksheid geeft Stephan de kans om op drie achtereenvolgende dagen drie van zijn laatste slachtoffers naar de andere wereld te helpen.

Evenbeeld

Stephan en zijn vriendin hebben ondertussen hun draai gevonden in de dorpsgemeenschap waar hun droomhuisje, met uitzicht op een sparrenbos en bergtoppen in de verte, staat. In niets onderscheidt het duo zich van de andere dorpsbewoners: keurige opgestapelde houtblokken onder het afdakje in de tuin. Buurtbewoners zullen het stel later omschrijven als aardige mensen, maar wel erg op zichzelf. Schijn kan echter bedriegen. Niet alleen heeft Stephan zo zijn duistere praktijken, maar zijn vriendin gedraagt zich ook vreemd. Regelmatig slaat ze krijsend om zich heen en valt dan flauw. Met de huisarts praten, wil ze niet want ze vertrouwt, na haar verkrachting geen enkele dokter meer. Om toch iets voor haar te kunnen betekenen, dient Stephan zijn meisje kalmerende middelen toe die hij van de afdeling heeft meegenomen.

Als het onderzoeksteam van de rechercheurs eenmaal is samengesteld, vatten ze de koe bij de hoorns. Door data van medicijnafgifte naast de dienstlijst te leggen komen ze al snel bij broeder Stephan uit. Nog dezelfde dag wordt er huiszoeking gedaan. Stephan weet niet beter of hij wordt van de moorden verdacht. Hoewel de rechercheurs dit niet specifiek zeggen, verdenken ze hem alleen nog maar van medicijndiefstal. Bij hem thuis wordt een grote hoeveelheid aangebroken ampullen gevonden, genoeg om drie paarden mee om zeep te helpen. Het team houdt er nog even rekening mee dat hij de ampullen op internet te koop heeft aangeboden. Stephan moet mee naar het bureau.

Daar aangekomen bekent hij tijdens het eerste verhoor tien ernstig zieken door een dodelijke cocktail van medicijnen te hebben omgebracht. Een bekentenis waarbij de rechercheurs, die wel wat gewend zijn, bijna van hun stoel doet vallen. De arrestant zegt zich vooral de eerste moord haarscherp te herinneren. Een opvallend gegeven, zal de procureur later in de rechtszaal zeggen. Ter illustratie gaan we kort in op de uitleg van die verklaring.

De eerste moord van een seriemoordenaar is, volgens Karl-Heinz Beine, die het eerste onderzoek over het onderwerp seriemoordenaars in de gezondheidszorg publiceerde, te vergelijken met wat 'normale' mensen ervaren bij een eerste verliefdheid. Ook geeft deze daad die de meeste bevrediging geeft, waardoor het doden als het ware een obsessief karakter krijgt, want de moordenaar hoopt de eerste kick te overtreffen. Deze drang om te doden hoeft echter niet te betekenen dat de dader geen beslissing meer kan nemen; vandaar dat er pauzes in het moordpatroon kunnen voorkomen bijvoorbeeld wanneer, zolang hij zijn aandrang kan onderdrukken, de angst op ontdekking toeneemt of de dader door een nieuwe relatie tijdelijk 'afgeleid' wordt.

De arrestant zegt tijdens het eerste verhoor blij te zijn dat hij eindelijk zijn hart kan luchten. Vervolgens schrijft hij een zes pagina's lange bekentenis. Uitvoerig gaat hij in op de relatie met zijn vriendin. Zij, en niemand anders, zou de sleutel tot zijn daden zijn, als evenbeeld van zijn gestoorde moeder. Haar opvliegingen en tirannieke regime hebben hem volkomen afgemat.

Zonder aandringen geeft Stephan tijdens het tweede verhoor nog meer moorden toe.

Het personeel van de interne afdeling waar hij werkte is verbijsterd. 'Hoe is het mogelijke dat hij onder onze ogen patiënten uit de weg heeft geruimd en wij niets hebben gemerkt?'

Inderdaad is het markant dat in deze zaak niet de epidemie van sterfgevallen opvalt maar de ontbrekende medicijnen.

De leiding van de kliniek houdt zich, net als we bij andere zaken hebben gezien, afzijdig. Nu pas komt uit dat diverse collega's schriftelijk over broeder Stephan geklaagd hebben, zonder dat daar iets mee gedaan werd overigens, want de verpleegdienst nam hem in bescherming. Waren die klachten dan zo onnozel dat ze achteloos terzijde konden worden geschoven?

Broeder Stephan zat liever op kantoor achter de computer dan dat hij de bedden verschoonde. Ook kon hij onbeschoft uit de hoek komen en had over een pas overleden patiënt gezegd: 'Die is de pijp uit, tenminste.' Maar broeder Stephan was niet alleen een gevoelloze bullebak. Eerder een man met twee gezichten, want nabestaanden beschrijven hem ook als meelevend. Ook vertoonde hij symptomen van het Moeder Teresasyndroom. Hij kon gepassioneerd aan het werk zijn, maar ook hij wilde meer zijn dan hij eigenlijk was. Door zijn professionele grenzen te overschrijden, bijvoorbeeld, of zelf na een overlijden familie te bellen, wat een arts hoort te doen. Trouwens, niemand hoorde hem ooit klagen dat hij het lijden van patiënten niet langer kon aanzien.

Patroon

Op de voorpagina's staan allang geen krantenkoppen meer waarin Stephan Letter de grootste massamoordenaar na de Tweede Wereldoorlog wordt genoemd, als in februari 2006 in het rechtbank van Kempten de rechtszaak begint.

Wanneer de verdachte geboeid en wel tussen twee detentiemedewerkers de rechtszaal wordt binnengeleid, kun je een speld horen vallen. De 28-jarige man van 145 kilo draagt een donker, net kostuum met een streepdas. Nadat de rechtszaak is geopend leest hij zijn verklaring voor: 'Ik heb de dood van een aantal patiënten op mijn geweten, maar ontken alle 28 moorden die mij worden aangerekend. Het precieze aantal weet ik namelijk niet meer. Hoewel wat ik deed op geen enkele manier gerechtvaardigd is, wilde ik mijn slachtoffers voor de gruwelen in verpleeghuizen behoeden.'

Zijn woorden klinken zo koud en berekenend dat er een golf van ontzetting door de rechtszaal gaat. Dat hij zich het juiste aantal niet meer kan herinneren vervult de nabestaanden met walging. Op zachte, bijna warme toon verontschuldigt hij zich voor zijn handelingen ten gevolge van de problematische relatie met zijn vriendin, waarmee de relatie is verbroken.

Als hij uitgesproken is komt de aanklager met de harde feiten. De politie onderzocht in totaal tachtig overlijdensgevallen waarbij de dood intrad tijdens het dienstverband van de verdachte. Om tot bewijs te komen werden er 42 lijken opgegraven; de overige 38 waren gecremeerd. In een aantal stoffelijke overschotten werden sporen van de gespoten middelen aangetroffen.

Voor alle vermoedelijke slachtoffers kwam de dood, ondanks de vaak hoge leeftijd, volkomen onverwacht. Niet toevallig tijdens de nachtdienst van de verdachte, wanneer er nog maar één andere verpleegkundige op de afdeling was en er bijna niemand op zijn vingers kon kijken. Het ging niet om lastige patiënten; integendeel, de verdachte koos volkomen willekeurig. Sommige patiënten had hij dagenlang verpleegd en andere kende hij pas een paar minuten. Een deel was ernstig ziek maar anderen waren aan de beterende hand. Een paar patiënten vielen zelfs buiten zijn verantwoordelijkheid en in feite had hij niets op hun kamer te zoeken. Als hij zijn keuze eenmaal gemaakt had, ging hij volgens een vast patroon te werk: eerst injecteerde hij een slaapmiddel, gevolgd door een cocktail van spierverslappende middelen, waardoor binnen een minuut een dodelijke verlamming van de ademhalingsspieren optrad en de patiënt stikte. De medicatie werd telkens in de infuusslang gespoten om zo weinig mogelijk sporen na te laten. En zo doodde hij de een na de andere zieke, alsof het lopendebandwerk was. De pauzes tussen de levensberovingen werden op het laatst steeds korter, wat een bekend fenomeen is bij seriemoordenaars. Alsof de dader volkomen de kluts kwijt is.

Het motief van mededogen dat de verdachte aanvoert wordt niet serieus genomen.

Explosie

De verdediging probeert de schuld van hun cliënt te ontkrachten. Ten eerste vinden de advocaten het laakbaar dat de rechercheurs na de arrestatie van hun cliënt niet duidelijk gezegd hebben dat hij alleen verdacht werd van medicijndiefstal. Maar dit valt, zo meent de rechter, hen nauwelijks kwalijk te nemen, omdat ze zelf ook niet wisten dat ze met een seriemoordenaar van doen hadden.

Daarnaast zou de medicijncontrole beneden de maat zijn geweest. Hun cliënt kon ongemerkt vijftig ampullen verdovende middelen bestellen. Bovendien kan het ziekenhuis verweten worden dat ze hun cliënt als pasgediplomeerde verpleegkundige voor de leeuwen hebben gegooid, door hem de zorg over zwaar zieken toe te vertrouwen. De verdediging dient een verzoek in bij de rechtbank om de rol van Stephans vriendin, die wegens een ernstige borderlinestoornis in een psychiatrische inrichting is opgenomen, bij de rechtszaak te betrekken. Ze wijzen op een zogenoemd synergie-effect, waarbij de som van pathologie tussen twee mentaal beschadigde mensen groter is dan bij twee op zichzelf staande individuen. Ook wijzen de advocaten op het verwoestende effect van Stephans dwangmatige, neurotische moeder gedurende zijn kindertijd, een aspect dat tevens aan de orde komt in het eindrapport van de psychologische en psychiatrische observatie.

Stephan Letter, een bovengemiddelde, intelligente man met een IQ van 121, is behept met een uiterst gering gevoel van eigenwaarde. De misdaden van de verdachte konden plaatsvinden gedurende een periode die te vergelijken is met een zich langzaam ontwikkelende kernramp. Na een opvoeding door zijn obsessieve moeder kon hij de ziekelijke dwang van zijn vriendin uiteindelijk niet langer verdragen, waardoor een mengsel van nietigheidsgevoel, eigen en andermans leed ten slotte explodeerde. En om niet volledig ten onder te gaan, namen almachtsfantasieën de overhand en nam hij de beslissing welke patiënten moesten inslapen.

Stephan Letter wordt volledig toerekeningsvatbaar gehouden voor zijn daden. De rol van zijn vriendin blijft buiten het strafproces, omdat het de verdachte is die terechtstaat en niemand anders. De rechter volgt de eis van de officier van justitie en geeft hem levenslang voor twaalf moorden, vijftienmaal doodslag en eenmaal hulp bij zelfdoding. Wegens de ernst van de misdaden zal hij nooit in aanmerking komen voor vervroegde vrijlating.

Anderhalf jaar later wordt bij het hoger beroep in het hof in Karlsruhe de uitspraak nog eens bevestigd.

Opnieuw zagen we in dit hoofdstuk hoe kwetsuren in iemands jeugd grote gevolgen kunnen hebben, maar de vraag blijft altijd of dat de enige reden is voor diens criminele gedrag, of dat er ook sprake is van aanleg. Ook bij de Amerikaanse verpleegkundige uit het volgende hoofdstuk zijn haar handelingen, voor zover na te gaan, te wijten aan gebeurtenissen in haar jeugd. Als kind werd ze namelijk op gruwelijke wijze door haar vader misbruikt.

17.

Black-outs

Terri Rachals, Verenigde Staten, 1985

Snel

Tussen 18 oktober en 26 november van 1985 wordt een opvallend aantal patiënten op de cardiologische intensive care unit van het Phoebe Putney Memorial Hospital in Albany getroffen door een hartstilstand. De ene patiënt is nog niet gereanimeerd of het medische team rent al naar de volgende. De directie reageert adequaat en schakelt begin december de politie in, die het Georgia Bureau of Investigation verzoekt om per onmiddellijk een onderzoek te beginnen. Op de afdeling wordt verscherpte controle ingesteld. Bij ieder overlijdensgeval worden laboratoriumtesten afgenomen, gebruikte slangen, zoals die van het infuus en de maagsonde, worden bewaard en apparatuur wordt extra nagekeken op eventuele mankementen. Maar zo op het eerste gezicht wordt er geen oorzaak gevonden.

De epidemioloog die ondertussen is ingeschakeld stelt in het jaar voorafgaand aan de epidemie een gemiddeld sterfteaantal van nul tot vier per maand vast. Maar in bijvoorbeeld november sterven er ineens elf patiënten, steeds tijdens de late dienst van dezelfde verpleegkundige. Opmerkelijk is ook dat sinds het onderzoeksteam speurt de hartstilstanden even zo plotseling weer zijn opgehouden.

Maar begin februari krijgt eenzelfde patiënt tweemaal achtereen een hartstilstand, na tussentijds succesvol gereanimeerd te zijn. Het onderzoeksteam vindt bij de overledene een verhoogde hoeveelheid van een stof die zowel van nature in het lichaam voorkomt als in medicijnvorm kan worden toegediend en een rol speelt bij het reguleren van de hartslag. Dezelfde verpleegkundige springt in het oog.

Terri Rachals heeft die ochtend samen met haar tweejarige zoontje koekjes gebakken en voor ze haar avonddienst van 15.00 tot 23.00 uur begint, brengt ze hem naar de oppas. Bij aankomst op de afdeling wacht de hoofdverpleegkundige haar op omdat twee detectives haar willen ondervragen. Terri heeft geen idee wat er aan de hand is en het komt niet bij haar op om de aanwezigheid van een advocaat te eisen. Wel vraagt ze of de hoofdverpleegkundige blijft. Een van de detectives zegt bewijs te hebben gevonden dat Terri betrokken is bij hartstilstanden. Wanneer de personeelsleden hun collega tussen de detectives de afdeling zien verlaten, wordt er gehuild.

Kelderkast

Als Terri's biologische moeder in 1964, in het gehucht met de veelbelovende naam Hopeful, in de zuidoostelijke staat Georgia, een zenuwinzinking krijgt, staat ze haar tweejarige dochtertje af. Waarna de peuter wordt geadopteerd door een kinderloos echtpaar in Albany, zo'n vijftig kilometer naar het noordwesten.

De stad Albany is een typische Afro-Amerikaanse stad, iets groter dan Amersfoort met een standbeeld van de pianist en zanger Ray Charles op het gelijknamige plein, die er in 1930 werd geboren. In 1960 stuurde hij het bekende lied *Georgia on My Mind* de wereld in. De kleine Terri gaat in Albany namelijk in menig opzicht geen leuke tijd tegemoet.

Van de nieuwbakken ouders, beiden werkzaam bij de marine, is de man inmiddels gepensioneerd officier terwijl de vrouw nog werkzaam is in de civiele dienst. Het liefst speelt Terri met haar moeder 'ziekenhuisje'. Op commando steekt haar moeder haar arm uit en geeft Terri haar een prikje. De vader en moeder kunnen zich geen braver kind wensen. 's Avonds legt ze, netjes opgevouwen haar kleren klaar voor de volgende dag op de basisschool waar ze uitstekende cijfers haalt. Maar dan komt de klap: Terri's moeder wordt met spoed naar het ziekenhuis gebracht met een hersenbloeding. Nadat de elfjarige Terri samen met haar vader, enkele dagen naast het ziekenhuisbed heeft gewaakt, overlijdt de vrouw, vader en dochter ontroostbaar achterlatend.

Klampt Terri's vader zich letterlijk en figuurlijk vast aan zijn dochter om zelf overeind te blijven, of was hij altijd al een onevenwichtig persoon? In ieder geval loopt het thuis helemaal uit de hand. Zo goed en zo kwaad als het gaat maakt Terri haar huiswerk, terwijl haar vader op de bank ligt te slapen, een lege whiskyfles naast hem op de vloer. Het meisje maakt geen enkel geluid, want als haar vader ontwaakt is ze nog niet jarig. Tot haar zestiende jaar is het tienermeisje volledig overgeleverd aan haar vaders demonen. Hij verkracht zijn dochter met een geweer op het nachtkastje. Als ze tegenwerkt, wordt ze opgesloten in de kelderkast. Als ze eindelijk het huis weet te ontvluchten, trekt ze in bij familie in dezelfde stad. In de vakanties werkt ze als vrijwilliger in een verpleeghuis.

Het is dan ook geen verrassing als Terri, nadat ze haar high school heeft afgerond, een opleiding voor verpleegkundige wil volgen. Ze wordt verliefd op een lichamelijk gehandicapte man, waarmee ze na één jaar naar het stadhuis gaat. Wanneer Terri een soort snelcursus verpleegkunde heeft gevolgd kan ze aan de slag in het Phoebe Putney Memorial Hospital, een van Georgia's grootste regionale medische centra.

Snikkende collega's

De jonge vrouw komt te werken op de hooggespecialiseerde cardiologische intensive care, waar tevens neurologische patiënten liggen. De late dienst van 15.00 tot 23.00 uur heeft haar voorkeur. Op zondag gaan de echtelieden naar de kerk, waar Terri meezingt in het koor, waarna ze meestal haar mans familie bezoeken. Of ze nog contact hebben met de vader van Terri is onbekend.

Het uiterlijk van de kwieke verpleegkundige doet nog het meest denken aan dat van de hoofdrolspeelster van de bekende Amerikaanse televisieserie

Murder She Wrote, met Angela Lansbury in haar rol als Jessica Fletcher. Een weduwe, woonachtig in een fictief vissersdorpje, schrijfster van mysteries, die tevens moordzaken in de omgeving oplost. Net als het televisiepersonage Jessica heeft Terri een vriendelijk, opgeruimd karakter, en vanaf het allereerste begin past ze naadloos in het team op de afdeling. Ze neemt actief deel aan overleg en is nooit te beroerd om een dienst te ruilen. Als ze drie jaar op de afdeling werkt, wordt haar zoon geboren. Kortom, er is geen wolkje meer aan de lucht.

Wanneer ze vijf jaar getrouwd is, bekent Terri een collega dat ze thuis geslagen wordt als haar man, die een bedrijfje runt naast de gedeelde zorg voor hun zoon, iets niet zint. Gezien haar latere positieve uitspraken over haar echtgenoot bestaat er twijfel over deze ontboezeming, maar in het licht van verdere ontwikkelingen dwingen mag repeterend huiselijk geweld, dat altijd omringd is door geheimzinnigheid, niet over het hoofd worden gezien. Mede omdat niet lang daarna op de afdeling de vreemde reeks hartstilstanden beginnen. Hoewel een crisissituatie op een cardiologische intensive care geen uitzondering is, vallen elf hartstilstanden binnen een korte termijn wel op. Het jongste slachtoffer is een kind van drie, het oudste is bijna negentig en de anderen hebben alle leeftijden daartussen.

Nadat Terri tussen twee detectives haar snikkende collega's op de afdeling achter zich heeft gelaten wordt ze op het bureau verhoord. Heeft zij patiënten moedwillig ongeoorloofde injecties toegediend?

Strak voor zich uit kijkend ontkent ze bij hoog en bij laag ook maar iets onrechtmatigs te hebben gedaan. Maar drie kwartier later zegt ze vijf patiënten intraveneus het medicijn dat een rol speelt bij de hartslagregulering in pure vorm te hebben toegediend, terwijl dit normaliter in infuusvloeistof moet worden verdund.

Ze zie er wezenloos bij, alsof de ernst van haar opmerking haar ontgaat. Als ze kort daarop zegt dat ze zichzelf iets zal aandoen als ze naar de gevangenis moet, wordt de psychiater erbij gehaald en krijgt ze een kalmeringsmiddel. Stemt ze wel in met opname op een psychiatrische ziekenhuisafdeling? Ze knikt en vliegt haar man in de armen, die halsoverkop naar het politiebureau is gekomen. Als hij later naast haar zit en vraagt wat ze de rechercheurs precies verteld heeft, kan ze zich niets meer herinneren.

Uiteindelijk wordt Terri overgebracht naar Dougherty County Jail en mag ze, behalve van haar advocaat, geen bezoek ontvangen. De ene na de andere psychiater komt langs om haar vragen te stellen, tot ze wanhopig op de muur kalkt: 'Laat me alsjeblieft met rust!'

Van de eerste vijf dagen in de gevangenis herinnert ze zich later maar drie dingen: het gemis van haar zoontje, de ruwe stof van de deken en haar uniformjurk, die ze nog drie dagen draagt. In eerste instantie wordt ze aangeklaagd voor één moord.

Verdeeldheid

Kranten melden dat de 'De Engel des doods uit Phoebe' achter tralies zit. Desondanks stromen de niet ongebruikelijke adhesiebetuigingen binnen. Iedereen gelooft in Terri's onschuld en volgens haar voormalige buurvrouw is zij de laatste die ook maar iemand een haar zou krenken.

Wanneer de verpleegkundige voor het eerst voor de rechtbank moet verschijnen, trekt ze, op aanraden van haar advocaat, haar bekentenis weer in. Ze zou door de ondervragers in de war zijn gebracht. Maar de rechercheurs houden vol dat ze tijdens de verhoren duidelijk het verschil tussen goed en kwaad wist. De vraag is natuurlijk of ze dat ook wist toen ze naast de bedden van haar patiënten stond, vlak voordat het ECG van de slachtoffers in een horizontale lijn veranderde.

In tweede instantie wordt ze aangeklaagd voor het twintigmaal toebrengen van ernstig, lichamelijk letsel en zes keer moord. Al een halfjaar na haar arrestatie, begint de rechtszaak, wat ongebruikelijk snel is.

In het proces kan de beantwoording van de schuldvraag niet los gezien worden van de psychische toestand van de verdachte ten tijde van de misdrijven, waarbij de mening van de psychiatrische getuige-deskundige van de verdediging lijnrecht tegenover die van de aanklager staat. Volgens de eerste zou geheugenverlies tijdens de misdrijven duidelijk verklaarbaar zijn uit de combinatie van depressies, Terri's passief-agressieve persoonlijkheid en haar dissociatieve amnesie ten gevolge van jarenlang seksueel misbruik door haar vader. Dissociatieve amnesie is een verdedigingsmechanisme van de psyche tijdens bedreigende gebeurtenissen, waarbij zich black-outs kunnen voordoen. De persoon in kwestie kan dan doelgericht iets ondernemen, zonder zich de gevolgen te realiseren. De gebeurtenis lijkt nadien volledig uit het geheugen te zijn gewist.

Het hier genoemde mechanisme doet enigszins denken aan de eerder beschreven trance waarin hulpverleners kunnen raken wanneer ze hun eigen pijn vereenzelvigen met die van de patiënt, alleen gaat het hier om een vorm van versmelting die gepaard gaat met een soort verliefdheidsgevoelens, terwijl dissociatieve amnesie eerder een overlevingsstrategie is om niet volslagen door te draaien.

Maar de psychiatrische getuige-deskundige van de aanklager is het stellig oneens met zijn collega, wat niet wil zeggen dat zijn diagnose gunstiger klinkt. Verdachte zou aan een extreem gering gevoel van eigenwaarde lijden, ten gevolge van het seksueel misbruik, waaraan niemand meer twijfelt. Zo zou ze niet meer in de spiegel kunnen kijken van schaamte. Mensen die zichzelf niet waarderen zoeken onbewust manieren om zich te doen gelden, en controle uitoefenen over leven en dood is een van die methodes. Daarnaast vindt hij geen enkel teken dat Terri's geest zich tijdelijk heeft onttrokken aan de realiteit. Verdachte wist wel degelijk wat ze deed toen ze haar slachtoffers injecteerde. Hoe zou ze anders de moorden bekend kunnen hebben?

Dat verdachte zich in de directe nabijheid van de slachtoffers bevond tijdens de hartstilstanden geldt alleen als indirect bewijs.

Volgens de jury is de vrouw psychisch gestoord, maar deels ook schuldig, omdat het oordeel van de psychiatrische getuige-deskundige van de aanklager het meest waarschijnlijk wordt geacht. De juryleden spreken Terri van alle moordaanklachten en bijna alle zware mishandelingen vrij, maar achten haar wel schuldig aan het eenmaal injecteren van de dodelijke injectie bij een 89-jarige patiënt. Volgens Terri verzocht deze patiënt haar een eind aan zijn lijden te maken. Toen de toestand van de man, die aan een ernstige vorm van trombosevorming leed, waarbij zijn benen al geamputeerd waren, verslechterde, schreef de dokter plasma voor. Terri haalde een zak plasma van het laboratorium en voegde er, voor ze de zak op de infuusslang aansloot, een dodelijke hoeveelheid medicatie aan toe. Toen het hartritme van de man daalde, waarschuwde Terri een arts. De patiënt werd succesvol gereanimeerd maar overleed dertien dagen later.

Terri Rachals moet zeventien jaar naar de vrouwengevangenis, naast drie jaar voorwaardelijke straf. Het hogere gerechtshof bevestigt haar straf.

Opgesloten

Behalve door het beknopte inkijkje in de gevangenis van Cath en Gwen, uit hoofdstuk 7, weten we weinig over hoe het de veroordeelden verder vergaat. Maar dankzij een correspondentie die Terri Rachals met de journaliste Jennifer Furio voerde voor diens boek *Letters from Prison, Voices of Women Murderers*, gepubliceerd in 2001, kunnen we Terri nog even volgen.

Het verzoek van Jennifer Furio om aan haar boek mee te werken komt voor Terri, wier vrienden haar al lang hebben laten vallen, onverwacht en ze reageert achterdochtig. Koste wat kost wil ze haar zoon en man beschermen tegen verdere schade. Maar nadat ze eerdere publicaties van de auteur heeft gelezen, gaat ze uiteindelijk op Jennifers vraag in, al is het alleen maar om slachtoffers van seksueel misbruik te laten weten dat ze niet alleen staan. Uiteindelijk doet de regelmatige correspondentie Terri goed.

Langzaam maar zeker wordt de verpleegkundige openhartiger in haar brieven. Ze schrijft dat ze in het gevang er het beste van probeert te maken. Om te begrijpen hoe de moorden konden plaatsvinden, volgt ze jarenlang therapie. De psycholoog heeft haar uitgelegd dat haar voorgeschiedenis de bron vormt van de misdaden. De therapeutische sessies betekenen ook afleiding om het gevangenisregime vol te kunnen houden. Vooral de nachten zijn lang. Wanneer Terri alleen is met haar gedachten, voelt ze zich eenzaam en afgesloten van de buitenwereld, en komen flarden van haar jeugdherinneringen voorbij. Ze ziet weer voor zich hoe ze God smeekte om haar vader te laten ophouden. De verbittering wanneer haar gebeden niet verhoord werden en de woede over wat haar vader haar aandeed. Ze beschrijft de parallellen tussen huiselijk geweld en het gevangenisleven: eerst was het haar vader die tegen haar schreeuwde, nu zijn het de gevangenisbewakers. Als die onaangekondigd haar cel doorzoeken, is ze net zo bang als toen ze als schoolmeisje, nadat ze uit de schoolbus was gestapt, het zandpad naar haar huis af moest lopen. Krampachtig probeert ze haar tranen te verbergen wensend dat ze onzichtbaar is. Ze verlangt hevig naar haar gezin, speciaal rond de verjaardag van haar zoon. Toen zij gearresteerd werd was hij tweeënhalf en nu is hij een jongeman die zich scheert. Ze is evenwel dankbaar dat hun contact, ondanks de verwijdering, goed is gebleven. Ze schrijft hem, zelfs toen hij nog niet lezen kon, zo veel mogelijk brieven die hij allemaal heeft bewaard. Terri's huwelijk heeft de stress van de hele procedure niet overleefd, maar haar man en zij zijn nog vrienden. De druppel die de emmer deed overlopen was de manier waarop kranten hem als een invalide sukkel portretteerden om zo haar obsessieve behoefte om te zorgen te benadrukken. Behalve dat haar man enigszins mank loopt en onduidelijk praat, zorgt hij zelfstandig voor zichzelf en voor hun kind.

Als de verpleegkundige negen jaar opgesloten zit, schrijft ze de nabestaanden van het enige slachtoffer van de daad waar ze voor werd veroordeeld een brief. Ze biedt haar excuses aan voor het veroorzaakte leed, maar zegt dat ze nooit kwade bedoelingen heeft gehad. Ze krijgt geen antwoord.

Vier jaar later probeert Terri het opnieuw. Ze schrijft dat ze al tien miljoen keer gewenst heeft dat ze de klok kon terugzetten. Ze acht zichzelf, ondanks haar traumatische verleden, honderd procent verantwoordelijk voor wat ze heeft gedaan. Ze had nooit, maar dan ook nooit het leven van hun 89-jarige vader mogen beëindigen en smeekt om vergiffenis. Nu reageert de familie wel en zegt haar spijt in dank te aanvaarden. Ze hopen dat de laatste jaren in de gevangenis haar minder zwaar zullen vallen. In 2003, na precies zeventien jaar, komt Terri Rachals vrij.

Dat seksueel misbruik vernietigend is voor een slachtoffer kan niet genoeg benadrukt worden en Terri Rachals is dan ook niet de enige dader

17. Black-outs

die misbruikt werd. Zo'n dertig jaar geleden vermoorde Donald Harvey zijn eerste patiënt, ook in de Verenigde Staten van Amerika, alleen 750 kilometer noordelijker. Ook hij werd op jonge leeftijd verkracht.

18.

Guinness Book of Records

Donald Harvey, Verenigde Staten, 1987

Ceremonie

Met een zwart gewaad rond zijn iele schouders geslagen, bedekt hij de tafel met donkergekleurde doeken. Een aan de bovenkant afgezaagde schedel wordt precies in het midden van een antieke schaal gezet. Mooi dat ze niet in de gaten hadden dat hij die kop uit het mortuarium heeft meegenomen. Als de kaars in de schedel vlam heeft gevat en de wierook gloeit, kan de plechtigheid beginnen. Hij opent een boek met magische teksten en knoopt het operatiekamermasker voor. Dan roept hij de geest van Duncan op, een man die hij bij de satanische werkgroep heeft ontmoet en de enige aan wie hij de moorden opbiecht. Stuk voor stuk houdt hij de trofeeën boven het altaar. Een halfverkruimeld koekje, een paar oude sokken, een dekentje en een haarlok, die hij zo dicht bij de vlam houdt dat het haar smeulend verschrompelt. Nu nog de potjes met spuug en bloed, en dan is het moment aangebroken. Een voor een fluistert hij de namen van de patiënten die hij de komende nacht onder zijn hoede krijgt, en hij wacht op een teken van Duncan. Pas bij de derde naam flikkert de kaars. Zijn vriend heeft gesproken.

Bovenstaande informatie staat alleen maar tot onze beschikking doordat Donald Harveys advocaat William Wahlen, met de instemming van en zelfs op verzoek van zijn cliënt, een boek over hem schreef, zodat personeel in de gezondheidszorg met soortgelijke neigingen tijdig gestopt kan worden. Die bereidwilligheid van Donald is ontroerend nadat hij in 1987 is veroordeeld voor 36 moorden en eenmaal doodslag op nietsvermoedende patiënten.

Voedingsbodem

Donald Harvey komt bij zijn geboorte in 1952 in een klein plaatsje in de Amerikaanse staat Ohio niet bepaald in een gespreid bedje terecht. Zijn psychisch en lichamelijk getraumatiseerde moeder is pas zeventien jaar en belandt na zijn geboorte in een postnatale depressie. Zijn vader, veertien jaar ouder, is wegens werkzaamheden in de wijde omtrek vaak weg van huis. Op twee jarige leeftijd krijgt Donald tijdens een griep koortsstuipen. Zijn moeder schenkt na zijn geboorte nog het leven aan een meisje en nog een jongetje, steeds gevolgd door een depressie. De kleine Donald groeit op in een somber, vochtig huis met gerafelde gordijnen voor de ramen.

Als hij drie is, valt het huwelijk van zijn ouders uit elkaar, waarna zijn vader eens in de veertien dagen zijn gezin blijft bezoeken. Als deze zondagavond in zijn truck wil wegrijden, niet wetend dat Donald voor de grap achter in de laadbak is geklommen, valt het jongetje met zijn hoofd achterover op straat. De dokter kan alleen een zware hersenschudding constateren.

Hoewel de grootouders van moeders kant een groot deel van de zorg voor de kinderen voor hun rekening nemen, moet Donald als oudste van jongs af aan meehelpen bij de verzorging van zijn broertje en zusje. Als hem verboden wordt een kuikentje in huis te houden, hakt hij het beest in tweeën.

Op school vinden zijn medeleerlingen hem te meisjesachtig en ze schelden hem uit voor Sissy of Moedersjongetje. En alsof de misère nog niet groot genoeg is, wordt hij vanaf zijn vierde jaar door een buurman en een oom regelmatig misbruikt. Deze vergrijpen, waarbij hij regelmatig vastgebonden wordt, ondergaat hij tot zijn tiende jaar. Vanaf die leeftijd tot aan zijn achttiende neemt Donald, hunkerend naar welke vorm van aandacht dan ook, zelf initiatief tot contact met zijn verkrachters.

Thuis komt er zo weinig geld binnen dat de jongen al op de middelbare school parttime in een fabriek moet gaan werken. Daarnaast verzorgt hij zijn oma, die bedlegerig is. Hier en daar steelt hij wat geld en hij bezoekt bijeenkomsten van een neonazigroep omdat hij Hitler adoreert.

Als Donald homoseksueel blijkt te zijn verslechtert de relatie met zijn ouders. Na het behalen van zijn einddiploma gaat hij op zijn zeventiende op zichzelf wonen en werkt hij als afdelingshulp in een katholiek ziekenhuis dat wordt gerund door nonnen, in London in de staat Kentucky. Daar pleegt hij op zijn achttiende zijn eerste moord.

Euforie

Donald is in de regel vroeg op zijn werk. Op weg naar de verpleegpost bewondert hij zijn evenbeeld in uniform in de glasramen. Personeelszaken is tevreden over de nieuwe aanwinst. Zijn verzorgde uiterlijk, goede manieren en de kennis waarmee hij de zieken verzorgt maken indruk. Doordat Donald zijn beste beentje voor zet, krijgt hij meer verantwoordelijkheden. Zo is hij de enige op de afdeling die de mannelijke patiënten mag katheteriseren, waarvoor hij extra overwerkt en zelfs buiten diensttijd komt opdraven.

Op een drukke namiddag moet hij een patiënt die zich met feces bevuild heeft, verschonen. De verwarde man besmeurt per ongeluk Donalds smetteloze uniform en dan slaan bij de afdelingshulp de stoppen door: hij drukt net zo lang een plastic zak en een kussen op het gezicht van de patiënt tot de man stikt.

Seriemoordenaars beschrijven hoe in het bijzonder een eerste moord als een nimmer te overtreffen euforie wordt ervaren en bij Donald Harvey is dat niet anders. Wanneer ls hij zich eenmaal realiseert dat de patiënt dood is treedt er een overweldigend ontspannen gevoel op. Als bij toverslag is hij in zijn ogen niet langer de slappeling, maar iemand met gezag.

In de eerste drie maanden in dit ziekenhuis vermoordt hij zes patiënten, en in de daaropvolgende 21 maanden nog eens zeven. En telkens na afloop heeft hij een goed gevoel over zichzelf omdat hij iedereen te slim af is.

Vlak na zijn indiensttreding krijgt hij een relatie met een man die tweemaal zo oud is als hij, een begrafenisondernemer. Donald kijkt toe hoe zijn vriend de lijken balsemt. De man misbruikt de overledenen echter niet alleen, maar gebruikt hun organen ook voor occulte praktijken. Wanneer de twee ruzie hebben en de relatie onder druk komt te staan, doodt Donald zijn laatste vier slachtoffers in dit ziekenhuis. Als zijn vriend en hij eenmaal uit elkaar zijn, is Donald behoorlijk van slag. Hij breekt in bij zijn buren en sticht brand in zijn appartement. 's Avonds en 's nachts zwerft hij over straat op zoek naar vluchtige seks. Als hij wordt betrapt met een minderjarige en door de politie wordt verhoord, bekent hij in het ziekenhuis vijftien patiënten te hebben vermoord. Hij wordt niet geloofd.

Rücksichtslos

Op aandringen van zijn vader schrijft Donald zich op zijn negentiende jaar in bij de luchtmacht. Zijn militaire carrière is echter van korte duur. Negen maanden later wordt ontdekt dat hij cocaïne gebruikt en slaat de kazernepoort achter hem dicht. Als officiële ontslagreden worden gedragsproblemen, depressies en onbekwaamheid opgegeven.

Er zit niks anders op dan weer tijdelijk thuis te gaan wonen. We mogen aannemen dat dit geen succes is, want in die periode slikt Donald drie maal een overdosis medicijnen. Er volgen negentig dagen in een psychiatrisch ziekenhuis, waar hij shocktherapie krijgt. Na zijn ontslag uit de kliniek bezoekt hij nog anderhalf jaar poliklinisch een psychiater. Kort na het staken van die behandeling rijdt hij met zijn auto een bergweggetje af, de diepte in. Hij komt ervan af met wat lichte verwondingen. Tijdens de rechtszaak voor de latere moorden zal hij al zijn pogingen tot zelfdoding stellig ontkennen.

Na een viertal los-vaste baantjes in diverse gezondheidsinstellingen krijgt Donald een vaste aanstelling in een militair hospitaal in Cincinnati, Ohio. Hij werkt er op twee verschillende afdelingen. In de eerste twee jaar op de ziekenafdeling vermoordt hij zeventien patiënten. Niemand die ook maar iets merkt. Sterker nog: hij ontvangt drie bonussen en twee speciale vermeldingen als dank voor zijn inzet. Drie dagen nadat hij zijn vijftiende slachtoffer heeft gedood noteert zijn hoofdverpleegkundige in Donalds beoordelingsrapportje dat hij 'goed' scoort op zes van de tien en 'heel acceptabel' op de overige vier criteria. Er is maar één minpuntje: zijn beoordelingsvermogen is 'matig'.

Of hij op eigen verzoek of onvrijwillig wordt overgeplaatst is onbekend, maar de komende acht jaar assisteert hij op de pathologisch-anatomische afdeling bij de obducties. Donald begint, vlak nadat hij met zijn nieuwe vriend Carl is gaan samenwonen, te moorden buiten het ziekenhuis.

Donald is namelijk erg bezitterig en wil Carl zo dicht mogelijk bij zich in de buurt houden. Hij voert zijn huisgenoot kleine hoeveelheden arsenicum, zodat deze zich ziek moet melden. Dan vergiftigt hij een aantal personen uit Carls omgeving. Stiekem strooit hij wat gif in het eten van drie mensen die een appartement van Carl huren. Twee personen overlijden en de rest herstelt, na hondsberoerd te zijn geweest. Vervolgens moet de vader van zijn Carl het bezuren. Ook hij overlijdt. Carls moeder komt ook aan de beurt, maar zij overleeft de vergiftiging.

Nog is Donald niet klaar met zijn uitroeiingspraktijk. Op een feestje wil hij een vriend pesten en doet hij gif in de zalmsalade, waarna iedereen moet overgeven. Wanneer Donald uit jaloezie een werkneemster van Carl een lesje wil leren, probeert hij de vrouw te infecteren met bloed, dat is besmet met hepatitis en het aidsvirus, dat hij heeft meegenomen van de afdeling. De vrouw moet worden opgenomen in een ziekenhuis maar overleeft het. Ondertussen wordt het Carl te heet onder de voeten en hij neemt de benen. Donald, die alleen de huur voor het appartement niet kan opbrengen, gaat in een caravan wonen.

Terwijl niemand nog in de gaten heeft hoeveel slachtoffers Donald heeft gemaakt, loopt hij in het militair hospitaal bij een routinecheck om een heel andere reden tegen de lamp: in zijn tas worden een pistool, gestolen medische boeken, injectiespuiten en een weefselmonster aangetroffen waarna hem wordt verzocht 'ontslag te nemen'.

Amandellucht

Zonder dat zijn getuigschriften worden gecontroleerd, wordt Donald in juni 1986, in dienst genomen bij een verpleeghuis met meest bejaarde, terminale patiënten, eveneens in Cincinnati. Artsen zijn hier chronisch overwerkt en ondertekenen ongezien doodsakten. Een kolfje naar zijn hand.

Al na vier maanden ontstaan er geruchten over het gestegen aantal overlijdensgevallen. Een oplettende patholoog-anatoom ruikt een bittere amandellucht afkomstig uit de maaginhoud bij een slachtoffer van een motorongeluk; hij vermoedt een cyanidevergiftiging. (De wetgeving van Ohio schrijft voor dat er standaard na een verkeersongeluk sectie op het slachtoffer moet worden verricht.) Maar Donald voelt zich door zijn vele geslaagde moorden zo oppermachtig dat hij er niet over piekert om te stoppen.

Ook in dit ziekenhuis worden ook klokkenluiders genegeerd en gedreigd met ontslag. Wanhopige verpleegkundigen zoeken anoniem hun heil bij een lokaal radiostation, waarop een van de journalisten zelf op onderzoek uitgaat en uiteindelijk een bericht over het aantal verdachte sterfgevallen, de ether in zendt.

Eindelijk wordt er een officieel onderzoek gestart, waarna er al snel cyanide in de maag van nog andere overledenen wordt aangetroffen. Later zal blijken dat gedurende de dertien maanden dat Donald in de instelling werkzaam is hij 24 sterfgevallen heeft veroorzaakt. Zijn praktijken hebben ook nogal wat consequenties voor tal van hoger geplaatsten die niet naar klokkenluiders hebben willen luisteren.

Zeventig

Na uitgebreid rechercheonderzoek blijven er 172 vermoedelijke slachtoffers in de drie ziekenhuizen over. Donald staat nu onder serieuze verdenking. Hij haalt al zijn spaargeld van de bank en geeft een interview op televisie waarin hij alle betrokkenheid ontkent. Voor alle zekerheid draagt hij permanent een ampul cyanide op zak – voor zichzelf welteverstaan.

Bij de eerste politieondervraging bekent Donald één moord, maar hij laat verder niets los. Hij passeert de leugentest door in een boek te lezen hoe hij de dans kan ontspringen. Donald krijgt de advocaat William Wahlen toegewezen. Die treft hem in volkomen ontredderde toestand aan: met grote ogen, als een angstig beest, probeert Donald weg te kruipen in een hoekje van de cel. Wanneer de advocaat hem vraagt of hij nog meer patiënten heeft vermoord, bekent hij er gelijk zeventig.

Tot in de rechtszaal houdt de verdachte vol onschuldig te zijn. Maar naarmate het bewijs zich opstapelt, geeft hij uiteindelijk, om de te ontlopen, toe 54 patiënten naar de ander wereld te hebben geholpen. Omdat net als bij de terechtgestelden uit de vorige hoofdstukken niet alle moorden kunnen worden bewezen, wordt hij uiteindelijk veroordeeld voor 36 moorden en eenmaal doodslag.

Voorafgaand aan en tijdens de rechtszaak wordt de vertrouwelijke basis tussen Donald en zijn verdediger gelegd voor het latere boek dan William Wahlen zal schrijven: *Defending Donald Harvey, The case of the Most Notorious Angel-of-Death Serial Killer,* (2005). De advocaat staat versteld van het gedetailleerde geheugen van zijn cliënt.

Meedogenloos

Op elf slachtoffers na is Donald tot in detail in staat zijn misdaden in de drie gezondheidszorginstellingen waarin hij gedurende de afgelopen achttien jaar heeft gewerkt te beschrijven. De *buiten* het ziekenhuis gepleegde moorden laat hij voor het gemak maar even buiten beschouwing. Van de eerste moord kennen we de details. Hoewel de patiënt dan per ongeluk mocht zijn gestikt, lijkt de methode Donald wel te bevallen, want hij doodt op deze wijze nog vijf mensen. Bij een van de getroffenen voltrekt het misdrijf zich op een iets andere wijze: een stervende man die de uitputting nabij is, zou binnen korte tijd een natuurlijke dood gestorven zijn als de verpleeghulp hem niet op zijn buik had gedraaid, waardoor hij geen lucht meer kreeg.

De dag na de eerste moord moet de afdelingshulp bij een tegenstribbelende, broodmagere man een katheter inbrengen. (In Noord Amerika onthouden vrouwelijke verpleegkundigen zich van handelingen aan geslachtsorganen van mannelijke patiënten. Daarom wordt deze handeling door de afdelingshulp of de zogenoemde 'orderly' gedaan.) Hij doet dit zo ruw dat de patiënt van opwinding overlijdt. Tegenwerkende patiënten komen regelmatig voor, en bij zijn zevende slachtoffer is het weer raak. Donald krijgt ruzie met de beverige, verwarde zieke en beraamt hoe hij hem de volgende dag zal terugpakken. Expres brengt hij een veel te grote katheter in, waarmee hij tegelijk de blaas en de darmen van de man doorboort. Waarop deze in coma raakt en vier dagen nadien aan zijn verwondingen overlijdt.

Voor alle overige moorden gebruikt deze dader zo'n slordige vijf verschillende methodes, meest met middelen die toevallig voorhanden zijn. Eenentwintig slachtoffers dient hij, net als bij de moorden buiten het ziekenhuis, gif toe zoals cyanide en arsenicum, dat hij in zijn caravan voorradig heeft. Het middel wordt door de vla geroerd dan wel door de maagslang van de patiënt gespoten, of rechtstreeks in een infuusslang geïnjecteerd. Eenmaal spuit hij het vergif zelfs in iemands testikels.

Daarnaast onthoudt Donald vijf patiënten de hun voorgeschreven zuurstof door te sjoemelen met de apparatuur – geen haan die er naar kraait. Drie patiënten krijgen een spuitje. De eerste geeft hij een overdosis bloedverdunnend middel, waardoor deze doodbloedt tijdens diens benodigde operatie, zonder dat de oorzaak ooit ontdekt wordt. De overige twee krijgen een overdosis opiaten. Is er geen geschikt middel voorhanden, dan injecteert de afdelingshulp in vier gevallen de patiënt een grote hoeveelheid lucht in zijn ader. Of hij laat op een en dezelfde dag, bij twee patiënten een hoeveelheid oplosmiddel voor pleisterresten via de beademingslang in hun longen lopen.

Klacht

Zowel bij zijn tweede als bij zijn zesde gruweldaad wordt Donald door een van de nonnen in het eerste ziekenhuis waar hij werkt gezien. Ze drukt haar wijsvinger op haar lippen en fluistert dat hij hier nooit met iemand over mag spreken.

Verder blijkt uit zijn verklaring dat hij tijdens zijn daden bij zeker vijf slachtoffers wordt gestoord en zijn handeling moet herhalen. Aan zijn 29ste slachtoffer dient hij viermaal arsenicum toe omdat die zijn vergiftigde voedsel telkens uitbraakt. Na het overlijden van zijn 26ste slachtoffer organiseert de achtergebleven weduwe als dank voor de goede zorgen een lunch voor het personeel.

Donald mag dan in koelen bloede anderen de dood in jagen, geheel ongevoelig is hij niet, want op de dag dat zijn relatie met Carl verbroken wordt pleegt Donald zijn 28ste moord. Bij zijn 34ste moord reageert de patiënt na toediening van cyanide direct met een ademstilstand. Omdat zo'n snelle reactie hem verrast, roept hij om assistentie, maar omdat het een patiënt met een niet- reanimeerbeleid' betreft, negeren de verpleegkundigen zijn verzoek. Donald voelt zich hierdoor zo beledigd dat hij er later een klacht over indient!

Donald blijkt ook nog over mededogen te beschikken. Voordat hij zijn 36ste slachtoffer ombrengt, wacht hij tot de vrouw van de patiënt weer op bezoek kan komen, want hij wil haar vakantie niet bederven.

Koud

Tijdens de rechtszaak lijkt Donald zich te amuseren en te genieten van alle aandacht. Kwiek zit hij in de verdachtenbank en hij maakt zo'n vriendelijke indruk dat de aanwezigen zich niet kunnen voorstellen dat hij zoveel moorden zou hebben gepleegd. Aandachtig wordt er naar het psychiatrisch-psychologische verslag geluisterd.

Deze verdachte is een intelligente, dwangmatige seriemoordenaar die zijn morbide neiging bevredigde door volkomen afhankelijke mensen te doden. Alleen iemand die bij zijn volle verstand is lukt het om op zo'n sluwe manier jarenlang onontdekt te blijven. Hij wordt dan ook volledig toerekeningsvatbaar verklaard.

Verder wijst het rapport op de psychopathische kenmerken van de verdachte, zoals het feit dat hij zijn ondervragers onafgebroken recht in de ogen keek, zonder ook maar enige schaamte. Dat hij anderen door zijn misdrijven onpeilbaar leed veroorzaakte laat hem volstrekt koud. Het enige dat hem spijt is wat hij gepakt is.

Naast zijn tekortkomingen heeft de aangeklaagde ook zijn trots, want wanneer de aanklager Donald een verkeerd detail toerekent protesteert hij heftig.

Hoewel een grapje van de terechtgestelde die een zware straf in het vooruitzicht heeft wel het laatste is wat je zou verwachten, schroomt Donald niet om een humoristische opmerking te maken. Wanneer een van de getuigen om een beetje water vraagt, merkt hij ironisch op dat het zeker ongewenst is dat híj het glas drinken voor hem vult. Volgens het verslag is Donalds humor geen uiting van een echt gevoel, maar dient het alleen voor het theatrale effect, zodat weer even alle ogen op hem gericht zijn.

Eenmaal achter de tralies vraagt hij een exemplaar van de nieuwste editie van het *Guinness Book of Records* en is hij teleurgesteld als zijn naam er niet in voorkomt.

Zelf zegt Donald over de gepleegde moorden dat hij alleen mensen ombracht wanneer hij niet lekker in zijn vel zat. Door te doden nam zijn gevoel niets waard te zijn af. Toen de eerste vijftien slachtoffers niet ontdekt werden, vond hij dat hij het recht had om door te gaan. Op het laatst voelde hij zich zo almachtig dat hij voor zijn gevoel rechter, jury, aanklager en God tegelijk was.

In 1987 wordt Donald veroordeeld tot vier maal levenslang en een boete van 270.000 dollar.

19.

De onaantastbare

Colin Norris, Engeland, 2002

Wie een kuil graaft

Nadat de advocaat zijn cliënt Colin Norris iets influistert neemt hij kort het woord in de doodstille rechtszaal aan de rivier de Tyne in Newcastle. Volgens de verdediger heeft de aanklager geen poot om op te staan omdat elk hard bewijs ontbreekt. Niemand, maar dan ook niemand heeft zijn cliënt insuline zien inspuiten bij patiënten. En als er al iets gespoten is, waarom zou juist zijn cliënt dit dan hebben gedaan? Elke willekeurige ander zou net zo goed in aanmerking komen. Immers, een ziekenhuis is een openbare instelling. Of stierven de patiënten misschien aan spontaan ontregelde bloedsuikerwaarden?

Maar dan valt de verdediger in zijn eigen gegraven kuil: hij prijst de sublieme omgangsvormen van zijn cliënt met ouderen, en dat is een fatale vergissing, omdat de aanklager namelijk het onbeschofte gedrag van de verdachte verpleger, om de jury niet te beïnvloeden, tot nu toe niet had genoemd. De rechter trekt nu flink van leer: 'U vergist zich danig! Verdachte was juist hondsbrutaal!'

Padvinder

De wieg van Colin Norris staat in de St. Patrick-wijk in het Schotse Glasgow, een belangrijke industriestad. Zijn vader is bij zijn geboorte net 21 en zijn moeder nog jonger. De man is taxichauffeur, de vrouw typiste. Als zijn ouders werken is Colin bij zijn oma van moederskant. Zij zal in zijn geschiedenis een terugkerende rol spelen.

Colin blijft enig kind en doet op de basisschool op woensdagmiddag aan toneel. Daarnaast zit hij op padvinderij.

Als hij zeven jaar is gaan zijn ouders uit elkaar. Dat zijn vader daarna nog nauwelijks contact met zijn zoon onderhoudt zal Colin hem nooit vergeven. Zijn moeder trekt met de jongen in bij haar tweede echtgenoot, een bouwvakker en diens tweejarige zoon. Ze wonen om de hoek bij Colins oma en er gaat geen dag voorbij of Colin zit bij zijn geliefde oma op de bank.

Op de middelbare school is hij ondanks zijn matige prestaties de grapjas van de klas, een verschijnsel dat bij seriemoordenaars in de gezondheidszorg vaak voorkomt. Colin trekt met zijn droge humor de aandacht. Maar geestigheid kan ook een masker zijn en onderhuids smeult er iets. Op zijn zeventiende, tijdens een van de sporadische contacten met zijn vader, steelt Colin 20 pond uit de portemonnee van zijn opa van vaderszijde, een dag voor de begrafenis van diens vrouw. Het is geen fortuin, maar wel een bedrag dat de man nauwelijks kan missen. Als de diefstal uitkomt, wil vader zijn zoon nooit meer zien. Maar Colin heeft nog een rekening te vereffenen. Een jaar later eist hij 18.000 pond als schadevergoeding voor de echtscheiding van elf jaar eerder. Voor zijn vader gaat zijn zoon nu over een onacceptabele grens en hij wil niks meer met Colin te maken hebben.

Na zijn middelbare school wordt Colin reislustig, althans in gedachten. Hij volgt een studie voor toerisme en recreatie. Ondertussen is het hem duidelijk geworden dat hij niet op meisjes valt en als hij zijn moeder vertelt dat hij een voorkeur voor mannen heeft, staat ze vierkant achter hem.

De collegebanken bieden hem te weinig avontuur en na een jaar houdt hij zijn studie voor gezien. Hij belandt achter de balie van een reisbureau en boekt drie jaar lang buitenlandse vakantiebestemmingen. Tot al die vliegreizen naar Tenerife zijn neus uit komen en het volgen van een EHBO-cursus hem op een idee brengt: in de verpleging kan hij iets voor mensen betekenen.

Autoriteitsprobleem

In Dundee, ruim honderd kilometer noordoostwaarts, schrijft Colin zich in voor een driejarige verpleegopleiding. Hij verzuimt er nogal wat colleges en behoort hier niet tot de slimsten. Bovendien valt zijn autoriteitsprobleem op: bij de minste of geringste kritiek van zijn docenten protesteert hij heftig, wat dan ook voor heel wat botsingen met zijn studiebegeleider zorgt. Volgens Colin komt dat omdat de vrouw een karakterloos schepsel is. Zij wijt de oorzaak aan Colins arrogantie en zijn eigenwijsheid.

Tijdens zijn opleiding volgt Colin twee praktijkstages. Zijn eerste praktijkperiode speelt zich af in het Ninewells Hospital, in dezelfde stad. Hij loopt mee op afdeling 11, waar veel patiënten met suikerziekte verpleegd worden. Dit is een niet te verwaarlozen gegeven, zo zal later blijken. Wanneer een van de patiënten per ongeluk naast de po plast, weigert hij haar bed te verschonen.

Tijdens zijn tweede stage werkt hij op afdeling 7 van het Royal Victoria Hospita, eveneens in Dundee. Wat Colin niet lekker zit is dat hij, in plaats van een swingende rol te spelen op bijvoorbeeld een eerstehulpafdeling, op een geriatrische afdeling is geplaatst. Hij klaagt steen en been, en zegt letterlijk dat hij, ondanks zijn sterke band met zijn oma, een afkeer heeft van oude mensen. Leidinggevenden zijn hem ter wille en hij wordt overgeplaatst naar het Riverside Victoria Hospital, waar hij evenwel weinig mee opschiet, want ook daar liggen meest ouderen. Dat de transfer Colin niet bevalt, blijkt wel uit het feit dat hij zich na drie dagen ziek meldt en nooit meer terugkeert. Niemand schopt hem van de universiteit.

Tijdens zijn opleiding woont Colin een lezing bij over de wegens procedurefouten in hoger beroep vrijgesproken verpleegkundige Jessie McT., die net als Colin uit Glasgow komt. Ze werd in 1975 tot levenslang veroordeeld voor de moord op één patiënt en viermaal poging tot moord door middel van een overdosis insuline. Vermoedelijk waren er 22 slachtoffers. Tijdens zijn eigen rechtszaak zegt Colin zich deze lezing niet te herinneren, wat vreemd lijkt omdat hij een jaar daarna op gelijke wijze zelf aan het moorden slaat.

Colin behaalt zijn diploma verpleegkunde op zijn 25ste, waarna hij in oktober 2001 in het Leeds General Infirmary wordt aangenomen, een opleidingsziekenhuis dat behoort tot een van grootste in Europa.

Colin huurt een busje om zijn servies, de televisie en zijn bed te vervoeren en rijdt 450 kilometer naar het zuiden. In Leeds zal hij in krap twee jaar tijd met verschillende mannelijke partners samenwonen, die tijdens de rechtszaak een boekje over hem zullen opendoen.

Helderziend

In het eerste ziekenhuis waar de verpleger na zijn opleiding komt te werken, krijgt hij – ondanks de voortdurende clashes in zijn inwerkperiode – een vaste aanstelling op de orthopedische afdeling. Net als tijdens zijn stage zijn de meeste patiënten die onder zijn hoede vallen behoorlijk op leeftijd. Om de nachtdiensten die hij veelal draait te veraangenamen, glipt hij in het pikdonker door de branduitgang naar buiten om een sigaretje te roken.

Ruim een jaar na zijn indiensttreding wordt in de vroege ochtenduren een van de patiënten hevig benauwd en half bewusteloos gevonden. De 86-jarige dame was een week tevoren aan haar heup geopereerd, maar had alweer rechtop in bed, geanimeerd zitten babbelen met kamergenoten bij een kopje thee met scones.

Een inderhaast opgeroepen arts constateert na bestudering van de laboratoriumuitslagen dat het bloedsuikergehalte van het slachtoffer veel te laag is, iets wat ongewoon is bij een niet-suikerpatiënt. Is er misschien per ongeluk een verkeerde injectie gegeven? Uitgebreider laboratoriumonderzoek toont een honderdvoudig verhoogd insulinegehalte in het bloed van de vrouw aan, een hoeveelheid die onmogelijk per abuis kan zijn toegediend. Hier is meer aan de hand. De gevolgen voor het slachtoffer zijn onomkeerbaar: ze heeft hersenschade opgelopen en overlijdt een paar dagen later.

Als rechercheurs de dood van het slachtoffer onderzoeken blijken er in het laatste halfjaar nóg vier dames te zijn geweest wier conditie acuut verslechterde. Alle vier waren ze net als de dame van het kopje thee met scones lastig, veeleisend en incontinent, maar ze waren geen suikerpatiënt.

19. De onaantastbare

Toen Colin goed en wel vijf maanden op de afdeling werkte, was het eerste slachtoffer gevallen: een broze, kwetsbare 90-jarige vrouw die haar been had gebroken. Ze wordt 's avonds om half elf, anderhalf uur nadat broeder Colin de afdeling heeft verlaten, nog nauwelijks aanspreekbaar gevonden. Gelukkig knapt ze weer op.

Zes weken later wordt een 80-jarige hartpatiënte in soortgelijke conditie gevonden om 08.10 uur 's morgens, ditmaal vijfentwintig minuten nadat de broeder de afdeling heeft verlaten. Ze sterft.

Na vier weken vindt de verpleger zelf tijdens zijn nachtdienst, een 88-jarige vrouw. Ze wordt niet meer wakker en overlijdt binnen een etmaal.

Zonder dat de overlijdensgevallen nog enige argwaan hebben gewekt wordt broeder Colin tijdelijk overgeplaatst naar een dependance, het St. James's Hospital. Daar is hij alweer de degene die, tijdens zijn nachtdienst, een 79-jarige dame in bewusteloze toestand aantreft. Ook bij haar wordt een diabetisch coma vastgesteld. Niemand ruikt onraad. Een dag later, op haar verjaardag, laat ze het leven. Opvallend is dat als de broeder haar vindt, hij als een zoutpilaar naast haar bed blijft staan, alsof het hem als verantwoordelijke verpleegkundige niet aangaat. Tevens ontdekt een collega dat de voorraad insuline in de koelkast op is.

Rechercheurs maken uit de verpleegrapportage op dat broeder Colin de dood van de dame die van het kopje thee met scones min of meer voorspelde. Een uur voor ze werd gevonden had hij immers een collega gemeld dat hij de vrouw 'niet in orde vond', al kon hij zijn zorg niet specificeren. 'Wat ik je brom, die oudjes gaan altijd tijdens mijn dienst de pijp uit. Ik geef haar nog tot kwart over vijf,' had hij gezegd. Waarbij de collega haar wenkbrauwen had gefronst. Toen ze samen bij het bed van de benauwde, bewusteloze patiënt stonden had hij triomfantelijk op zijn horloge geklopt met de woorden: 'Nou, wat heb ik je gezegd?'

De rechercheurs ruiken een spoor. Telkens wanneer er een patiënte bewusteloos wordt aangetroffen, duikt de naam van Colin Norris op. Medisch deskundigen bestuderen alle 72 sterfgevallen die tijdens zijn dienstverband plaatsvonden. Achttien overlijdensgevallen verdienen nadere toetsing, wat uiteindelijk leidt tot verdenking van de betrokkenheid van broeder Colin bij de desastreuze achteruitgang van vijf vrouwelijke patiënten.

Vakantiefoto's

Ondertussen zit er een pedant ventje op het bureau. Seriemoordenaars in de gezondheidszorg kunnen zich als ze onder verdenking staan opmerkelijk hooghartig gedragen. Wanneer zijn vermoedelijke rol aan de orde komt blaft Colin de rechercheurs toe: 'Hoe komen jullie erbij?' Geconfronteerd met foto's van de vijf slachtoffers zegt hij er maar een te herkennen, terwijl hij alle vrouwen dagenlang verpleegde. Hij heeft gewoon pech gehad dat er tijdens zijn dienst zoveel mensen zijn doodgegaan, vindt hij.

De hoofdrechercheur zal later verklaren dat de verwaandheid van Colin Norris stuitend was. Op iedere vraag die gesteld werd ontkende hij niet zijn schuld, maar herhaalde hij telkens dat zij niets konden bewijzen. Soms weigerde hij te antwoorden; hij stond plots op, smeet zijn stoel in een hoek en pas toen hij gekalmeerd was kon het verhoor worden voortgezet. Los van zijn aandeel toonde hij geen enkel medeleven met het slachtoffer of diens nabestaanden. In plaats daarvan klaagde hij aan één stuk door over de slechte behandeling die hem ten deel viel.

Helaas moeten de rechercheurs hem bij gebrek aan een officiële beschuldiging voorlopig laten gaan. Colin wordt geschorst door zijn werkgever, die het ergste vreest. Hij laadt zijn spullen weer in het busje en keert terug naar Glasgow. Alsof hij de rechercheurs bespottelijk wil maken, stapt hij op het vliegtuig naar de zon. Eenmaal terug op eigen bodem flaneert hij bruinverbrand langs terrasjes in de stad en laat grinnikend aan een ieder die maar wil zijn vakantiefoto's zien.

Terwijl de verdachte lag te zonnebaden hebben de rechercheurs 7000 verklaringen afgenomen en zijn er 3000 bewijsstukken in beslag genomen, waaronder dienstlijsten, apothekersbestelformulieren, de verpleegkundige rapportage en patiëntengegevens. Er komt ook nog iets onverwachts aan het licht: op dagen dat Colin zich in het Leeds General Infirmary ziek meldde of nascholing moest volgen, draaide hij voor een uitzendbureau vier diensten in twee andere ziekenhuizen.

Uit alle gegevens komt een ander beeld naar voren dan dat wat de ziekenbroeder van zichzelf geeft. Zo zou hij geweigerd hebben de urineopvangzak van een doodzieke man te legen met de woorden dat de man dat best zelf kon, wijzend naar het toilet aan het eind van de gang. De man valt bij zijn poging om uit bed te komen en bezeert zich lelijk.

Andere patiënten getuigen dat de broeder bij een verzoek om hulp zich omdraaide of hen in het ergste geval uitschold.

In oktober 2005, bijna drie jaar na zijn eerste ondervraging, kan Colin Norris eindelijk officieel worden aangeklaagd voor vier moorden en één poging tot moord, en hij wordt ingerekend.

Oma

Was het vooronderzoek al tijdrovend geweest, de rechtszaak die in oktober 2007 begint duurt ook nog eens negentien weken. Als Colin, nog steeds met een uitstraling van 'wie doet me wat?' de rechtbank nadert, deelt hij een fotograaf een klap uit, waardoor de slanke broeder met zijn breedgerande brilmontuur toch even uit zijn evenwicht raakt.

Dat duurt echter niet lang, want als hij eenmaal in de beklaagdenbank zit, heeft hij weer het hoogste woord en spreekt de aanklager voortdurend tegen. Bij hoog en bij laag ontkent hij iets verkeerds te hebben gedaan. Rechtop zittend en met een zelfvoldane blik verbetert hij aanhoudend getuigen-deskundigen.

Ja, tijdens zijn eerste stage werd hem uitvoerig de werking van insuline onderwezen. Ja, hij had gezegd dat hij niet dol was op geriatrische patiënten. En ja, hij zag ertegen op om oudere vrouwen van de leeftijd van zijn oma van onderen te wassen. De geur van urine die rond incontinente patiënten hangt, maakte hem misselijk. Het voorspellen van het doodstijdstip was een grapje geweest, zoals personeel nou eenmaal zwarte humor gebruikt.

Een vroegere partner van de verdachte getuigt hoe Colin fanatiek de ziekenhuistelevisieserie *Holby City* volgde, waarin in een van de afleveringen een dokter een seriemoordenaar bleek. Ook had zuster Kelly in de serie een patiënt vermoord met morfine. Toen Colin al verdacht werd, schepte hij op over de overeenkomst tussen de verdenkingen en verwikkelingen in de serie en wat hem zelf overkwam. Een tweede voormalige geliefde vertelt dat de buurvrouw gezien had hoe Colin met een injectiespuit hun drie konijnen inspoot, die dan ook kort daarna begraven konden worden. Toen hij om een verklaring vroeg zwoer Colin de langoren vitamines te hebben gegeven. Pas later gaf hij toe dat het insuline was geweest.

Niemand hield het kennelijk lang uit met Colin, want weer een andere levensgezel getuigt dat Colin ook de poes een spuitje had gegeven. Waarop hij, toen de relatie kennelijk al bekoeld was, Colin aangaf bij de politie. Deze verklaarde echter dat de kat overleden was nadat hij tegen een muur aan was gelopen.

De dierenmishandeling past bij de diagnose van de forensische psychiater. Volgens hem wilde de verdachte door de dood van zijn slachtoffer te voorspellen zijn superieure kennis demonstreren. De moorden zelf dienden als ontlading nadat slachtoffers hem geïrriteerd hadden doordat ze hem, in zijn ogen, dwongen minderwaardige klusjes op te knappen.

Een psycholoog ziet in het gedrag van de verdachte een zucht naar macht. Ook kan competitie met superieuren een rol hebben gespeeld. Doordat artsen niks in de gaten hadden, groeide het ego van de broeder. Een gevoel dat ook nog eens versterkt werd wanneer doktoren een natuurlijke-doodverklaring afgaven.

Voorbedachten rade

Naar het motief blijft het volgens de rechter raden. Hij geeft de jury de vraag in overweging waarom de verdachte de dood van het slachtoffer dat de hele zaak aan het rollen bracht , zo nauwkeurig kon voorspellen. Het antwoord blijkt uit hun oordeel: de juryleden achten Colin met een meerderheid van elf tegen één schuldig. Hij krijgt viermaal levenslang en twintig jaar voor de vier moorden; de 80-jarige vrouw, de 88-jarige vrouw, de 79-jarige dame, en de 86-jarige patiënte die van thee met scones hield. Tevens wordt hij veroordeeld voor een poging tot moord op de 90-jarige vrouw.

19. De onaantastbare

Volgens de rechter leidde het vele indirecte bewijs maar tot één conclusie: de door en door kwaadaardige man in de beklaagdenbank is de enige die een honderdvoudige dosis insuline kan hebben ingespoten. Het voorspellen van de dood wijst op handelen met voorbedachten rade.

Colin kijkt vol ongeloof naar zijn advocaat, alsof hij het vonnis niet goed gehoord heeft. Met een veroordeling had hij totaal geen rekening gehouden.

Opmerkelijk is hier het verschil met andere rechtszaken, waarbij alleen wettig en overtuigend bewijs leidt tot een veroordeling. De moeilijkheid, zo niet onmogelijkheid om seriemoorden in de gezondheidszorg te bewijzen, vraagt om verduidelijking.

Verdachten ontkennen meestal en de schuld is niet altijd hard te maken. Eenderde wordt dan ook vrijgesproken, soms pas in hoger beroep, soms alsnog, jaren na een veroordeling. De eerste reden hiervoor is dat de vermoedelijke misdaden plaatsvinden binnen een hulpverlenersrelatie, waardoor het dader-slachtoffercontact als bewijs vervalt. Ten tweede sluit de aanwezigheid van een medicijn in het lichaam van het slachtoffer niet uit dat het middel niet al eerder, tijdens de reanimatie, door het lichaam zelf is aangemaakt of per ongeluk in een verkeerde dosis toegediend werd. Ten derde draagt een ooggetuigenverslag bewijstechnisch alleen iets bij wanneer een en dezelfde getuige heeft gezien dat de verdachte injectievloeistof opzoog uit een bepaalde ampul en daarna heeft gezien dat deze het middel injecteerde December 2014. Wegens twijfel door sommigen aan Colin Norris zijn schuld, wordt zijn zaak herzien door de Criminal Cases Review Commission.

20.

De man die stemmen hoorde

Kurt Dobbelaere, België, 2007

Kiekjes

België zou België niet zijn als ook een rechtszaak, zelfs in het Hof van Assisen, waar alleen de zwaarste criminelen terechtstaan, niet gemoedelijker zou verlopen dan in Nederland. Als de toeschouwers op 26 maart 2010 binnendruppelen, ontbreken de detectiepoortjes. In afwachting van de jury en de leden van het Hof maakt een medewerker, tevens bekend misdaadauteur, kiekjes van aanwezigen. Rinkelende mobiele telefoons zijn zelfs tijdens de zitting geen enkel probleem.

Tegen de tijd dat de twee charmant geklede vrouwelijke advocaten zich in de rechtszaal in hun toga gehesen hebben en een blikje cola light voor zich hebben staan, puilt de zaal uit van de aanwezigen. Voorin zijn zitplaatsen gereserveerd voor de nabestaanden. Familieleden van de verdachte zitten verspreid. Iedereen wacht met spanning af wat er gaat komen, want de aanklacht van vier moorden en één poging tot moord liegt er niet om.

Wanneer de voorovergebogen schuifelende verdachte in de zaal wordt geleid zien we een man met een bleek, pafferig gezicht die er oud uit ziet voor zijn leeftijd van zesenveertig jaar. Sinds zijn arrestatie houdt hij al 23 maanden vol gehandeld te hebben in opdracht van zijn overleden moeder.

Maar de zitting is nog niet begonnen of hij bekent de stemmen verzonnen te hebben.

Argwaan

Op 30 augustus 2007 wordt een 93-jarige bewoonster uit Rustoord Privilege in het academisch ziekenhuis Sint-Lucas in Gent opgenomen met vermoedelijk een kleine hersenbloeding. Vreemd zijn echter haar ongewoon lage bloedsuikerwaarde en drie prikwondjes op haar dij. De arts neemt contact op met de zorgcoördinator van het rustoord Kurt Dobbelaere. Of de vrouw ook diabete is? Kurt zegt van niet. De arts kan dat maar moeilijk geloven en belt opnieuw.

'Vergist u zich niet?'

'Nee,' zegt Kurt. Nadat hij de vrouw subcomateus had aangetroffen, had hij de bloedsuikerwaarde bepaald en die was normaal. 'Maar mevrouw was wel levensmoe,' voegt hij eraan toe. Toen hij haar 's morgens vond had ze naar adem gehapt en gezegd dat ze wilde sterven.

Kurt belt later de arts terug met de mededeling dat hij op haar kamer in haar medicijndoosje vier lege ampullen insuline heeft gevonden. Bij navraag ontkent de dochter van mevrouw dat haar moeder suïcidaal was. Bovendien weet ze zeker dat het medicijndoosje leeg was.

Ondanks adequate behandeling blijft verbetering van de toestand van de patiënte uit en ze overlijdt dertien dagen later. Haar dochter vertrouwt de zaak niet en licht de politie in, die het stoffelijk overschot van haar moeder in beslag neemt.

Als drieënhalve maand later in hetzelfde ziekenhuis een 82-jarige comateuze bewoonster, ook uit Rustoord Privilege met eveneens een extreem lage bloedsuikerwaarde wordt binnengebracht, kan zij nog op het nippertje worden gered.

Hier klopt iets niet, denkt de arts, en hij meldt de verdachte verschijnselen aan het ambt van de Procureur des Konings, die de zaak overdraagt aan de federale gerechtelijke politie, die al belast is met het onderzoek van het eerdere sterfgeval.

Diefstal

Kurt Dobbelaere heeft in tegenstelling tot de meeste andere seriemoordenaars geen getraumatiseerde jeugd. Hij wordt in 1964 geboren in de provinciestad Eeklo, zo'n 35 kilometer ten noordwesten van Gent, als eerste kind in een katholiek gezin. In deze streek zal hij zijn hele verdere leven blijven wonen. Zestien maanden na hem volgt er nog een broertje. Thuis komt hij volgens de andere gezinsleden niets tekort. Kurt zelf heeft zich echter altijd achtergesteld gevoeld.

Zijn moeder, die een kapperszaak aan huis runt, heeft de broek aan. Zijn vader is volgens de latere echtgenote van Kurt een sukkelaar, die in ploegendienst werkt. Op zijn negende gaat de jongen op voetballen en hij verlaat de sport weer op zijn 36ste op onverkwikkelijke manier, waarover we later meer horen.

Rond zijn tiende beginnen zich in Kurts omgeving opvallende gebeurtenissen voor te doen. Zijn broer mist een aantal Belgische franken, ook diens vriend mist geld en er verdwijnen biljetten uit de handtas van een klant van de kapperszaak die net onder de droogkap zit. Kurts moeder zegt, om haar zoon te beschermen, dat ze het bedrag per vergissing opgeraapt heeft nadat het kennelijk uit de tas was gevallen. Maar thuis is het vertrouwen geschaad. Voortaan zijn alle kasten afgesloten en krijgt Kurt, tot hij op zijn dertigste trouwt, nooit meer een eigen huissleutel.

Op school is Kurt een gemiddelde leerling. Als hij een keer te laat komt, liegt hij dat zijn oma is overleden. Omdat hij van zijn moeder geen kapper mag worden, volgt hij na zijn middelbare school kort een technische opleiding. Daarna richt hij zich op tuinbouw en hij doet ook nog een mislukte poging om onderwijzer te worden. Rond zijn twintigste heeft hij met twee meisjes achtereen verkering maar geen van beiden krijgt de goedkeuring van zijn moeder, waarop de relaties stranden. Wegens chronische astma wordt hij afgekeurd voor militaire dienst. En dan besluit Kurt de verpleging in te gaan.

Bedroevende reputatie

Zijn klassenleraar herinnert zich hem als een ijverige scholier. Een klasgenoot zegt geen hoogte van Kurt te hebben gekregen.

Na zijn diplomering als verpleegkundige in 1987 werkt Kurt achtereenvolgens één jaar op de intensive care van een ziekenhuis, tweeënhalf jaar in een verzorgingstehuis en acht jaar in een psychiatrisch centrum. Hij krijgt verkering met zijn toekomstige vrouw Martine. Meerdere malen vertrekt ze huilend omdat Kurts moeder zo onaardig doet.

Als ze van Martines spaargeld grond kopen om daar een huis te laten bouwen, trouwen ze voor de wet, maar blijven tot aan het kerkelijk huwelijk, drie jaar later, apart wonen. In 1996 krijgt het echtpaar een dochter. Kurts vingers zitten kennelijk weer los en hij steelt 15.000 frank uit de portefeuille van zijn neef.

Vanaf de zomer 1998 runt hij een drukke eigen praktijk als thuisverpleger, zodat hij zijn zieke moeder, bij wie darm- en leverkanker is geconstateerd, kan verplegen, tot ze een jaar later op 55-jarige leeftijd overlijdt. Een van zijn andere patiënten ziet twee van haar verdwenen ringen in de etalage van een juwelier liggen. Natuurlijk ontkent Kurt daar iets mee te maken te hebben, maar hij wordt niettemin tot vijf jaar voorwaardelijk veroordeeld voor misbruik van vertrouwen, oplichting en valsheid in geschrifte ten nadele van dertien patiënten, en moet zich verplicht onder psychiatrische behandeling stellen. Dat doet hij mits zijn vrouw meekomt naar de spreekkamer, waar hij, volgens haar, amper iets zegt. De psychiater diagnosticeert hem als manisch-depressief en hij krijgt antidepressiva voorgeschreven. Waarbij weer Martine degene is die ervoor zorgt dat hij zijn pillen ook slikt. Kurt ontvreemdt als penningmeester 15.000 frank uit de kas van zijn eigen voetbalclub.

Maar de voorwaardelijke straf belemmert de verpleger geenszins om zich over zieken te ontfermen. Hij werkt vijf jaar en vervolgens vier maanden in twee achtereenvolgende rustoorden, tot hij in oktober 2006 in dienst komt bij Privilege, waar hij eind 2007 wordt gearresteerd.

Goede vraag is hoe het hem met een voorwaardelijke veroordeling op zijn Verklaring Omtrent het Gedrag (VOG) nog steeds lukt om aan de slag te gaan bij de laatste drie rustoorden. Heel gewoon: hij speldt de sollicitatiecommissie op de mouw dat hij door toedoen van personeel van zijn thuiszorgbedrijf verwikkeld is geraakt bij financiële ongeregeldheden en wordt op zijn blauwe ogen geloofd zonder dat er ooit referenties worden opgevraagd. En omdat hij in eerste instantie zo goed bevalt, verdiept geen werkgever zich meer in de details.

Benieuwd naar de ontslagreden bij al zijn werkgevers? In de eerste twee instellingen vertrekt Kurt zelf na op zijn vingers getikt te zijn. In het psychiatrisch centrum krijgt hij op verzoek loopbaanonderbreking om zijn moeder te kunnen verplegen. In de vierde instelling gaat hij wegens klachten uiteindelijk akkoord met verbreking van het arbeidscontract, en in de vijfde wordt zijn arbeidscontract niet meer verlengd.

Bij zijn werkgevers werd kennelijk veel door de vingers gezien, want overal krijgt hij een bedroevende reputatie. Bij aanvang van zijn dienstverband is men razend enthousiast vanwege zijn gedrevenheid, maar allengs wordt de samenwerking stroever. Personeelsleden zijn bang en nemen ontslag. Achteraf wordt Kurt beschreven als een machtswellustige, leugenachtige gladjanus, die je nooit recht aankijkt. In alle instellingen verdwijnen geld en eigendommen, wordt Kurt beschuldigd van chantage, stalking, ongewenste intimiteiten en seksuele intimidatie.

Familiebedrijf

Kurt heeft dan al in de gaten dat vlammen winst kunnen opleveren. Al ten tijde van zijn dienstverband in het psychiatrisch centrum brandt er een badkamer van een patiënt volledig uit, zonder dat er een oorzaak wordt vastgesteld. Acht jaar later veroorzaakt hij brand in zijn eigen keuken, voert de kruimeldief op als boosdoener en krijgt van de verzekering 22.000 euro uitbetaald voor nieuwe keukenkastjes, keukengerei en een koelkast.

Rustoord Privilege is een particulier gerund familiebedrijf – een gewoon fenomeen in België. De directie bestaat uit een broer en zus zonder verpleegkundige of medische opleiding. Hun vader zit in het bestuur waarin eveneens huisartsen vertegenwoordigd zijn en hun moeder doet de catering. In het wat ouderwetse, vier verdiepingen tellende gebouw in het centrum van Gent is plaats voor 56 bewoners. Ook in het Rustoord Privilege haalt Kurt voordeel uit een brandje wanneer een bewoner, die er warmpjes bij zit, na een epileptisch aanval door Kurt en een collega op zijn bed is gelegd. Onverwacht komen er vlammen uit het kussen. Kurt doet bij het blussen alsof zijn knie verwond raakt en beschuldigt de bewoner van roken in bed, wat deze ontkent. Nadat hij heeft geweigerd de wond aan zijn knie door een collega te laten verbinden, gaat hij een maand met ziekteverlof. Al de volgende dag schrijft hij een brief aan de Procureur des Konings om eerherstel en eist van de bewoner een morele schadevergoeding van 10.000 euro. Uiteindelijk geeft de man Kurt, om van het gezeur af te zijn, 7000 euro.

Als Kurt gearresteerd wordt heeft hij al maandenlang slaapproblemen. Vertoonde hij in al zijn betrekkingen al een overmatige werkdrift, in Rustoord Privilege belt hij 's nacht om vier uur al aan om binnengelaten te worden. Bij hem thuis vindt ondertussen een vreemd incident plaats: ineens staat zijn garage blank. Als zijn vrouw, die alle administratie van de brand in de keuken nog vers in haar geheugen heeft, weigert de verzekering te bellen, gaat hij door het lint.

Losgeslagen

Drie dagen na terugkeer van zijn ziekteverlof, waarin zijn schoonvader eveneens op betrekkelijk jonge leeftijd is overleden, injecteert Kurt een 85-jarige verwarde, dove en blinde vrouw met een overdosis insuline. Ze wordt subcomateus gevonden en de familie besluit tot een afwachtend beleid. Nadat Kurt haar bloeddruk en polsslag heeft gemeten, noteert hij op de verpleeglijst dat ze 'nog geen lijkvlekken' heeft, terwijl ze nog leeft. Al bij de eerste verhoren beweert hij dat zijn moeder hem het kamernummer had doorgegeven met de opdracht deze vrouw te doden. Na afloop had ze hem met een kus op zijn voorhoofd beloond.

De volgende dag doodt hij op dezelfde wijze een 88-jarige man met de ziekte van Parkinson. Een halfuur na de inspuiting biedt hij aan de man zelf te wassen, wat als zorgcoördinator buiten zijn takenpakket valt. De familie, niet wetend dat er sprake is geweest van een bewuste poging de man te doden, besluit ook hier tot een afwachtend beleid. Na het overlijden diezelfde dag treft de dochter een houten kruis in haar vaders handen aan. De Parkinsonpatiënt kon dat gezien zijn ziekteverschijnselen onmogelijk zelf gepakt hebben. Belangstellend vraagt Kurt wanneer de crematie plaatsvindt. Een deel van de verpleegrapportage over de man blijkt zoek.

Vijf dagen nadien injecteert Kurt 93-jarige bewoonster bij wie de opnamearts de drie prikwondjes op haar dij vond. In de rechtszaal wordt gemeld dat de spoedarts van de ambulance een verpleeghulp in de lift heeft horen zeggen dat het rustoord behekst is, want de bewoonster was al de derde die week bij wie dringende medische hulp nodig was. De patholoog-anatoom getuigt dat er hersenschade ten gevolge van zuurstof- en suikertekort is aangetoond, naast schade aan het centrale zenuwstelsel. Verschijnselen die horen bij een overdosis insuline.

Een dag later spuit Kurt een dementerende 86-jarige dame – zoals alle slachtoffers trouwens – 's morgens tussen zes en half zeven een overdosis in. Als ze niet wakker wordt, vermoedt de huisarts een kleine hersenbloeding. Er wordt geen behandeling gestart en de vrouw overlijdt de dag daarna.

Dan last Kurt een adempauze in. Is hij op zijn hoede omdat de opnamearts tot twee keer toe heeft gebeld of de 93-jarige bewoonster ook diabeet was?

Snoeischaar met oplader

Volgens Martine, zelf ook verpleegkundige, begint Kurts gedragsverandering na het overlijden van zijn moeder. Thuis spookt hij 's nachts rond. Hoewel hij jarenlang goed voor vrouw en kind heeft gezorgd, slaat hij haar nu vijfmaal een blauw oog en gooit het servies aan diggelen. Martine had nooit begrepen waarom haar man telkens van baan veranderde.

Op zijn werk maakt Kurt overuren. Herhaalde malen wordt hij 's morgens vroeg aan zijn bureau aangetroffen met zijn hoofd in zijn handen. Als zijn vrouw hoort over de vreemde overlijdensgevallen op zijn werk schrikt ze.

Ondanks dat Kurt in deze periode tweemaal met zijn broer op de vuist gaat en een straatverbod krijgt, zijn de patiënten nog steeds goed over hem te spreken.

Iets meer dan een maand na de laatste moord zoekt Kurt 's nachts op internet op wie, in geval van kortsluiting in een nieuw apparaat, verantwoordelijk is als er brand uitbreekt. Hij gaat deze keer goed geïnformeerd te werk. Nadat later zijn computer in beslag is genomen en hij met zijn surfgedrag wordt geconfronteerd, beschuldigt hij zijn vrouw.

Onbewust was zij echter wél bij deze tamelijk amateuristische actie betrokken want de volgende morgen draagt Kurt haar op een elektrische snoeischaar met oplader te kopen, en snel ook. Diezelfde dag nog steekt hij kranten in brand en werpt die naar het aangeschafte apparaat. In een mum van tijd staat de schuur in lichterlaaie. Een buurvrouw roept dat ze rook ziet en Kurts vrouw en dochter kunnen nog maar net het huis ontvluchten, dat ook vlam heeft gevat. Het huis zal onbewoonbaar worden verklaard met een door de verzekeringsexpert vastgestelde schade van 267.121 euro. Zelf verklaart de verdachte tijdens de rechtszaak dat hij zelfmoord wilde plegen. Zijn vrouw haakt daar tijdens haar verklaring huilend op in met de woorden dat als er iemand zou zijn overleden, zijzelf en haar dochter dat zouden zijn geweest, omdat de brandstichter zelf buiten stond te kijken.

Tien dagen na de brand injecteert Kurt de 82-jarige bewoonster met een hoge dosis insuline. Doelbewust vertraagt hij haar vervoer naar het ziekenhuis door akkoord te gaan met ziekenvervoer dat pas drie uur later beschikbaar zou zijn, in plaats van een spoedambulance te regelen. De vrouw kan in het ziekenhuis nog net worden gered. Tijdens de zitting sloft ze, na een lang en moeizaam herstel, met behulp van haar rollator dapper als getuige naar voren. Ze zegt heel nog lang slaapproblemen te hebben gehad, bang dat iemand het weer op haar gemunt had.

De verdachte, die weliswaar zijn excuses aanbiedt, lijkt desondanks niet echt geïnteresseerd in haar leed. In zijn ogen is híj het slachtoffer. Hij bekent bewoners gedood te hebben omdat het oneerlijk was dat zijn moeder en schoonvader al op jonge leeftijd stierven, terwijl die oudjes maar voortleefden.

Toneelspelen

Bij het eerste verhoor vlak voor zijn arrestatie is Kurt coöperatief maar hij ontkent ook maar iets met het inspuiten van insuline te maken te hebben.

Na zijn arrestatie begint hij ineens over de stem van zijn moeder die hem zou hebben aangespoord. Nu pas wordt hij zich ervan bewust dat de bewoners overleden wanneer hij in de buurt was. Zijn moeder zou gezegd hebben dat de bewoners bij haar moesten komen. Hij was een willoos slachtoffer geweest die op commando insuline spoot, waarbij, als bij Russische roulette, het lot bepaalde hoeveel er gespoten werd. Als een getalenteerd toneelspeler kijkt hij naar de deur en zegt bang te zijn dat zijn moeder binnenkomt en daarna doet hij alsof hij haar ziet zitten. Omdat hij betrapt is, verbiedt zijn moeder hem nu te eten en te drinken. Terstond blijkt de arrestant gewoon voeding tot zich te nemen. Ook zegt hij behandeld te willen worden.

's Avonds belt Kurt zijn vader en zegt huilend dat hij geprobeerd heeft zich met zijn broekriem op te hangen. Als de man arriveert, blijkt Kurt wel apathisch maar is duidelijk dat hij de zelfmoordpoging verzonnen heeft. Zijn vrouw Martine laat zich van hem scheiden en heeft hem na zijn arrestatie nooit meer bezocht.

Tijdens de ondervragingen weigert de verpleger in een drietal gevallen abrupt verdere medewerking. Als eerste wanneer een psychiater door zijn hallucinaties heen prikt. Waandenkbeelden ontstaan immers niet ineens na iemands overlijden, maar al op veel jongere leeftijd. Ook de precieze aanwijzingen die Kurts moeder zou hebben gegeven komen hem hoogst onwaarschijnlijk voor. Vervolgens weigert Kurt mee te werken wanneer een spoedopname in een psychiatrische kliniek ter sprake komt. En ten slotte als hij geconfronteerd wordt met zijn gevolgde bijscholing in 2004 ten behoeve van patiënten met suikerziekte, waardoor van hij de werking van insuline uitstekend op de hoogte zou moeten zijn.

Een samenvatting van de psychologische en psychiatrische beoordeling luidt als volgt: opvallend is de afwezigheid van emotie en spijt bij de verdachte. Ook al probeerde Kurt zijn verwarde geest op te voeren, bij het invullen van de testen blijkt hij over een normaal concentratievermogen te beschikken. Bij het beantwoorden van vragen over de hallucinaties was zijn reactietijd aanmerkelijk trager, wat op liegen duidt. Deze man is een koelbloedige moordenaar met psychopathische kenmerken, zoals extreme leugenachtigheid, dominantie, agressief narcisme, manipulatie en mooipraterij. Hij was volledig toerekeningsvatbaar tijdens de misdrijven en levert daarom een permanent gevaar op voor de maatschappij.

Nadat de volledige jury tot een schuldig bepaling is gekomen besluiten de beroepsrechters van het Hof van Assisen en juryleden samen unaniem dat Kurt Dobbelaere levenslang achter de tralies gaat. In hoger beroep gaan is na een uitspraak van het Hof van Assisen niet mogelijk.

21.

Spoorzoeken

Charles Cullen, Verenigde Staten, 1987

Curriculum vitae

Hoewel Nederland pas sinds 1996 een BIG-wet kent, dateert de Beroepsregistratie voor personeel In de Gezondheidszorg in Noord-Amerika al van vóór 1970. Uit de geschiedenis van Charles Cullen blijkt echter dat dit systeem aan alle kanten lekt, al is het alleen maar omdat gedurende de werkzame periode van Charles, tussen 1984 en 2003, de State Board of Nursing, zoals de BIG in Amerika heet, per staat gold en niet voor het hele land. Voor Charles betekent dit een vrijbrief om, als hij het in de staat New Jersey benauwd krijgt, uit te wijken naar Pennsylvania.

Exclusief zijn opleiding tot verpleegkundige werkt Charles Cullen gedurende zestien jaar in tien verschillende gezondheidszorginstellingen verdeeld over twee Amerikaanse staten. In vier instellingen wordt hij de laan uit gestuurd, viermaal vertrekt hij vrijwillig, eenmaal wordt hij gevraagd zijn ontslag in te dienen, en in een instelling waar hij via een uitzendbureau werkt, willen ze niet langer van zijn diensten gebruikmaken.

Tegenspoed

Op een februariochtend in 1960 wordt Charles als jongste kind in een katholiek gezin van acht kinderen, prematuur geboren. De familie woont in een arbeidershuisje in het plaatsje East Orange aan de lawaaierige doorgangsroute naar het industriegebied ten westen van de Hudson-rivier, in de staat New Jersey. Niet lang nadat Charles uit de couveuse is gekomen en naar huis mag, treft zijn vader een ernstige ziekte en overlijdt.

Met alleen nog de moeder als kostwinner, houdt het gezin maar nauwelijks het hoofd boven water. Letterlijk op haar knieën verdient ze een karig loontje door in de huizen van de beter gestelden te boenen en te schrobben. Zodra ze de deur uit gaat, dragen de oudere kinderen de zorg voor de kleintjes. Speciaal de tengere Charles is een moederskindje, dat lijdt onder haar afwezigheid. Zo goed en zo kwaad als het gaat groeit hij als een tegendraads jochie naast zijn vijf zussen en twee broers op. Al in zijn vroege jeugd zit hij urenlang op het muurtje voor de deur te kijken in de richting waar zijn moeder om de hoek moet verschijnen. Op zijn negende jaar doet hij zijn eerste zelfmoordpoging door chemicaliën te slikken.

Zijn lagere- en middelbareschoolperiode verlopen zonder al te veel problemen. Als Charles zeventien is, wordt het gezin opnieuw door een tragedie getroffen. Moeder overlijdt bij een auto-ongeval, waardoor de vijf kinderen die nog thuis wonen aan hun lot overgelaten zijn.

Matroos

Charles wil de wijde wereld in en op zijn achttiende jaar tekent hij bij de Amerikaanse marine. Na een interne opleiding wordt hij bevorderd tot technicus derde klasse, gespecialiseerd in onderzeeboten en wordt hij geplaatst aan boord van een nucleaire onderzeeër. Maar de spichtige knaap valt buiten de groep. In de kajuit is hij het mikpunt van spot. De enige plek waar hij zich enigszins in de luwte bevindt is de ziekenboeg en als zijn werkschema het toelaat helpt hij daar een handje.

Tijdens zijn verlof paradeert Charles trots in zijn uniform door de buurt. Maar onder zijn matrozenpet is het droevig met hem gesteld. Charles lijdt aan depressies, hij doet een tweede zelfmoordpoging en belandt voor het eerst in een psychiatrische kliniek.

Als hij zes jaar in de marine dient wordt hij om duistere reden afgemonsterd. Boze tongen beweren dat hij, in plaats van in de machinekamer, is aangetroffen in doktersjas, met een mondlap voor en steriele handschoenen aan, achter het bedieningspaneel waarmee atoombommen kunnen worden afgevuurd.

En zo staat hij dus op zijn 24ste weer zo vrij als een vogeltje op de wal. Hij richt zich op wat hij eigenlijk het liefst wil, en dat is mensen helpen.

The Shadow

Na zijn ontslag bij de marine begint Charles in 1984, acht kilometer ten noorden van zijn geboorteplaats in het plaatsje Montclair, met de opleiding voor ziekenverpleger. Hoewel hij tijdens zijn opleiding opnieuw getroffen wordt door een zwaar verlies wanneer zijn oudere broer een eind aan zijn leven maakt, steekt Charles drie jaar later, met goede cijfers zijn diploma in zijn zak. Hij trouwt met zijn vriendin, die computerprogrammeur is, en het echtpaar betrekt een keurige woning in het plaatsje Phillipsburg in het westen van New Jersey. Daar wordt een jaar later hun eerste dochter geboren en na vier jaar nog een meisje.

In het jaar dat hij vader wordt krijgt Charles een vaste aanstelling in de eerste instelling waar hij zal werken, het meest prestigieuze, oudste en grootste medische centrum van de staat New Jersey, in Livingston, 90 kilometer ten oosten van zijn woonplaats, waar hij bij het brandwondencentrum komt te werken.

Werken op een brandwondencentrum is een mooi begin van een carrière, zou je zeggen. Charles draait er voornamelijk nachtdiensten en dwingt respect af bij collega's en leidinggevenden. Hij sloopt zich uit om het iedereen naar de zin te maken. Ook kan hij grappig uit de hoek komen en is hij op een onbeholpen manier charmant. Een patiënt hoeft maar te kikken over een pijntje en Charles staat al met een injectienaald klaar. En hoewel hij zijn draai op de afdeling gevonden lijkt te hebben, houdt hij iets afstandelijks.

Na een dag rennen en vliegen, inclusief alle overuren die hij draait, ploft hij thuis in zijn fauteuil voor de televisie en doet hij vervolgens geen mond meer open. Als zijn dochtertje het waagt om te huilen, zet hij haar hardhandig bij zijn vrouw in de keuken. Tegen zijn echtgenote is hij uitgesproken lomp. Hij laat haar zwanger en wel zware boodschappen sjouwen. Ook depressies spelen hem weer parten.

Wanneer Charles een jaar in het brandwondencentrum werkt overlijdt er tijdens zijn dienst een 72-jarige man op raadselachtige wijze. Op de afdeling wordt er weliswaar even over nagepraat, maar dan haalt men de schouders op, want zoiets kan nu eenmaal in een ziekenhuis gebeuren.

Thuis wordt het er niet beter op. Na het werk zet Charles de nodige blikjes bier aan zijn lippen en als hij overdag slapen moet, wil hij geen speld horen vallen. Voor zijn vrouw is het een onmogelijke opgave om met een kleuter over de vloer en een zuigeling in de wieg het huis stil te houden.

Na twee jaar neemt Charles ontslag en gaat, via een uitzendbureau, in hetzelfde ziekenhuis parttime werken als zogenaamde float, wat wil zeggen dat hij overal inzetbaar is. Hij draait diensten van 's avonds zeven uur tot de volgende morgen zeven uur. Zijn vele drinken beïnvloedt kennelijk ook zijn rijgedrag, want hij wordt beboet voor een snelheidsovertreding en door rood licht rijden. Als zijn echtgenote zijn gedrag bekritiseert krijg ze een lel.

Omdat Charles nu niet meer alleen bij het brandwondencentrum, maar op alle afdelingen werkt, heeft hij met niemand nog langdurig contact. 's Nachts sluipt hij met zijn vaal uitziende gedaante door de donkere gangen en hij krijgt de bijnaam 'the Shadow'.

Buiten diensttijd zit hij urenlang somber voor zich uit te staren. Met twee kinderen en zware hypotheeklasten weet hij met al zijn gedraaf nog niet hoe hij financieel de eindjes aan elkaar moet knopen. Hij slikt twee handen vol pillen. In het ziekenhuis wordt zijn maag leeggepompt en een week later staat hij weer aan menig ziekenhuisbed.

Op een van de afdelingen vindt opnieuw een mysterieus overlijdensgeval plaats. Als er in de infuusvloeistof van de patiënt, die geen suikerpatiënt is, insuline wordt aangetroffen, start er een onderzoek. Wanneer Charles krap drie jaar als uitzendkracht heeft gefunctioneerd, wordt hij wegens zijn vermoedelijke betrokkenheid bij het infuusincident nooit meer opgeroepen. Het ziekenhuis brengt de veronderstelling niet naar buiten.

Leesboekjes

Maar in een land waar in 1992 een chronisch tekort is aan verpleegkundigen zitten de ziekenhuizen bij wijze van spreken om hem te springen. Een maand na Charles' laatste werkdag in de eerste instelling, treedt hij in dienst van de tweede, een ziekenhuis in zijn woonplaats Phillipsburg. In dit moderne streekziekenhuis met 200 bedden begint Charles op de intensive care- en hartbewakings-afdeling. Daarnaast brengt hij nogal wat tijd door met zijn overgebleven broer bij wie een hersentumor is gediagnosticeerd.

Nadat hij zijn echtgenote in een woedeaanval alle hoeken van de kamer heeft laten zien, vraagt zij, na een huwelijk van zes jaar, echtscheiding aan en klaagt hem aan voor huiselijk geweld. Zijn vrouw vertelt de politie dat haar man zich bizar en gewelddadig gedraagt. Hij had bij Mickey de poes zijn linkeroog uitgestoken en knipte het oor van de hond Shirley af, waarna hij het bloedende beest in de vuilnisbak had gestopt. Toen een vriendin met haar man op bezoek was had Charles benzine aan hun drankjes toegevoegd. Daarnaast had hij van de leesboekjes van zijn dochter een vuurtje in de tuin gestookt, en hij zou ook tarieven van de begrafenisondernemer hebben opgevraagd. Maar het meest zorgelijke was wel dat hij, toen zijn vrouw een week in het ziekenhuis lag, de meisjes bij de babysitter had afgeleverd en ze vervolgens pas na vijf dagen ging ophalen.

Voor Charles zit er niets anders op dan het huis te verlaten en hij huurt een woning in de buurt. Zijn vrouw krijgt de voogdij over de kinderen en hij mag, gezien zijn voorgeschiedenis van mishandeling, depressies en zelfmoordpogingen, zijn dochters alleen onder begeleiding zien en krijgt ook nog een aanklacht wegens verzaken van alimentatie aan zijn broek.

Charles doet opnieuw een zelfmoordpoging – zijn vierde – en wordt kort opgenomen in een regionaal medisch centrum op de afdeling voor gedragsstoornissen.

Ondertussen ziet zijn financiële situatie er nog somberder uit dan eerst. Naast zijn volledige baan in de nachtdienst werkt hij daarom zo'n 12 tot 36 uur per week over. Bij voorkeur verpleegt hij patiënten die op sterven na dood zijn. Collega's vinden hem een vreemde snoeshaan, omdat hij mompelend in zichzelf zo zachtjes de donkere ziekenkamers binnenkomt dat ze zich doodschrikken. Er overlijden twee bejaarde dames onder verdachte omstandigheden.

Stalken

Maar dan komt de liefde weer in het spel, Charles wordt verliefd op een collega. De vrouw wil niets weten van de stiekemerd, geeft hem dat ook te kennen, waarop Charles haar begint te stalken. Hij dringt haar huis binnen terwijl ze ligt te slapen en ontvreemdt een paar spullen. Als zij hem vervolgens aanklaagt en hij mee moet naar het politiebureau, komt hij er met een voorwaardelijke straf, een geldboete en een straatverbod vanaf.

De dag nadat hij verhoord is doet Charles voor de vijfde maal een zelfmoordpoging door zichzelf met zijn auto met draaiende motor in zijn garage op te sluiten. Met spoed wordt hij naar hetzelfde ziekenhuis gebracht als waar hij werkt en zijn collega's zich over hem ontfermen. Hij wordt overgeplaatst naar twee achtereenvolgende psychiatrisch ziekenhuizen. Nadien verplicht zijn werkgever hem zich onder poliklinische behandeling te stellen, anders wordt hij op straat gezet. Kennelijk vindt zijn baas de psychiatrische opnames niet zo ernstig, want nog tijdens de poliklinische behandeling is Charles alweer aan het werk. Waar hem een verrassing wacht omdat ondertussen de familie van een onder verdachte omstandigheden overleden patiënte een gerechtelijke procedure tegen hem is begonnen. In het bijzijn van de zoon van een van de gestorvenen had Charles de doodzieke vrouw een vloeistof geïnjecteerd, waarna alle kleur uit haar gezicht verdween en ze dood in de kussens terugviel.

De zoon steekt zijn licht op. Als hij erachter komt dat zijn moeder niet eens onder de verantwoordelijkheid van de magere verpleger viel, onderneemt hij actie. Openlijk beschuldigt hij Charles van poging tot moord. Uiteindelijk vervalt deze aanklacht wegens gebrek aan bewijs en het ziekenhuis verzuimt de tenlastelegging te melden aan de New Jersey State Nursing Board. Het wordt Charles zelf nu wat heet onder de voeten en hij neemt hier, na een dienstverband van ruim anderhalf jaar, zelf ontslag.

Opwelling

Binnen vier maanden is Charles alweer aan het werk in de derde instelling 25 mijl naar het zuidoosten. Het is een klein ziekenhuis met 176 bedden en een gerenommeerd oncologisch centrum in Flemington, een rustig plaatsje in de Delaware Rivier Valley met duizend inwoners. Opnieuw komt Charles te werken op de intensive care. Bij zijn sollicitatie worden zijn gegevens keurig gecontroleerd. Volgens de Board of Nursing in New Jersey valt er niets aan te merken op zijn reputatie. Eerdere ziekenhuisopnames of een psychiatrische behandeling blijven onbesproken. Na Charles' arrestatie valt er bij de Board niet meer te controleren waarom zijn veroordeling voor stalking en huisvredebreuk niet stonden genoteerd omdat bij een brand alle gegevens zijn vernietigd.

Nadat Charles acht maanden in Flemington heeft gewerkt, krijgt hij een verhouding met een gehuwde collega. Netjes slikt hij regelmatig zijn antidepressiva en de eerste anderhalf jaar in dit ziekenhuis verloopt zonder opmerkelijkheden. Hij krijgt zelfs nog een onderscheiding voor zijn inzet. Maar als zijn vriendin hem na een kleine twee jaar zegt dat ze de relatie beëindigt, sterven er binnen zes maanden volkomen onverwacht vijf patiënten. Charles neemt in een opwelling ontslag, bedenkt zich vervolgens, maar het ziekenhuis weigert zijn opzegging terug te draaien, voornamelijk wegens zijn verhouding met de getrouwde collega.

Dierenbescherming

Geen paniek, want er zijn verpleeginrichtingen genoeg. Charles trekt 50 kilometer naar het zuidoosten en binnen twee weken kan hij beginnen in de vierde instelling, een ziekenhuis met ruim 500 bedden, in de plaats Morristown, waar hij zijn intrek neemt in een somber uitziend huis. Om de eenzaamheid te verdrijven schaft hij zich een fret en een hond aan, die hij bij een temperatuur van ver onder nul buiten aan de ketting laat zitten. De buren bellen de dierenbescherming die de beesten weghaalt en hem een boete geeft. Charles is woedend, want hij gaat toch al zwaar gebukt onder alimentatieverplichtingen, en door alle stress gaat het kennelijk weer mis. Hij maakt bij een patiënt in het ziekenhuis de infuuspomp onklaar; bij een ander staakt hij de medicijntoediening en weigert hij een opdracht van de arts uit te voeren, met als gevolg dat na tien maanden zijn arbeidscontract niet meer verlengd wordt. Voor zover bekend vallen er in deze instelling geen doden. Maar niemand die eraan denkt zijn wanprestaties aan de New Jersey State Nursing Board te rapporteren. Hierna zit Charles, 37 jaar oud, twee maanden zonder werk.

Smoes

Gedurende zijn werkeloze periode haalt hij zijn registratie-examen om in de staat Pennsylvania te kunnen werken, waar hij ondanks zijn reputatie nog een blanco dossier heeft.

Vervolgens trekt hij 150 kilometer naar het westen de staatsgrens over om in dienst van zijn vijfde instelling, een verpleeghuis annex ontwenningskliniek in Allentown, aan de slag te gaan. Dit verpleeghuis zit om personeel te springen en hij kan gelijk aan de slag in de vaste nachtdienst op de beademingsafdeling.

Het gaat niet lang goed. Drie maanden na zijn aanvang van zijn dienstverband zien collega's hem met twee volle injectiespuiten een kamer in gaan, waar hij niets te zoeken heeft. Als ze nadien bij de patiënt gaan kijken, vinden ze de zieke helemaal overstuur met een gebroken arm en het beddengoed totaal in de war.

Charles wordt betrapt als hij de beademing bij weer een andere patiënt uitzet, maar hij weet zich er met een smoes uit te redden. Als er dan ook nog ampullen uit de medicijnkast worden vermist, zet dit de andere verpleegkundigen wel aan het denken. Want waarom accepteert deze man een baan in een verpleeghuis, wat na zijn jarenlange ervaring op de intensive care een behoorlijke degradatie is? Ook vinden ze het merkwaardig dat hij in Allentown werkt, terwijl er ziekenhuizen veel dichter bij zijn woonplaats zijn, waar hij bovendien meer zou verdienen.

Wanneer er na het onverwachte heengaan in het ontzielde lichaam van een 83-jarige man een grote dosis insuline wordt aangetroffen, wordt een andere verpleegkundige beschuldigd van een foutief gegeven injectie. Zij wijst echter Charles aan als dader en klaagt het ziekenhuis aan wegens een valse aanklacht. Na acht maanden wordt Charles ontslagen. De instelling rapporteert bij het departement voor gezondheidszorg dat hun voormalig werknemer de heer Cullen is ontheven uit zijn functie wegens het foutief toedienen van medicijnen. Maar de organisatie die de verantwoordelijkheid over alle verpleeghuizen in Pennsylvania heeft, kan geen individuele verpleegkundigen straffen. Noch de politie, noch de State Board of Nursing van Pennsylvania wordt ingelicht.

Charles Cullen staat opnieuw op straat. Na zijn diplomering heeft hij binnen elf jaar in vijf verschillende instellingen gewerkt, wordt de arbeidsrelatie tweemaal om onduidelijke reden door de werkgever verbroken en wordt hij één keer ontslagen. Daarnaast heeft hij vijf zelfmoordpogingen overleefd, vijf psychiatrische opnames op zijn naam staan, en drie aanklachten en een veroordeling aan zijn broek gehad. Bij deze vijf instellingen blijft het niet, want Charles Cullen was werkzaam in tien instellingen.

Twijfel

Na minder dan een week werkloos te zijn geweest schrijft de verpleger zich in bij een uitzendbureau in het plaatsje Easton twintig mijl verderop in de staat Pennsylvania. Omdat hij nog steeds krap bij kas zit, werkt hij voor dit bureau niet in één, maar in twee instellingen tegelijk. In het eerste, de zesde instelling, een ziekenhuis in Easton zelf, draait hij fulltime nachtdiensten op de intensive care.

Binnen een maand heeft hier het uur geslagen van een 87-jarige man, die kort daarvoor nog rechtop in bed zat. Zijn dochter ziet hoe een ongezond uitziende broeder haar vader vlak voor diens overlijden een injectie geeft. Nadat een lijkschouwing niets heeft opgeleverd, blijft de districtspatholoog-anatoom zo zijn twijfels houden, maar gemakshalve gaan leidinggevenden en doktoren er maar van uit dat een nooit geïdentificeerde verpleegkundige per ongeluk te veel medicatie heeft gespoten. Dit is de gemakkelijkste oplossing, aangestuurd door de angst, en zeker in Amerika, een land waar het niet ongewoon is dat een vals beschuldigde personeelslid zijn werkgever aanklaagt en een torenhoge schadeclaim krijgt toegewezen.

Toen journalisten achteraf bij het ziekenhuis informeerden of de verpleegkundige Charles Cullen ooit was ondervraagd over de injectie, moesten verantwoordelijken het antwoord schuldig blijven. Ex-collega's gaven wel toe te hebben geweten dat hij degene was die een overdosis hartstimulerend middel gespoten had.

Maar Charles voelt zich in het nauw gedreven en na vier maanden vertrekt hij. In zijn spaarzame vrije uurtjes verzorgt hij ook nog zijn inmiddels ten dode opgeschreven broer.

Vuurtje

Na een maand in de zesde instelling gewerkt te hebben nam Charles er een parttime baan bij in zijn zevende instelling, een ziekenhuis in Allentown, waar hij ook weer op een brandwondenafdeling werkt. In Allentown is hij geen onbekende, want nog maar twee maanden geleden werd hij er in het verpleeghuis annex ontwenningskliniek ontslagen. Ná zijn vertrek uit de zesde instelling werkt hij hier fulltime.

Bij zijn komst hebben de autoriteiten voor de formaliteit geïnformeerd naar zijn referenties bij de vijfde instelling, het verpleeghuis annex ontwenningskliniek, dat praktisch om de hoek ligt, maar er wordt met geen woord wordt gerept over de reden van zijn ontslag. Waardoor deze zevende instelling dan ook volstrekt onwetend is dat het, door het in dienst nemen van deze verpleegkundige, zijn patiënten aan een groot risico blootstelt. Het eerste alarmerende incident laat dan ook niet lang op zich wachten. Hoewel de prognose van een 22-jarige patiënte gunstig is, wordt ze tot ieders verwondering plotseling uit het leven weggerukt. Ze krijgt een natuurlijke-doodverklaring.

Charles doet nu voor de zesde keer een zelfmoordpoging door een vuurtje in zijn badkuip te stoken, in de hoop dat de rook hem zal verstikken.

De door de buren gealarmeerde politie treft hem in verwarde toestand aan. Charles zegt dat hij het koud had en zich aan de vlammen wilde warmen. De agenten inspecteren voor alle zekerheid de rest van de woning en kijken vreemd op. Het huis is spartaans ingericht. Op een stoel, een tafel, een lege koelkast en wat op het behang geplakte kindertekeningen na is het volkomen leeg. Hun verbijstering neemt nog toe nadat ze hebben vernomen dat de bibberende man geregistreerd staat als gediplomeerd verpleegkundige, nota bene op een brandwondenafdeling. Ze brengen hem naar een crisiscentrum. Tegen het advies in ontslaat Charles zichzelf de volgende dag, maar wordt daarna weer opgenomen. Amper een maand later draait hij weer nachtdiensten op de brandwondenafdeling. Daar kan een 73-jarige vrouw net op het nippertje voor de dood worden weggesleept, maar vijf dagen later moet ze het toch met de dood bekopen.

Na zestien maanden minus zijn opname in het crisiscentrum, laat Charles de brandwondenafdeling achter, zich om er nooit meer terug te keren.

Epidemie

De volgende twee maanden verpleegt Charles zijn stervende broer, tot deze in juni 2000 overlijdt. Zorgvuldig regelt hij nog de uitvaart, maar daarna wil hij toch weer aan de slag.

Nog steeds kampen gezondheidsinstellingen met tekort aan personeel. De achtste instelling waar hij eveneens via een uitzendbureau komt te werken, vraagt keurig zijn referenties op in de zevende en de vijfde instelling, die zoals algemeen geaccepteerd, alleen zijn begin- en vertrekdata noteren. Charles is veertig jaar als hij in dienst treedt van de achtste instelling, een gezondheidscentrum in Bethlehem met 5000 werknemers treedt, dat op steenworp afstand ligt, halverwege tussen Allentown en Easton in. Hij komt op een hartbewakingsafdeling met negen bedden te werken en mengt zich nu wat meer onder de mensen. Soms bezoekt hij zelfs, samen met collega's het theater en hij geeft een medewerkster die bevallen is een trappelzak cadeau.

Na acht maanden gaat ook hier iemand onder verdachte omstandigheden dood. Thuis is er inmiddels een aanklacht op de mat gevallen in verband met de foutief beschuldigde collega in de vijfde instelling.

Uiteindelijk zal justitie geen verband kunnen vinden tussen Charles en de 83-jarige overleden patiënt met een ongebruikelijke hoeveelheid insuline in zijn bloed. Een van de onderzoekers informeert nog wel bij Charles' huidige werkgever, de achtste instelling. Maar personeelszaken ontkent dat Charles daar werkt, want omdat hij via een uitzendbureau werkt komt hij niet voor in het personeelsbestand.

In de elf maanden vanaf juni 2001 liggen er onverwacht vijf patiënten levenloos in bed, van wie er één eenmaal en een ander viermaal vooraf succesvol wordt gereanimeerd. Charles' betrokkenheid bij overlijdensgevallen begint op te vallen. Zo gauw er iemand is overleden snelt hij op de familie af om die op te vangen. Niet alleen worden er lege ampullen van een hartstimulerend middel in de naaldenbak gevonden – een middel dat aan niemand staat voorgeschreven – , collega's beginnen zich ook ernstig zorgen te maken over de plotselinge toename van reanimaties en sterfgevallen. Terwijl er normaal gesproken tien à elf reanimaties per maand plaatsvinden zijn is dat aantal nu verdubbeld.

Charles wordt op het matje geroepen, maar ontkent zijn betrokkenheid en weigert er verder een woord over te zeggen. Alleen houdt een van de verpleegkundigen al enige tijd de sterfgevallen bij in een schriftje en zij weet dat Charles dienst had tijdens 60 procent van de verdachte sterfgevallen.

Als er een maand later weer iemand op curieuze wijze overlijdt, is voor de verpleegkundige die de sterfgevallen noteerde de maat vol. Ze neemt contact op met de Pennsylvania State Nursing Board. Er volgt een intern onderzoek naar het toedienen van verkeerde medicijnen, maar in plaats van dat Charles in juni 2002 de zak krijgt, mag hij zelf ontslag 'nemen'. Deze achtste instelling rapporteert wel bij de Board dat deze werknemer verdacht werd van onprofessioneel handelen.

Charles ontkent bij de Board alle aantijgingen en omdat het ziekenhuis niet met bewijs kan komen, volgt er geen disciplinaire maatregel.

Na zijn vertrek uit de achtste instelling blijven er praatjes circuleren, vooral omdat de epidemie van reanimaties en overlijdensgevallen met Charles' vertrek is opgehouden.

Toeval

Charles, die nu 42 jaar is, kan binnen een maand alweer aan de slag in de negende instelling, een katholiek ziekenhuis opnieuw in Allentown, waar hij al tweemaal eerder werkte. Zijn betrekking begint met een verplichte acht weken durende introductiecursus. Na zestien dagen les komt hij tijdens een stage op een ziekenafdeling zijn foutief beschuldigde collega die de aanklacht had ingediend tegen. De vrouw schrikt zich een ongeluk en meldt zonder pardon de directie dat Charles bij een vorige werkgever verdacht werd van een verkeerd gegeven injectie en dat het onderzoek nog loopt. Hij wordt gesommeerd op te stappen, officieel vanwege slechte contactuele eigenschappen en oncollegiaal gedrag. Het ziekenhuis neemt niet de moeite dit aan de Pennsylvania State Nursing Board te melden, maar er verschijnt wel een artikel in de krant over het lopende onderzoek, wat bij collega's uit eerdere instellingen waar hij gewerkt heeft een licht doet opgaan. Het net rond Charles begint zich te sluiten want de districtspatholoog-anatoom die al eerder zijn twijfel had over het sterfgeval in de zesde instelling, gaat zich er ook nog eens mee bemoeien. De onderzoekscommissie ondervraagt tal van bezorgde verpleegkundigen, maar om onbekende reden voelen ze Charles niet aan de tand.

Total loss

Binnen acht weken is de verpleegkundige weer aan het werk in de tiende instelling, een groot universiteitsziekenhuis met 355 bedden en 600 man personeel, in de 96 kilometer verder naar het oosten gelegen plaats Sommerville, opnieuw in de staat New Jersey.

Charles mag zich dan uit de voeten hebben gemaakt, hij is in de staat Pennsylvania nog niet vergeten. De directie van de achtste instelling in

Bethlehem rapporteert hem officieel bij de Board wegens vermoedelijke diefstal van medicijnen voor een onbekend doel. De Board schakelt de politie in en samen beginnen ze een onderzoek.

Maar Charles' zijn huidige werkgever is zich van geen kwaad bewust en het ziekenhuis vermoedt in de verste verte niet met wat een gestoorde geest het zich inlaat. Charles, die hun onwetendheid in stand wil houden, verzuimt voor alle zekerheid zijn vorige werkgever, de negende instelling, te vermelden op zijn sollicitatieformulier.

Op 9 september 2002 is zijn eerste werkdag op de intensive care. Maar hij stuit op tegenslag want in dit moderne ziekenhuis krijgt hij voor het eerst te maken met een gecomputeriseerd uitgavesysteem voor medicijnen. Hij realiseert zich dat de medicijnen die hij voor zijn misdaden gebruikt nu veel gemakkelijker getraceerd kunnen worden.

Als Charles precies 156 dagen in dienst is, valt zijn eerste slachtoffer. In de nacht na zijn 43ste verjaardag diezelfde maand stoppen er opeens twee patiënten met ademhalen. De verpleegkundige heeft namelijk een slimme manier uitgedokterd om het gecomputeriseerde systeem te omzeilen. In de schemering van de nacht toetst hij in de medicijnkamer zijn inlogcode en de zogenaamde bestelling in op het computerscherm. Als de medicijnlade zich vervolgens opent, steekt hij de ampul in zijn uniformzak, maar annuleert de aanvraag vóór hij de lade weer sluit, waarmee hij zijn connectie met het vermiste medicijn uitwist.

Maar Charles begint nalatig te worden. Hij wordt gezien als hij een patiënt een ongeautoriseerde injectie toedient. Binnen dertien weken sterven er drie patiënten zonder duidelijke oorzaak.

Bijna ontdekt

Charles is ondertussen gaan samenwonen met een vrouw die al twee kinderen heeft. Nog steeds blijven er onbegrijpelijke sterfgevallen voorkomen. Negen dagen na het laatste overlijden krijgt een 21-jarige patiënt driemaal achtereen een spontane hartstilstand, waarbij er steeds met succes gereanimeerd wordt. Tussendoor vertelt de verpleger de angstige, bezorgde ouders allerlei gruwelijke details van hun op het randje van de dood balancerende zoon. De vader en moeder zijn zo ontdaan door deze openbaringen dat ze de verpleger wegsturen. Tijdens de vierde reanimatiepoging de daaropvolgende dag, vraagt de moeder of ze alsjeblieft haar zoon rustig willen laten sterven, want ze snapt wel dat er van zijn hersenfunctie inmiddels niet veel meer over is.

Het gezamenlijke onderzoek van de Board en de politie heeft inmiddels de huidige werkgever van Charles bereikt, maar de tiende instelling houdt zich zo lang mogelijk van de domme.

Dat hadden ze beter niet kunnen doen dan want binnen zeven dagen nadat het gezamenlijke onderzoek in deze tiende instelling begint, is het uur geslagen van twee patiënten die verschijnselen van een overdosis insuline vertonen. En nog eens twaalf dagen later heeft er plotseling weer een veertigjarige man een hartmassage nodig, waarbij een hoge dosis hartstimulerend middel in zijn bloed wordt aangetroffen. Twee flesjes van hetzelfde medicijn worden vermist.

Na ruim een week sterft er onverhoeds een postoperatieve patiënt, een priester, die, net zomin als het vorige slachtoffer, onder de verantwoordelijkheid van Charles viel. Opnieuw wordt er een hoge concentratie van het hartstimulerende middel in het bloed van de priester gevonden. De nabestaanden weigeren een autopsie, maar de ziekenhuisleiding raakt verontrust. Uiteindelijk zal het de onverwachte dood van deze priester zijn die de hele zaak voor Charles aan het rollen brengt.

Brutaal

Wanneer het hartje zomer is huurt de tiende instelling, na nog twee mysterieuze doden, zelf een privédetective in om de verdachte stijging van het aantal reanimaties te onderzoeken. Maar terwijl de detective uit de computergegevens heel gemakkelijk kan vaststellen dat de reanimaties of sterfgevallen zich telkens voordoen na de geannuleerde medicijnafgifte aan Charles Cullen, laat het ziekenhuis hem nog steeds aan het werk. Het reanimatieteam moet nog zesmaal uitrukken, met wisselend succes.

Hoewel de verdachte dood van de priester zich al drie maanden geleden heeft voorgedaan, stelt het ziekenhuis nu pas officieel de officier van justitie in kennis wegens verdenkingen van kwaadwillige betrokkenheid van een van hun personeelsleden bij overlijdensgevallen. Nadat er twee rechercheurs de afdeling op zijn gestapt, wordt Charles tien dagen na zijn laatste moord ontslagen wegens het invullen van valse gegevens op zijn sollicitatieformulier. Maar ondanks alle media-aandacht en ondanks het feit dat de politie hem op de hielen zit, solliciteert hij nog bij een elfde instelling, precies elf mijl verderop. De instelling vormt een vertrouwde omgeving voor Charles, omdat hij daar na zijn derde zelfmoordpoging opgenomen is geweest.

Begin december 2003 melden binnen- en buitenlandse media de meest verschrikkelijke vermoedens. Voor de privédetective en de rechercheurs is het al snel duidelijk dat de verpleegkundige Charles hun man is.

Zwijgen

Charles wordt op 12 december 2003 gearresteerd bij het verlaten van een restaurant, nadat hij samen met zijn vriendin onbeperkt spareribs heeft gegeten. Bij aankomst op het politiebureau bekent hij vrijwel onmiddellijk met horten en stoten de dood van vele patiënten op zijn geweten te hebben. Zoals te lezen is in het boek *Death Angel* van Clifford en Martin (2005), is het kenmerkend voor verdachten van ernstige misdrijven dat ze woorden en uitdrukkingen steeds herhalen, stoppen en weer opnieuw beginnen, praten in halve zinnen, stotteren, naar lucht happen, waarna ze weer van voren af aan beginnen.

Na zijn eerste relaas houdt Charles langdurig zijn mond stijf dicht. Al in het begin van het omvangrijke onderzoek komt naar voren dat verdachte al diverse malen onder verdenking heeft gestaan.

Uiteindelijk is Charles behulpzaam bij het aan elkaar passen van de puzzelstukken. Hij stelt een lijst met aandachtspunten op om toekomstige daders sneller te kunnen pakken, in ruil voor vrijstelling van de doodstraf.

21. Spoorzoeken

Het zou niet van een genuanceerd inzicht getuigen, maar de echte cynicus zou naar aanleiding van die ruil kunnen opmerken, dat het een merkwaardige stap is voor iemand die zichzelf al zesmaal van het leven probeerde te beroven. En in het verlengde daarvan, hoe merkwaardig het is, dat iemand die zo behendig anderen ombrengt, het niet lukt om zichzelf te doden?

Aan een psychiater zal Charles vertellen dat hij de meeste moorden pleegde in een opwelling. In de overige gevallen bereidde hij de moord voor en zocht bewust een slachtoffer wiens dood het minst zou opvallen. In plaats van de doodswens op zichzelf te richten, richtte hij die op anderen. Daarnaast had hij, volgens eigen zeggen, altijd geleefd met de angst voor ontdekking. Maar die vrees verminderde doordat hij zichzelf voorhield dat hij immers het lijden van de patiënt had bekort.

Doden uit medelijden doden is volgens Michael Welner, een New Yorkse professor in de psychiatrie en expert op het gebied van seriemoordenaars, een rationalisering die daders handig uitkomt om zichzelf ervan te overtuigen dat ze iets goeds gedaan hebben. Helemaal gewetenloos was Charles niet, want hij ging bij tijd en wijle hevig gebukt onder schuldgevoelens, alleen nooit zo heftig dat hij ophield met zijn praktijken. Kennelijk overheerste de trots dat hij al zo lang onontdekt bleef.

Uiteindelijk wordt Charles Cullen in 2006 veroordeeld voor dertien moorden, twee pogingen tot moord en veertig vermoedelijke moorden. Waarbij hij, voor zover bekend, acht verschillende soorten medicatie gebruikte, maar meestal een hartstimulerend middel.

Aan het eind van de emotionele rechtszaak weigert hij een laatste woord uit te spreken. Vanaf het balkon huilen en schreeuwen nabestaanden hun woede uit in de richting van de beklaagdenbank, Maar Charles houdt zijn kiezen stijf op elkaar.

Tijdens de uitspraak van het vonnis van elf keer levenslang houdt de 46-jarige man die onder zijn trui een kogelvrij vest draagt ter bescherming van het woedende publiek, zijn ogen gesloten.

Tot nu toe zijn in dit boek alleen zaken aan de orde gekomen van verzorgend en verplegend personeel en een ademhalingstherapeut die hun patiënten vermoorden. Dat wil echter niet zeggen dat er zich onder medici geen seriemoordenaars bevinden. De twee laatste hoofdstukken van dit boek gaan over artsen. Om te beginnen de Amerikaanse dokter die als seriemoordenaar doordringt tot in Afrika, in een eenvoudig missiehospitaal.

22.

Over grenzen heen

Michael Swango, Verenigde Staten, 1970

Goodbye

Nadat ze in mei 1995 een pan met maïspap van het vuur heeft laten vallen, wordt de vrouw met brandwonden opgenomen in het Lutherse missieziekenhuis in Mnene, Zimbabwe, de voormalig Britse kolonie Rhodesië. Hoewel zij een paar dagen later buiten levensgevaar is, treft men haar onverwacht dood aan in bed. De geneesheer-directeur staat voor een raadsel, maar weet als geen ander dat in zijn hospitaal de dood nooit ver weg is. Hij bergt haar patiëntengegevens op en vergeet het voorval.

Vier dagen later wordt een man na een blindedarmoperatie gewekt door dokter Mike, de blanke Amerikaanse dokter, met een spuit in zijn ene hand, terwijl hij probeert met zijn andere hand de pyjamabroek van de patiënt naar beneden te trekken. Hij hoort de dokter nog 'Goodbye' zeggen, waarna deze haastig de zaal verlaat. Na de prik verdwijnt langzaam alle kracht uit 's mans spieren. Na enige tijd lukt het hem de aandacht te trekken van de schoonmaakster. 'Help me! Na een spuit van die Yankeedokter kan ik me niet meer bewegen,' zegt hij. Maar dokter Mike ontkent in alle toonaarden en beweert dat de patiënt heeft liggen ijlen. De gevolgen voor de zieke, wiens conditie na de injectie flink verslechterd is, zijn aanzienlijk. Na een lelijke infectie moet zijn onderbeen worden geamputeerd waardoor hij zijn stukje land niet lange meer kan bewerken.

Vrijwel een maand later is het 's middags een drukte van belang rond het bed van een verkeersslachtoffer. De vrouw van de patiënt haalt pannenkoekjes tevoorschijn, terwijl een luidruchtige kinderschare door de ziekenkamer rent. Als dokter Mike binnenkomt is hij duidelijk geïrriteerd en hij stuurt de hele familie naar de gang. Hoewel de patiënt zijn vrouw ijzingwekkend geschreeuw achter het gesloten bedgordijn hoort, durft ze pas naar binnen te gaan als dokter Mike de kamer is gekomen, hun vragen negerend. Ze hoort haar man alleen nog mompelen dat hij na een prik zijn einde voelt naderen. Een paar uur daarna laat de man het leven. Klachten van de familie worden niet geloofd, omdat er nergens een injectie staat genoteerd. Het gezin zal verder moeten zonder kostwinner. Als ze de volgende dag in hun van golfplaat opgetrokken onderkomen afscheid nemen van de overledene, werpen de vrouwen zich luid schreeuwend op de grond.

In de daaropvolgende nacht ligt de vrouw van een boer wiens rechtervoet geamputeerd is naast het bed op een matje in de hoek van de ziekenkamer te doezelen. Ze woont op 48 uur loopafstand van het ziekenhuis en mag blijven slapen. Vlak voor het echtpaar het licht dooft bespreken ze nog hun toekomstplannen. Midden in de nacht ziet de vrouw hoe een blanke dokter naar het bed van haar man lopen. In de veronderstelling dat de dokter uit voorzorg nog even komt kijken suft ze verder, en ze wordt pas goed wakker als er een zuster aan haar schouder trekt. Weet ze wel dat haar man is overleden?

Tien dagen later staat een zwangere vrouw op het punt haar kind ter wereld te brengen. Zonder enige uitleg trekt een blonde dokter haar dekens terug en spuit met een verlengslangetje een injectiespuit leeg in haar vagina. Dan is het alsof bij de vrouw de vlammen uitslaan, en vervolgens krijgt ze heftige buikkrampen. Ze smeekt een non om natte doeken ter verkoeling. Wanneer kort daarna haar kind geboren wordt, vraagt de zuster de blonde dokter wat hij in hemelsnaam heeft ingespoten. Hij ontkent ook maar iets te hebben gedaan en moeder en kind herstellen zich.

Een week daarna wordt een patiënt na een injectie zo beroerd dat hij op handen en voeten het ziekenhuis verlaat. Eenmaal in zijn hut aangekomen overlijdt de alleenstaande vader van vijf kinderen. Op de dag van zijn begrafenis klaagt zijn nicht, die eveneens in het Mnene-ziekenhuis werkt, over misselijk- en duizeligheid. De volgende dag vraagt ze dokter Mike een middeltje tegen haar klachten, waarop hij haar antibiotica geeft. Zestig minuten later blaast ze haar laatste adem uit.

Zeven dagen daarna wordt er een hevig bloedende vrouw opgenomen. Nadat er onder narcose restanten van een miskraam zijn verwijderd, haalt ze de volgende ochtend niet, het moederloze gezin verdrietig achterlatend.

De geneesheer-directeur, afkomstig uit Zweden, begint nu zenuwachtig te worden. De onverwachte overlijdensgevallen, waarbij telkens de naam van zijn Amerikaanse collega valt, zijn hem niet ontgaan. Hij kent de man en haalde hem zelf negen maanden geleden van het vliegtuig. Een geschikte kerel met wie hij zonder argwaan vriendschap sloot. Ook was Mike aangenaam gezelschap geweest tijdens etentjes bij de geneesheer-directeur thuis. Een fascinerend mens bij wie iedereen gelijk aan zijn lippen hing.

Achteraf gezien was het verstandiger geweest wanneer de geneesheer-directeur, in plaats van zich door de nieuwkomer volkomen te laten inpalmen, diens diploma's en referenties had bestudeerd alvorens hem op zijn patiënten los te laten, of had hij de Amerikaan grondiger aan de tand moeten voelen. Dankzij het boek *Blind Eye, a Terrifying Story of a Doctor Who Got Away with Murder*, door James B. Stewart, kunnen we achterhalen wie deze zeldzame figuur was.

Oogappel

De familie Swango is woonachtig op een legerbasis in Tacoma in de noordwestelijke Amerikaanse staat Washington, DC, als in 1954 hun tweede zoon wordt geboren. Ze noemen hem Michael. Na een paar jaar wordt er nog een jongen geboren. Voor zowel de moeder als de vader is dit hun tweede huwelijk.

Vanaf zijn geboorte weet zijn moeder dat Michael het ver zal schoppen en ze zal hem dan ook zijn hele jeugd de hemel in prijzen. Volgens klinisch forensisch psycholoog dr. Jeffrey Smalldon, gespecialiseerd in seriemoordenaars, ligt hier een van de oorzaken waardoor Michael later volledig zal ontsporen. Want naast de militaristische opvoedingsmethode van zijn vader, verliest de opgroeiende jongen door zo opgehemeld te worden het zicht op zijn normale zelfbeeld en ontwikkelt hij een extreme vorm van narcisme. En dat Michael de lieveling van zijn moeder is, is bepaald niet bevorderlijk voor het onderlinge contact tussen de broers. Sowieso heerst thuis een afstandelijke sfeer die wordt overheerst door de koele houding tussen de ouders. Daarnaast zit het gezin nooit voltallig aan tafel. Zowel vader als moeder zijn kettingrokers.

Als Michael dertien jaar oud is, woont het gezin, na meerdere verhuizingen kriskras door Amerika, in Quincy, een plaats in de oostelijke staat Illinois. De moeder werkt als administratieve kracht bij een huisarts en helpt de kinderen met hun huiswerk en leest voor bij het slapengaan. Maar al haar aandacht kan het tekort aan vaderliefde niet goed maken.

Michaels vader is beroepsmilitair in Vietnam die zijn verlof overslaat en in Zuid-Azië samenwoont met een Vietnamese vrouw. Als hij wel een keer in Quincy verschijnt, dan geldt er een streng regime. De jongens moeten op commando marcheren en salueren. De sporadische keren dat er visite komt staan ze voor de deur op wacht tot ze worden vrijgesteld. En niet alleen Michaels moeder krijgt te maken met zijn vaders losse handen, ook de jongens moeten het ontgelden. De vader drinkt, net als de eerste man van Michaels moeder. Als Michael voor zijn middelbareschooldiploma en zijn bacheloropleiding met vlag en wimpel is geslaagd en op zijn 21e jaar tekent bij de marine, zet zijn moeder haar man buiten de deur, hoewel ze nooit officieel van hem zal scheiden.

Zonderling

Michael was tijdens zijn eerste jaren op de universiteit al een vreemde vogel. Nadat hij een blauwtje heeft gelopen bij een vriendinnetje, draagt hij, gefascineerd door alles wat maar met het leger te maken heeft, alleen nog maar militaire kleding. Zijn witte Ford Fairlane spuit hij legergroen en hij verzamelt knipsels van zwaargewonden in een plakboek. En hoewel hij een aardig deuntje klarinet speelt, hangt hij het instrument aan de wilgen en vervreemdt meer en meer van zijn klasgenoten.

Bij de Marine wordt hij na twee jaar wegens onbekende reden ontslagen, maar de voormalige marinier zit niet bij de pakken neer. Hij wil dokter worden en schrijft zich in als student medicijnen in Quincy, zijn geboorteplaats. Op zijn toelatingsformulier vult hij in bij de Marine een twee medailles voor heldenmoed heeft ontvangen, wat hij uit zijn duim zuigt. Ook hier is hij een topstudent. Hoe hij het klaarspeelt is een wonder, want naast zijn studie werkt hij ook nog als verpleeghulp in een ziekenhuis, waar hij zijn certificaat haalt voor ambulanceverpleger.

In zijn tweede studiejaar schrijft hij een scriptie over de toentertijd vermoorde Bulgaarse schrijver Georgi Markov, die in ballingschap in Londen woonde. Gezien Michaels latere praktijken kan het geen kwaad om iets meer over deze moord te vertellen. Als Georgi Markov over Waterloo Bridge over de Thames loopt voelt hij een steek in zijn dij. Een man die tegen hem is opgebotst raapt zijn paraplu op. Markov wordt hondsberoerd en sterft een paar dagen later. Bij zijn obductie wordt in zijn dij een microscopische capsule gevonden waarin ricine zit, een uiterst giftige stof die het bloed door het hele lichaam doet klonteren. Dat juist deze zaak de student interesseert is in het licht van latere ontwikkelingen opmerkelijk, maar die doen zich pas zeven jaar later voor.

Op zijn 24ste studeert Michael cum laude af. Hij wint de American Chemical Society Award en wordt toegelaten op de universiteit, een kleine 450 kilometer naar het zuiden in de staat Illinois.

Michael komt nu rechtstreeks in contact met patiënten. Zijn medestudenten snappen niet waarom hij dokter wil worden, omdat de patiënten hem zo te zien, volledig koud laten. Wanneer hij een intakegesprek afneemt is hij zo vlug klaar dat hij volgens hen gewoon maar wat opschrijft.

Vijf studenten steken de koppen bij elkaar: moeten ze hem niet rapporteren? Uit angst Michael ten onrechte in een kwaad daglicht te stellen zien ze ervan af. Maar Michael blijft vreemd doen, want als het maar even kan valt hij plat op de grond en doet push-ups. Net als gedurende zijn eerste jaren op de universiteit, volgt hij colleges in legeruniform compleet met kistjes. Dit tot hilariteit van de overige studenten – meest dienstweigeraars die het vertikten om in Vietnam te gaan vechten. Michael vertoont een speciale interesse in toxicologie.

Liegen

Tijdens zijn studie medicijnen opleiding moeten de studenten op een zelf gekozen tijdstip lijken ontleden. Michael is midden in de nacht op het pathologisch laboratorium te vinden, waar hij een stoffelijk overschot in plaats van met een ontleedmesje met een kettingzaag te lijf gaat.

Maar ook op de ziekenafdeling gedraagt hij zich vreemd en ontstaan er geruchten. Als Michael al belangstelling toont voor een patiënt, dan overlijdt deze kort na zijn bezoek of moet worden gereanimeerd, wat hem de bijnaam Double-O-Swango bezorgt, afgeleid van het codenummer 007 (Double-O-Seven) van James Bond.

Maar ook op ander gebied valt de student uit de toon. Michael beschikt over een maniakale energie en heeft genoeg aan twee tot drie uur slaap. Niet alleen zit hij tien keer zoveel als de anderen met zijn neus in de boeken, maar, tegen de regels in dat er geen bijbaantjes worden toegestaan, werkt hij als verpleger op een ambulance. Tijdens zijn stage verlaat hij de ziekenzaal als hij wordt opgepiept en later keert hij terug met verhalen over hoe ernstig de ambulancepatiënt wel niet gewond was. Maar omdat hij zijn examens met glans haalt, wordt zijn bijbaan door de vingers gezien.

Ondertussen gaat de groep van vijf die hem al eerder wilden rapporteren, de fascinatie van Michael voor geweld te ver en ze delen hun zorgen met hun studiebegeleider. Moet niet voorkomen worden dat iemand met dergelijke interesse arts wordt? Er wordt naar hen geluisterd. Er kijkt zelfs een commissie naar Michaels studiepatroon, zijn nevenfunctie en zijn belangstelling voor verminkingen. Helaas verzwijgen de vijf de reanimatie- en sterfgevallen, simpelweg omdat ze het voor onmogelijk houden dat Michael hierbij een rol zou hebben gespeeld.

Uit Michaels excuses blijkt dan al dat hij een aartsleugenaar is. Hij móét wel een bijbaan hebben, omdat sinds zijn vader een jaar geleden is overleden (wat waar is) en hij zichzelf moet bedruipen (wat niet waar is). Had de commissie zijn verhaal gecontroleerd dan waren ze erachter gekomen dat zijn moeder ondertussen een goed betaalde baan als businessmanager heeft, boven op haar ruime weduwepensioen, en dat zij wel degelijk bijdraagt aan zijn studiekosten.

De commissie laat wel nog een psychiater het Michaels karakter beoordelen. Maar de angst van de commissie voor een aanklacht tegen de universiteit wint het, ondanks de bedenkingen van de psychiater. Immers, de medisch student is al drie jaar op patiënten losgelaten. De enige sanctie die Michael krijgt is dat hij een jaar moet overdoen. Dit is de eerste maar zeker niet de laatste keer dat hij de dans ontspringt.

Ondertussen is hij ontslagen bij de ambulancedienst omdat hij een keukenkastje heeft ingetrapt en een patiënt met een hartaanval heeft geadviseerd met eigen vervoer naar het ziekenhuis te gaan.

Referenties

Op 28-jarige leeftijd behaalt de ijverige student zijn artsexamen en hij kiest de moeilijkste specialisatie: neurochirurgie. Dit wekt verwondering, gezien de verfijnde chirurgische techniek die vereist is, terwijl Swango er op het pathologisch laboratorium zo'n bende van maakte. Vanwege deze specialisatie verhuist hij twee staten verderop naar Ohio. Alleen wordt zijn lompe houding tegenover patiënten niet lang getolereerd, zeker niet nadat hij zijn fascinatie voor de nazi's en de Holocaust heeft geventileerd. Wanneer hij op zijn gedrag en overtuiging wordt aangesproken, valt hij plat voorover op de grond en doet, als een soort boetedoening, weer een reeks push-ups. Een eigenaardige vertoning.

Als zijn supervisor contact opneemt met de Medical School om te vragen wat voor een vreemde vogel ze hem in hemelsnaam gestuurd hebben, hoort hij pas dat Swango een jaar gedoubleerd heeft. Terstond neemt de supervisor contact op met zijn superieuren, wat Swango niet ontgaat. Er wordt beslist dat Swango de kwaliteiten voor neurochirurg ten enen male mist.

Als hij om een herkansing vraagt en zijn verzoek wordt afgewezen vinden er binnen 26 dagen vier onverklaarbare sterfgevallen plaats. Drie patiënten kunnen op de valreep gereanimeerd worden. Een hoofdverpleegkundige, wie de stijging van het dodenaantal en incidenten niet ontgaat, bewaart twee injectiespuiten die bij het laatste slachtoffer gevonden worden en zoekt steun voor haar vermoedens. Maar het toeval wil dat dit ziekenhuis net een grote schenking zou krijgen voor een nieuwe oncologische kliniek, dus een eventueel schandaal kan niet ongelegener komen. Als gevolg daarvan wordt haar veronderstelling naar het rijk der fabelen verwezen. Haar opmerking over de spuiten wordt genegeerd en inzage in desbetreffende patiëntendossiers wordt haar geweigerd. Er is geen denken aan dat de politie wordt ingeschakeld!

Maar de hoofdverpleegkundige vertrouwt Swango niet en bang voor represailles, durft ze 's avonds haar hond niet meer uit te laten. Omdat niemand ooit terugkomt op de bewaarde spuiten, gooit ze ze uiteindelijk maar weg. Maar er doen zich nog merkwaardige incidenten voor.

Een leerling-verpleegkundige, die Swango openlijk heeft bekritiseerd en sandwiches met haar naam erop in de afdelingskoelkast bewaart, krijgt aanvallen van misselijkheid en hoofdpijn, die pas verdwijnen als Swango het ziekenhuis heeft verlaten. Want in juni 1984, krap een jaar na zijn komst, wordt besloten dat hij zijn opleiding tot specialist moet staken, maar uit vrees voor een aanklacht van Swango zelf zal hem bij de vervolging van zijn verdere carrière, niets in de weg worden gelegd.

Swango heeft ondertussen zijn registratie om in de staat Ohio te kunnen praktiseren aangevraagd, eveneens een bevoegdheid die alleen per staat geldt. Hij krijgt drie andere artsen, die niet weten dat hij zijn neurochirurgische specialisatie niet mag afmaken, zo gek dat ze referenties schrijven. Twee van de drie schrijven lovende aanbevelingen waarin ze Michaels medische kennis, zijn vermogen om samen te werken en zijn patiëntencontacten als goed en zelfs uitmuntend aanmerken. De derde zegt zijn reserves te hebben, maar er wordt hem nooit om uitleg gevraagd. Waarna Swango in de staat Ohio mag praktiseren.

Ricine

Vlak voor Swango een jaar eerder aan zijn neurochirurgische specialisatie begint krijgt hij in Illinois verkering met een gescheiden verpleegkundige met drie kinderen. Tijdens zijn specialisatie in het ziekenhuis in Ohio houdt hij intensief contact. Wanneer hij daar moet opstappen keert hij terug naar Illinois om dichter bij zijn vriendin te kunnen zijn. Weer gaat hij als ambulanceverpleger werken, nu voor een andere firma. Immers, in Illinois is hij nog niet geregistreerd. Ook bij deze ambulancedienst valt hij uit de toon. Hoe ernstiger het ongeval, des te meer lijkt hij zich te amuseren. Het meest geniet hij, als hij naast een zwaar gewonde zit en met loeiende sirene op weg is naar het ziekenhuis. Wanneer het personeel in afwachting van een oproep op de post bijeenzit, ijsbeert Swango door de ruimte tot hij weer aan de slag kan. Hij draait zo veel mogelijk extra diensten. Op zijn spaarzame vrije dagen volgt hij de politieoproepen op de kortegolfradio en hij is al op de plaats van het ongeval voor de ambulance arriveert. Mist hij toch een ongeluk, dan informeert hij uitvoerig bij zijn collega's hoe ernstig het lichaam verminkt was. Een dergelijke belangstelling lijkt vreemd bij iemand die is opgeleid om levens te redden.

Het personeel vindt hem maar een rare snuiter en zetten hem in de achterwacht. Dat zint Swango niet en eind september 1984 trakteert hij dan ook eerst op vergiftigde Kentucky Fried Chicken, dan vergiftigde donuts, en vervolgens frisdrank met een beetje gif, waardoor zijn collega's zich met ernstige hoofdpijnklachten en braken een voor een ziek moeten melden. Maar Swango verraadt zichzelf. Door zo opvallend naar de gezondheidssituatie van de slachtoffers te informeren, wordt hij als eerste verdacht. Wanneer het personeel hun vermoedens met hun baas bespreekt krijgt het echter de wind van voren. Hoe durven ze een van hen, een arts nog wel, zo ernstig te verdenken?

Dan zetten de collega's zelf een val en Swango trapt erin. Stiekem bewaren ze wat van de thee, waarvan Swango zelf niet wilde drinken en ze vinden mierengif in zijn tas. Als er in de thee dan ook nog arsenicum wordt gevonden, wordt Swango gearresteerd. Bij huiszoeking treffen agenten een enorme troep aan en een laboratorium met allerlei soorten gif, waaronder vruchten van de tropische wonderboom, die ricine bevatten, naast chemische stoffen in verdachte verbindingen, recepten voor vergif, een geweer en bibliotheekboeken over medische seriemoordenaars. Twee dagen na zijn arrestatie komt hij, nadat zijn familie geld bijeengesprokkeld heeft, op borgtocht vrij. Zijn moeder gelooft dan nog rotsvast in zijn onschuld.

Swango laat er geen gras over groeien. Hij heeft zijn registratie voor Ohio ontvangen en solliciteert op de functie van arts op een Eerste Hulp-afdeling in een ziekenhuis in het Noorden van de staat. Zijn sollicitatiegesprek loopt gesmeerd. Natuurlijk verzwijgt hij dat hij onder verdenking staat. De sollicitatiecommissie is onder de indruk van het curriculum vitae van de sollicitant, zijn ervaring op ambulances en zijn enthousiasme voor de acute hulpverlening. Swango overlegt zijn lovende referenties en ze worden het direct eens. Hij trekt zijn witte jas aan en gaat aan het werk.

Maar ondertussen is hij officieel aangeklaagd voor zeven pogingen tot moord. Vijf weken na zijn indiensttreding krijgt het personeel van de eerstehulpafdeling lucht van zijn aanklacht en hij wordt op staande voet ontslagen.

Schrik

Vervolgens bereikt ook het bericht over de aanklacht voor zeven pogingen tot vergiftiging het ziekenhuis waar Swango zijn specialisatie neurochirurgie vroegtijdig heeft moeten afbreken, en de staf schrikt zich dood. Zou er dan toch enige grond zijn voor de vermoedens van de genegeerde hoofdzuster? Hoe kan juridische en publiciteitsschade voorkomen worden?

De staf besluit uit voorzorg vast een eigen onderzoek te beginnen en schakelt het hoofd van de juridische faculteit in. Inmiddels staat de recherche op de stoep, want de hoofdzuster heeft niet stilgezeten en zelf de politie ingelicht. De rechercheurs krijgen met nogal wat tegenwerking te maken. Swango's persoonlijke papieren worden om privacyredenen niet afgegeven. Na enig aandringen, krijgt de rechercheur te horen dat Swango al eerder onderwerp van een onderzoek is geweest, wegens knoeien met een infuusslang. Dat deze zelfde dokter in Illinois verdacht wordt van zeven pogingen tot vergiftiging, komt de rechercheur al te toevallig voor.

Het ziekenhuis probeert te voorkomen dat rechercheurs met patiënten spreken, maar die laten zich niet zo maar met een kluitje in het riet sturen. De overlevende, gereanimeerde patiënten worden ondervraagd en hun verklaring vertonen opvallende overeenkomsten. Na een injectie van Swango krijgen ze ademhalingsmoeilijkheden alsof ze verlamd zijn. Uit dossiers van overledenen blijkt dat ze ofwel overal bloedingen kregen, alsof ze door een cobra gebeten waren, ofwel het obductierapport vermeldde massieve bloedstolsels door het hele lichaam, een beeld dat past bij ricinevergiftiging. Wat de recherche niet weet, is dat Swango acht jaar geleden al zijn scriptie schreef over een moord met deze stof.

Als het interne onderzoeksrapport van het ziekenhuis in Ohio verschijnt, bevat dit de conclusie: dat voor de vier sterfgevallen en de drie gereanimeerde patiënten niet uitgesloten kan worden dat iemand moedwillig een schadelijke stof heeft toegediend. Tevens vermeldde het rapport dat, hoewel de staf niet probeerde de zaak in de doofpot te stoppen, er wel wat meer aandacht besteed mogen worden aan patiënten die zeiden een prik van Swango te hebben gekregen. Bovendien, zo stelt het rapport, werden verklaringen van verpleegkundigen die Swango zagen rommelen met infuusslangen niet serieus genomen. Verwijtbaar was eveneens dat er geen aandacht was geschonken aan de inmiddels vernietigde spuiten. Het advies is dan ook om ten volle mee te werken aan het rechercheonderzoek dat bijna is afgerond. Maar na diverse ondervragingen is het team nog niet veel verder dan dat Swango gesignaleerd was bij de patiënt vlak voordat diens situatie achteruitging. Echter, zoals de detectives ook wel weten is contact tussen slachtoffer en vermeende dader als bewijs niets waard wanneer er sprake is van een professionele relatie. Dit is dus een doodlopende straat, want het heeft weinig zin om iemand aan te klagen voor misdaden die toch nooit bewezen kunnen worden.

Mierenplaag

In Illinois begint de rechtszaak tegen Swango. De rechtbank heeft alleen de beschikking over indirect bewijs, omdat niemand heeft gezien dat verdachte vergif in de voedingsmiddelen van de ambulanceverpleegkundigen zou hebben gedaan. De bewaarde thee had twee dagen in een garderobekastje gestaan. Maar een verkoper in de tuinwinkel wijst Swango aan als degene die mierengif had gekocht; hij was makkelijk herkenbaar omdat hij zijn uniform aan had gehad.

De meest belastende getuigenis komt onbedoeld van de verdachte zelf. Hij zegt in zijn appartement last gehad te hebben van een mierenplaag. Waarop de verdediging een getuige-deskundige van de ongediertebestrijding oproept. Inderdaad waren er dode rode mieren in de woning van de verdachte aangetroffen. Maar als de aanklager flink doorvraagt, moet de getuige-deskundige wel toegeven dat deze rode mier nimmer voorkomt in het Noorden van Amerika en bovendien nooit binnenshuis. Tenzij Swango ze daar zelf geplant heeft natuurlijk, vult de aanklager aan. De mieren blijken namelijk alleen voor te komen in zuidelijke staten zoals Florida. En laat Swango daar nou net zijn halfbroer hebben bezocht

Swango wordt dan ook schuldig bevonden aan vijf van de zeven aanklachten en moet vijf jaar de gevangenis in. Als hij in handboeien de rechtszaal uit wordt geleid huilt zijn vriendin. Ze gelooft nog steeds heilig in zijn onschuld. Zo'n lieve man kan onmogelijk anderen schaden.

Maar voor zijn moeder is het over en uit. Ze weigert op te draaien voor de kosten van een hoger beroep en zal, volgens familie, uiteindelijk sterven aan een gebroken hart. Swango's verkregen registraties in Ohio en Illinois worden ingetrokken.

Terwijl Swango in het gevang zit, blijft zijn vriendin hem steunen. Als hij na twee jaar in augustus 1987 vrijkomt wegens goed gedrag, verhuizen ze samen naar de staat Virginia. Ook hier dient hij een verzoek in tot registratie om in deze staat als arts te mogen werken. Als deze hem wegens zijn veroordeling wordt geweigerd gaat hij als counselor op een arbeidsbureau werken. Daar vindt men hem eveneens vreemd omdat hij steeds onder werktijd met zijn neus in zijn knipselboeken met foto's van gruwelijk verminkte lichamen duikt.

Na verloop van tijd vertonen drie collega's vergiftigingssymptomen. Een slachtoffer moet zelfs naar het ziekenhuis. Swango wordt verdacht. Een van de drie dient een aanklacht in, maar veel verder dan een ondervraging komt het niet. Omdat Swango onraad ruikt, dient hij een verzoek in om zijn naam te veranderen.

Uitstraling

In mei 1989 reageert de ex-gedetineerde dokter op een advertentie voor technisch laborant bij een steenkoolbedrijf. De directeur is bijzonder in zijn nopjes met de beminnelijke sollicitant en hij wordt aangenomen. Swango en zijn vriendin stappen in het huwelijksbootje, Maar hun wettige verbintenis brengt geen geluk. Swango toont steeds minder interesse in zijn vrouw, eist een eigen kamer in huis, zit uren achter zijn computer en maakt een meisje in een discotheek zwanger. Bij het steenkoolbedrijf krijgen een medewerker en de directeur zulke zware hoofdpijn en moeten ze zo hevig braken dat ze moeten worden opgenomen.

Na twee jaar huwelijk, wanneer Swango zich intussen David Jackson Adams mag noemen, scheidt het echtpaar. Zijn vrouw is blij dat hij vertrekt, zeker als ze merkt dat hij haar bankrekening heeft geplunderd.

Swango werkt ook in Virginia als ambulanceverpleger. Niemand inspecteert zijn arbeidsverleden of vraagt zich af wat de sollicitant tussen 1985 en 1987 deed.

In de zomer van 1991 ontmoet hij een nieuwe liefde, een jongere, gescheiden verpleegkundige met rood krullend haar. Dat ze niet na de eerste aanblik van zijn appartement rechtsomkeert, mag een wonder heten. Hij bivakkeert alleen in de badkamer met een televisie en zijn matras.

Begin 1992 wordt Swango aangenomen in een ziekenhuis in de staat South Dakota, en nadat de verhuiswagen is vertrokken, betrekt hij, samen met zijn nieuwe vriendin, een kleine vrijstaande woning. Na een halfjaar komt ook hier zijn veroordeling boven tafel en Swango mag kiezen tussen zelf ontslag nemen of op straat gezet worden. Persoonlijk ontslag nemen, komt niet alleen Swango goed uit, maar ook het ziekenhuis zelf wegens het risico van aanklachten. Zijn ontslag is een volslagen verrassing voor zijn verloofde, zeker omdat hij nu op haar zak moet leven. Nadat er krantenkoppen in de krant zijn verschenen over een arts die geschorst is wegens een verzwegen verleden, zitten de verloofden gevangen in hun huis omdat jakhalzen van de media permanent op het grasveldje voor hun deur bivakkeren. Swango stapt naar buiten en zegt met zijn borst vooruit: 'Ik ben een uitstekend arts', en het stel duikt drie weken onder in een hotel. Zijn verloofde voelt zich steeds zieker worden. Vlak na kerstmis dat jaar vindt ze een recept voor vergif tussen de papieren van haar vriend. Financieel kaal geplukt keert ze terug naar Virginia en schiet zich door haar hart na een telefoongesprek met Swango. Hoewel niemand er ooit achter komt waar de conversatie over ging, worden in haar mooie rode haar bij obductie giftige sporen gevonden.

Waterleiding

De 'uitstekende arts' is maar weinig van streek door de zelfmoord van zijn verloofde. Hij heeft het veel te druk met vacatures uitpluizen. Eind juni 1993 heeft hij beet: een militair ziekenhuis op Long Island, een uur rijden van New York, zoekt een arts. De sollicitatiecommissie is verrukt. Swango biecht nu zijn veroordeling op en zegt dat deze zou berusten op een gerechtelijke dwaling. Zijn gevangenisstraf schrikt de commissieleden niet af, maar zijn zogenaamde oprechtheid dwingt juist respect af en ze lopen met open ogen in de val. Na vier maanden en twee verdachte sterfgevallen, wordt de 39-jarige dokter echter ontmaskerd en per onmiddellijk geschorst.

Het kan geen kwaad even stil te staan bij deze laatste sterfgevallen. Bij het eerste slachtoffer zal vijf jaar later bij een lijkschouwing alsnog een hoge dosis nicotine worden gevonden. De echtgenote van het tweede slachtoffer ziet Swango een injectie geven in haar mans halsader, waarna deze plotseling bewusteloos en verlamd raakt, en twee weken later overlijdt. Wanneer de weduwe in de krant leest dat dokter Kirk, zoals Swango zich in dit ziekenhuis laat noemen, geschorst is wegens een crimineel verleden, slaat ze alarm, maar bij het ziekenhuis krijgt ze nul op het rekest.

Inmiddels zit de Federal Bureau of Investigation, de FBI, Swango op de hielen. Maar tegen de tijd dat ze zijn spoor naar Long Island hebben gevolgd, is de vogel gevlogen. Hij verblijft in de zuidelijke staat Georgia bij een vriend en werkt als laborant bij het waterschap. Dat lijkt geen goed idee. De FBI ontdekt zijn verblijfplaats en zorgt er telefonisch voor dat hij ontslagen wordt. Maar nog voordat de agenten bij hem kunnen aankloppen, heeft Swango al de benen genomen en zijn ze het spoor opnieuw bijster. De dokter is namelijk eind 1994 naar Zimbabwe uitgeweken, waar hij, wegens een schrijnend tekort aan artsen, met open armen ontvangen wordt.

Zimbabwe

Als de 41-jarige medicus, die zichzelf de leeftijd van 27 jaar heeft aangemeten, de vliegtuigtrap is afgedaald, knielt hij uit dankbaarheid neer en kust de grond. Nadat hij een maand in het afgelegen missieziekenhuis in Mnene heeft gewerkt, is het de directeur wel duidelijk dat zijn nieuwe collega nogal wat routine mist in verloskunde en algemene chirurgie. Hij moet maar wat ervaring op gaan doen in een ziekenhuis in de grotere plaats Bulawayo, 130 kilometer oostwaarts. Het personeel staat perplex van zijn werkdrift. Zonder nachtrust draaft hij 24 uur achtereen. Ze schrikken van zijn grove taalgebruik. In mei 1995, na vijf maanden, moet hij, met een lovend getuigschrift, terug naar het afgelegen Mnene iets dat hem in het geheel niet aanstaat. De nonnen klagen over zijn onbeschofte manier van doen en dat zij hem niet langer op zijn ronde mogen begeleiden. Ook staat hij de kleurlingen neerbuigend te woord. Omdat hij bekendstaat als iemand die lange dagen maakt, vindt niemand het vreemd dat hij 's nachts op de ziekenzalen ronddwaalt.

Zoals gezegd zijn er in het missieziekenhuis in Mnene zes doden gevallen en hebben zich twee incidenten voorgedaan. Voor de zenuwachtig geworden Zweedse geneesheer-directeur is de maat vol en hij schakelt politie in. Wanneer het huis van Swango wordt doorzocht, wordt er, tussen stapels vuile doktersjassen, een hoeveelheid medische instrumenten gevonden waarmee een galblaasoperatie kan worden gedaan plus honderden medicijnpotjes. De zo enthousiast binnengehaalde dokter wordt op staande voet ontslagen.

Maar Swango is niet voor één gat te vangen. In november biedt hij het ziekenhuis Bulawayo, waar hij extra ervaring moest gaan opdoen, aan zonder betaling terug te komen. Blij met een extra paar handen slaat men de waarschuwing van de geneesheer-directeur uit Mnene in de wind. Kennelijk vindt niemand het gek dat een arts, die tegen een hoog inkomen overal in de wereld aan de slag kan gaan, aanbiedt zonder salaris te werken. Drie patiënten sterven onder verdachte omstandigheden.

Swango vindt naast zijn drukke bestaan ook nog tijd voor wat ontspanning en ontmoet een gescheiden vrouw met vier opgroeiende kinderen, die hij allerlei leugens op de mouw speldt. In juli 1996 moet hij ook het ziekenhuis in Bulawayo verlaten, omdat het nieuws over het gestarte onderzoek in Mnene is uitgelekt. In de daaropvolgende maand lijkt het huis van de vriendin wel een ziekenbarak. Zijzelf en haar vier kinderen lopen af en aan naar de badkamer. Ook zijn hospita moet eraan geloven. Later zal er bij alle zes sporen van arsenicum worden aangetroffen.

Swango gaat op zoek naar werk in naburige Afrikaanse landen. Hij geeft een lezing op een school over wat het betekent om dokter te zijn en de kinderen zijn weg van hem en klappen bij het afscheid in hun handjes.

Eind augustus is hij de grens overgegaan naar Zambia en Zuid-Afrika waar hij nog in twee ziekenhuizen gewerkt schijnt te hebben. Als hij in juni 1997 door zijn nieuwe werkgever in Saudi-Arabië wordt gedwongen via Amerika te vliegen, wordt hij op de luchthaven van Chicago definitief in de kraag gevat. Ondertussen wordt hij verdacht van zestig moorden, maar of die ooit allemaal bewezen kunnen worden is hoogst twijfelachtig.

Eerst wordt hij veroordeeld voor valsheid in geschrifte waar maar drieënhalf jaar gevangenisstraf op staat, met als gevaar dat hij in juli 2000 op zijn 45ste weer op straat staat. Vlak voor zijn vrijlating kan hij worden aangeklaagd voor negen moorden, verdeeld over een tijdsperiode van vijftien jaar, die hij zonder blikken of blozen bekent. Hij kan echter maar voor drie moorden en één poging tot moord veroordeeld worden. Niettemin krijgt hij driemaal levenslang zonder uitgeleverd te kunnen worden aan Zimbabwe.

23.

Populaire huisarts

Harold Fred Shipman, Engeland, 1974

Geraffineerd

Wereldwijd gezien blijven seriemoorden in de gezondheidszorg een uitzondering. Wat voor een rechtbank, die moeten beoordelen of de dader schuldig is aan de aanklachten, een handicap is, omdat ze ervaring missen. Het gerecht in het Noord-Engelse plaatsje Preston kan in ieder geval in 1999 flink zijn expertise ophalen tijdens de rechtszaak van 57 dagen tegen de huisarts Harold Shipman, een naam die iedere inwoner van Engeland doet opveren.

De uit een arbeidersgezin komende Harold valt tijdens zijn schooltijd en studie op vanwege een zekere arrogantie. Als hij eenmaal verdacht wordt van ernstige feiten kost het de patiënten van de populaire huisarts de grootste moeite te geloven dat hun 'Fred' misschien wel de grootste seriemoordenaar aller tijden is. Altijd een raadsel blijft echter waarom de dokter het minst voor de hand liggende middel morfine gebruikt om zijn slachtoffers om te brengen. Als medicus moet hij toch geweten hebben dat dit middel ook na zeer lange tijd nog op te sporen is. 'Shipman', die na zijn veroordeling net als de dader uit het vorige hoofdstuk bekend staat onder zijn achternaam, opereerde onder de uiterst geraffineerde camouflage van het Moeder Teresasyndroom. Zich verbergend achter een masker van dienstbaarheid, legde hij drukverbanden aan voor zijn eigen bloedende hart.

Verslaafd

De kleine Harold komt op 14 januari 1946 in het Engelse Nottingham ter wereld in een keurig arbeidersgezin. Zijn moeder zorgt voor het huishouden en zijn vader is vrachtwagenchauffeur. Als middelste van drie kinderen wordt hij zijn moeders oogappel.

Harold is op school een ijverige leerling en een pedant ventje dat als enige een strikdasje draagt en alles beter weet. Met deze uitzonderingspositie houdt hij zijn klasgenootjes op een afstand. Hoewel hij maar net mee kan komen met de leerstof, blinkt hij uit in sport. Een clubgenoot herinnert zich later dat Harold zo fanatiek rugby speelde dat iedereen zijn hart vasthield.

In het examenjaar van de middelbare school vindt er een traumatische gebeurtenis plaats, die misschien een rol speelt bij de latere misdaden van de dokter. Shipmans moeder lijdt aan kanker en krijgt van haar huisarts regelmatig morfine-injecties toegediend. Als zij overlijdt, rent Harold de deur uit om tot diep in de nacht in de stromende regen te gaan joggen. Tegen een klasgenoot die de volgende dag informeert of hij een prettig weekend heeft gehad, zegt hij schouderophalend dat zijn moeder is overleden, alsof het niks voorstelde. Zijn kindertijd is hiermee echter voorgoed voorbij.

Op zeventiende jaar gaat Harold naar de universiteit in Leeds om medicijnen te studeren. In het vierde jaar leert hij de jongere Primrose kennen, een meisje, dat in een manufacturenwinkel werkt. Al snel raakt ze zwanger en hoewel haar moeder haar bedenkingen heeft over Harold, trouwen ze.

De jonge student is 21 als zijn dochter wordt geboren, en omdat de verantwoordelijkheden voor het gezin zwaar wegen, besteedt hij veel tijd aan zijn studie. Later blijkt dat Harold als 22-jarige coassistent al verslaafd raakt aan morfine. Op zijn drieëntwintigste mag hij zich dokter noemen en hij blijft nog drie jaar in zijn opleidingsziekenhuis werken. Gedurende deze periode wordt zijn tweede kind, een zoon, geboren.

Omdat Harold huisarts wil worden sluit hij zich in 1974 aan bij de groepspraktijk Todmorden in Yorkshire. Zijn collega's kunnen de enthousiaste dokter goed gebruiken, omdat de praktijk een beetje in het slop is geraakt. Bovendien introduceert dokter Shipman allerlei snufjes en laatste ontwikkelingen op medisch gebied. Eigenlijk is hij ongeschikt voor een groepspraktijk, want hij houdt niet van overleg en de praktijkverpleegkundige schakelt hij nooit in. Later zegt Shipman over deze periode dat hij last kreeg van depressies vanwege strubbelingen met collega's, waar de doktoren in kwestie zich overigens niets van herinneren. Het is in deze periode geweest dat Shipman zijn eerste patiënt vermoordt. In het daaropvolgende jaar volgen er vijf.

Als Shipman in 1975 een aantal malen onwel is geworden in de Todmorden-praktijk en de receptioniste heeft ontdekt dat hij wel erg ruimhartig morfine voorschrijft, kan hij zijn verslaving niet langer geheimhouden. Shipman voorziet zichzelf van morfine door bij de apotheker een hogere dosis voor te spiegelen dan zijn patiënten in werkelijkheid krijgen, zodat hij het restant voor eigen gebruik kan inspuiten. Ook gebruikt hij de gedateerde ampullen.

Onderdanig probeert dokter Shipman zijn collega's over te halen zijn verslaving en de diefstal van morfine stil te houden, maar daar willen ze niets van horen. Ze dwingen hem te vertrekken en dienen een aanklacht tegen hem in. Het gevolg is een veroordeling voor het vervalsen van recepten, diefstal van verdovende middelen, een gedeeltelijk beroepsverbod en een verplichte behandeling. Hoewel het medisch tuchtcollege op de hoogte is van zijn verslaving, wordt dokter Shipman niet uit zijn ambt gezet. De jongeren in Todmorden zien hun dealer met lede ogen vertrekken omdat hij ze hen via de achterdeur illegaal van amfetamine voorzag.

Beroepsverbod

Shipman wordt verplicht opgenomen in een ontwenningskliniek. Primrose is ondertussen met de twee kinderen bij haar moeder ingetrokken, die uit alle macht probeert haar dochter ervan te weerhouden zich met haar man te verenigen. Het mag niet baten. Na twee jaar wordt haar man uit de kliniek ontslagen en verbreekt Primrose alle contacten met haar familie.

Omdat er wel geld in het laatje moet komen maar dokter Shipman niet meer met medicijnen mag werken, wordt hij in 1977 bedrijfsarts bij de Yorkshire-kolenmijnen. Deze functie heeft hij maar kort. Kennelijk wordt er geen controle gehouden op zijn beroepsbeperking, want datzelfde jaar reageert hij op een vacature bij een huisartsengroepspraktijk in een ander deel van Engeland, in het plaatsje Hyde, een randgemeente van Manchester.

Tijdens het sollicitatiegesprek met zes collega's biecht hij eerlijk zijn verslavingsvoorgeschiedenis op, waardoor de huisartsen zo onder de indruk zijn dat ze hem een nieuwe kans willen geven. Hadden ze dat maar nooit gedaan.

Zijn vakbroeders hebben een patiëntenpopulatie van minder dan 2500 mensen, maar dokter Shipman's praktijk groeit al snel uit tot boven de 3000 patiënten.

Deze hoge patiëntenpopulatie heeft een aantal oorzaken: hij neemt alle tijd voor zijn patiënten en luistert uitgebreid naar ieders kwalen, waardoor zijn consulten langer duren dan de gebruikelijke twintig minuten. Door jong en oud wordt hij als vriend beschouwd en iedereen noemt hem bij zijn voornaam 'Fred'. Omgekeerd tutoyeert hij ook iedereen. Van dikdoenerij houdt hij niet en hij zit dan ook altijd amicaal naast zijn patiënten in plaats van tegenover hen achter zijn bureau. Hij plaagt hen een beetje en maakt grapjes, wat bij oudere dames kan uitmonden in geflirt. Zijn patiënten dragen hem dan ook op handen en ze nemen graag voor lief dat hij wat kortaf kan reageren als ze zijn advies niet blindelings opvolgen. Gewoon slikken wat de dokter voorschrijft en verder niet zeuren, is zijn motto. Hij schrijft dan ook twee maal zo veel medicijnen voor dan een gemiddelde huisarts. Dokter Shipman is vooral populair bij zijn patiënten omdat hij zoveel huisbezoeken aflegt, wat in het licht der latere gebeurtenissen nogal schrijnend is. Een notitie aan de muur van zijn spreekkamer met het onbescheiden verzoek zijn praktijk in hun testament te vermelden, vinden de patiënten heel gewoon.

Shipman is een gedreven mensenredder en dol op spoedgevallen. Meestal slaat hij zijn lunchpauze over om na zijn spreekuur gelijk visite te kunnen lopen. En terwijl andere artsen in de groepspraktijk in hun vrije tijd een vervanger laten waarnemen, wil Shipman te allen tijde voor zijn patiënten geroepen worden. Het resultaat is dat na sluiting van de praktijk en in het weekend telefoontjes van zijn patiënten worden doorverbonden naar zijn huis. Daarnaast is de dokter een actief lid van de gemeenschap. Hij zit in het schoolbestuur en geeft als vrijwilliger les aan ambulancepersoneel.

Om als hulpverlener goed te functioneren, moet je een professionele afstand kunnen bewaren, en dat is nu precies wat dokter Shipman niet kan. De werklust van zijn directe collega's steekt nogal schril af bij die van hem, plus dat ze te maken krijgen met Shipmans schaduwkanten. Zijn enthousiasme kan binnen een mum van tijd omslaan in razernij, vooral als hij tegenstand ondervindt in zijn vernieuwingsdrang. Ook veroorzaakt zijn superieure houding regelmatig aanvaringen. Tegenover verpleegkundigen en secretaresses gedraagt hij zich ronduit onbeschoft. Hij spreekt na een futiliteit achttien maanden niet tegen de praktijkmanager. Verder weet niemand iets van zijn privéleven, want bezoek komt niet verder dan de voordeur. De sporadische keren dat de dokter thuis is, staat hij zelf de dakgoot te repareren, want werklui schakelt hij nooit in.

Adoratie

In de groepspraktijk in Hyde blijven twee dingen wonderlijk genoeg onopgemerkt. Ten eerste het hoge aantal sterfgevallen onder dokter Shipmans patiënten en het feit dat zijn verslaving weer de kop opsteekt. Ook

Shipman vindt hij steeds nieuwe manieren om aan morfine te komen. Hij liegt patiënten voor dat ze kanker hebben, want hoe meer morfine hij kan voorschrijven, des te meer hij achterover kan drukken. Ook verzamelt hij ampullen van overledenen. Seriemoordenaars in de gezondheidszorg passen dit foefje vaker toe. Het is namelijk vrij gemakkelijk om opiaten te verzamelen die op de kamer van patiënten blijven liggen. Een andere tactiek om illegaal aan opiaten te komen is het restant uit een ampul op te zuigen en dit te bewaren in plaats van het te vernietigen.

Tegen de tijd dat dokter Shipman 46 jaar en vader van vier kinderen is, doen zich in de groepspraktijk steeds meer moeilijkheden voor, met als gevolg dat hij op een kwade dag tot ieders verrassing driehonderd meter verderop in dezelfde straat een privépraktijk 'The Surgery' opent. Zonder overleg blijkt hij al zijn patiënten plus zijn financiële deel van de groepspraktijk te hebben meegenomen, zijn ex-collega's met schulden achterlatend. Bovendien weigert hij mee te betalen aan de laatste belastingaanslag.

Ook in de privépraktijk blijven de patiënten hun dokter adoreren. Dat de patiëntenadministratie een rommeltje is heeft niemand in de gaten. En 'Fred' is in zijn nopjes. Want nu in eerste instantie alleen Primrose achter de balie zit, heeft hij vrij spel. Het aantal patiënten dat zonder enige verslechtering vooraf plotseling overlijdt, stijgt dan ook dramatisch.

Gezien de hoeveelheid patiënten die door dokter Shipman gedurende bijna een kwarteeuw vermoord zijn, zijn er naar verhouding maar weinig mensen die onraad ruiken. Alleen in de laatste drie jaar worden een paar mensen ongerust, van wie er twee de politie inschakelen.

Allereerst is er een taxichauffeur die bejaarden vervoert en de ene na de andere klant mist, allemaal patiënt van dezelfde huisarts. Hij spreekt erover met anderen maar die verzekeren hem dat hij zich wat in zijn hoofd haalt. Hij kan toch zeker 'hun Fred' niet verdenken? Toch stapt de chauffeur in 1996 naar de politie, die zijn melding voor kennisgeving aanneemt.

Begin 1997 bespreekt een uitvaartondernemer met zijn dochter, tevens assistent in de zaak, dat Shipmans patiënten altijd op zo'n merkwaardige manier dood aangetroffen worden. Ze zitten vaak nog helemaal aangekleed in een stoel, met alleen hun mouw opgestroopt. De huisgenoten van de uitvaartondernemer, allen patiënt van Shipman, verbieden hem er werk van te maken. Na enige aarzeling lapt de man het verbod aan zijn laars, stapt zelf naar de huisarts en confronteert hem met zijn gegevens. Shipman vertrekt geen spier, stelt de uitvaartondernemer gerust en verzekert hem dat er niks aan de hand is.

Later dat jaar steken twee huisartsen de koppen bij elkaar. De een vindt het typisch dat Shipman zo dikwijls aanwezig is bij stervenden. De ander is opgevallen dat hij voor Shipman vaak de verplichte extra controle bij een crematieverzoek moet doen. Opmerkelijker is nog dat als Shipman zelf deze second opinion voor een collega uitvoert, hij altijd de gestorvene overdreven zorgvuldig nakijkt. Nadat hij de overledene met een zaklantaarn stukje voor stukje heeft nagekeken zegt hij schertsend tegen de uitvaartondernemer dat hij niks over het hoofd wil zien, want je weet maar nooit

De beide artsen stappen begin 1998 naar de politie, die na vluchtig onderzoek concludeert dat het aanzienlijke sterftecijfer wel te maken zal hebben met de hoge leeftijd van Shipmans patiëntenpopulatie.

Ook de thuiszorgorganisatie ontgaat het aanzienlijke aantal sterfgevallen niet maar er wordt geen actie ondernomen. Pas veel later blijkt dat ook Shipmans patiënten zich zorgen hebben gemaakt over het grote aantal dames op leeftijd, als er weer eens stoel leeg bleef bij het bridgen. Ze durfden alleen hun vermoedens niet kenbaar te maken.

Varkens

In juni 1998 loopt dokter Shipman op 52-jarige leeftijd tegen de lamp als hij zijn laatste slachtoffer een dodelijke hoeveelheid morfine toedient. Tegen de tijd dat de tachtigjarige dame volledig gekleed op de sofa gevonden wordt, heeft Shipman al snel in de computer veranderingen aangebracht in haar medische gegevens die moeten doen voorkomen alsof de patiënte verslaafd is geweest aan morfine. Wat Shipman niet weet, is dat zijn handelingen op de harde schijf worden opgeslagen en altijd traceerbaar blijven.

De dochter van het slachtoffer, een advocate, twijfelt aan de uitleg van de huisarts, zeker als blijkt dat haar moeders testament zonder haar medeweten vlak voor haar overlijden gewijzigd is en ze al haar geld aan de arts nalaat. Bovendien is het testament zo'n amateuristische vervalsing dat fraude wel moet opvallen. De advocate schakelt de politie in en eist dat de zaak wordt uitgezocht.

De politie herinnert zich de eerdere meldingen en komt eindelijk in actie. Twee politiemannen in burger brengen dokter Shipman een bezoek, zich nog niet realiserend in welke modderpoel ze terecht zullen komen. Een tweede team doet gelijktijdig huiszoeking. De dokter maakt in zijn praktijk totaal geen verraste indruk. Natuurlijk ontkent hij ergens iets mee van doen te hebben en zegt arrogant dat hij alleen met de hoofdofficier van politie wil praten. Later herinneren de agenten zich nog duidelijk hoe Shipman bij hun vertrek de deur van de praktijk netjes voor hen open had gehouden en vriendelijk had geglimlacht. Als de volgende dag de verdenkingen op de radio te horen zijn, wordt het de dokter in het bijzijn van een patiënt even te veel. Maar nog diezelfde middag staat hij een verslaggever te woord alsof er niets aan de hand is.

De politie begint steeds meer nattigheid te voelen en zoekt naarstig naar mogelijkheden om Shipman te laten stoppen met werken, omdat hij wegens de verdenkingen, zelfs nadat zijn foto in de krant staat, nog spreekuur houdt. Zijn patiënten zijn in het geheel niet verontrust en denken dat hij alleen maar een paar mensen uit hun lijden heeft verlost. Ze nemen het de politie zelfs kwalijk dat ze hun 'Fred' niet gewoon met rust laten. Ook na Shipmans arrestatie blijven de bloemen binnenstromen en het prikbord in de wachtkamer hangt vol met ansichtkaarten. Bij het praktijkpersoneel, dat eerst vierkant achter Shipman staat, verslapt het vertrouwen in hun voormalige werkgever snel. Langzaam dringt het door dat waar rook is ook wel vuur zal zijn, en vanaf dat moment zijn Shipmans medewerkers het inmiddels gevormde rechercheteam behulpzaam bij het onderzoek.

Hoewel rechercheurs wel wat gewend zijn, kunnen ze tijdens de huiszoeking bij Shipman hun ogen niet geloven. De situatie binnen overtreft hun stoutste verwachtingen. Het hele huis staat vol met ornamenten van varkens. Huize Shipman ziet eruit alsof er in geen maanden een stofzuiger of sopdoek is gehanteerd. Er staat geen schoon kopje in de kast. Later spreekt het onderzoeksteam hun vermoeden uit dat Primrose onbewust heeft aangevoeld dat haar man zich bezighield met wanpraktijken en gewoon het bijltje erbij neer heeft gegooid.

Tussen alle troep worden sieraden en snuisterijen aangetroffen die afkomstig blijken te zijn van slachtoffers. In de garage liggen vuilniszakken vol patiëntengegevens en een voorraad morfine. Shipman wordt gearresteerd.

Verslagenheid

Bij het graven in Shipmans verleden wordt steeds duidelijker dat er veel meer aan de hand is dan alleen vervalsing van dat ene testament. Tijdens het eerste verhoor houdt de dokter de schijn nog op, alsof hij lak heeft aan alles. Hij weigert zijn naam te noemen voor de bandopname en geeft volslagen idiote antwoorden. Als hij vindt dat het lang genoeg heeft geduurd gaat hij met zijn gezicht naar de muur zitten. Na zes uur ondervraging informeert de dokter onnozel of hij al naar huis mag. Heeft Shipman echt niet in de gaten dat hij eindelijk is ontmaskerd en nooit meer buiten gevangenismuren zal komen?

Tijdens de vervolgondervragingen begint hij te huilen als de aanklacht van aanvankelijk drie moorden wordt voorgelezen. Zachtjes wiegt hij zijn hoofd van links naar rechts, hij lijkt aangeslagen, slaat wartaal uit en zakt door zijn benen. Nadat hij zich enigszins heeft hersteld, ontkent hij glashard iets met de beschuldigingen van doen te hebben.

Shipmans gedrag tijdens zijn voorarrest in de gevangenis blijft opmerkelijk. Uit angst voor vergiftiging weigert hij voedsel en eet alleen de appels die Primrose meeneemt. Hij stuurt brieven naar iedereen van wie hij vermoedt dat ze nog in hem geloven: ex-collega's, maar ook nabestaanden van de door hem omgebrachte patiënten. Hij ontkent in alle toonaarden zijn schuld en geeft aan dat hij slachtoffer is van een vreselijke vergissing. Op rijm schrijft hij zijn vrouw hoe eenzaam hij is.

Primrose en de kinderen blijven hem steunen en hebben nooit publiekelijk gereageerd. Wel doet zijn vrouw haar uiterste best de recherche te helpen bij het onderzoek. Het zal altijd onduidelijk blijven of Primrose ook bij twee moorden betrokken is geweest. Ze wordt in ieder geval nooit aangeklaagd.

Het onderzoeksteam maakt overuren. Negenenvijftig rechercheurs werken dag en nacht aan de zaak. Als er een telefoonlijn geopend wordt waar mensen vermoedens kunnen melden, groeit de lijst met namen van mogelijke slachtoffers. Naarmate er meer bekend wordt over de omvang van de tragedie slaat het aanvankelijke ongeloof van de inwoners van Hyde om in verslagenheid. Bij het stationsloket, in de pubs en in de winkels wordt over niets anders meer gepraat. Elke bewoner kent wel iemand die in dokter Shipmans handen is gevallen. De grootste vraag die iedereen bezighoudt is hoe zo'n gerespecteerd lid van de gemeenschap, iemand die ze door en door vertrouwen, zoveel van hun geliefden kan hebben vermoord.

Nadat de eerste twaalf lijkschouwingen hebben aangetoond dat Shipmans patiënten niet overleden zijn aan de opgegeven doodsoorzaak, worden nog eens 131 lichamen opgegraven waarin steeds een overdosis morfine wordt aangetroffen.

Pias

Geleidelijk dringt tot de nabestaanden de waarheid door en opent de deur zich naar weggestopte herinneringen. Een familielid van een slachtoffer in Todmorden herinnert zich ineens hoe Shipman haar ruw bij de voordeur omver duwde met de woorden dat hij alleen maar kwam om de doodsoorzaak vast te stellen. Terwijl haar vader, die weliswaar achteruitging, nog niet eens was overleden. Vervolgens stormde de huisarts de slaapkamer binnen en was snel daarna weer vertrokken. Een paar minuten later trof de vrouw haar vader dood aan.

In een ander geval overlijdt een baby vlak na een thuisbevalling. De moeder van het kindje krijgt voor de geboorte een veel te hoge dosis morfine van de dokter. Bang voor ontdekking weigert Shipman, ondanks de ademhalingsproblemen van de kleine, de baby naar het ziekenhuis te sturen. De ouders weten dan al dat hun huisarts schuldig is aan de dood van hun dochter, maar houden hun mond, mede omdat Shipman zo'n ontredderde indruk maakt.

Een 67-jarige diabetische vrouw wordt door haar man dood in een stoel gevonden nadat de dokter een huisbezoek heeft afgelegd. De man belt snel dokter Shipman en is verbaasd over diens reactie bij aankomst. Zulke dingen gebeuren, zegt hij, zonder de overledene zelfs maar te onderzoeken. De man hoeft de politie niet te bellen, zo verzekert de dokter hem. Hij zal zelf alles wel regelen.

Ook bij andere slachtoffers komt naar voren dat de dokter steeds op de formulieren ingevuld heeft dat hij uitwendig onderzoek had gedaan, terwijl familieleden dit bestrijden. Wel merken ze dat de huisarts zo ver mogelijk weg blijft van de dode en het lijk nooit meer aanraakt.

Maar Shipman is door zijn eigen misdaden niet zo erg van streek. Enkele nabestaanden vertellen hoe hij enthousiast de rol van ceremoniemeester op zich neemt. Ook belt hij voor de show een ambulance, wat – naar later blijkt uit de telefoongegevens – alleen maar in scène blijkt gezet.

Bij een patiënt die alleen thuis was injecteert Shipman een overdosis morfine. Daarna verlaat hij doodgemoedereerd met haar naaimachine onder zijn arm het huis, waar hij per ongeluk tegen de broer van de patiënte op loopt, die nog van niks weet. De dokter zegt tegen de man dat zijn zuster net overleden is en dat zij haar naaimachine aan Primrose heeft beloofd. Het is zeker wel goed dat hij die alvast meeneemt?

In Harold Shipmans gedrag zit een tegenstrijdigheid. Tegenover collega's en rechercheurs gedraagt hij zich hautain, alsof hij zich boven hen voelt staan. In zijn spreekkamer wil hij de afstand tussen zijn patiënten en hemzelf juist verkleinen, alsof hij hun vriend wil zijn.

Driemaal

Vijf patiënten sterven in zijn praktijkruimte, wat in een huisartsenpraktijk een zeldzaam verschijnsel is. Shipman verklaart later een van hen vijftien minuten gereanimeerd te hebben, zonder overigens zijn receptioniste om assistentie te vragen of een ambulance te bellen. Daarna ontvangt hij de volgende patiënt en laat de overledene liggen in de aangrenzende spreekkamer.

Op een bepaald moment vermoordt Shipman zelfs drie patiënten op een en dezelfde dag. De eerste vrouw voelt zich alleen niet lekker en belt de dokter voor informatie, waarna hij ongevraagd een huisbezoek aflegt. Een halfuur later is ze dood.

Vervolgens gaat Shipman even naar de praktijk en legt daarna bij het tweede slachtoffer een huisbezoek af. Ook deze patiënt wordt naderhand levenloos in haar stoel gevonden. Aan het eind die middag gaat de dokter nog bij patiënt nummer drie langs, die sterft in zijn aanwezigheid. Vooral de familieleden van deze laatste patiënt zijn erg onder de indruk van de zorgzaamheid van de dokter.

Shipmans favoriete tijd om te moorden is kort na de lunch, zo tussen 14.00 en 16.00 uur. Zestig procent van zijn slachtoffers sterft binnen dertig minuten nadat ze hem nietsvermoedend binnen hebben gelaten. Dat patiënten zo snel na een bezoek van een huisarts overlijden is ongewoon, tenzij ze terminaal zijn. Maar Shipmans patiënten waren helemaal niet zo ziek en geen van zijn slachtoffers was in de stervensfase. Na de injectie zet hij de kachel op hoog, zodat de lichamen nog warm zijn als ze gevonden worden. Dit om verwarring te scheppen over het tijdstip van overlijden. Verder komt aan het licht dat Shipman lijkschouwing afraadt en er bij nabestaanden op aandringt overledenen te cremeren.

Uit de lijst slachtoffers valt op te maken dat Shipman bij voorkeur die patiënten kiest die het met hem oneens zijn. Een vrouw weigert haar man te laten opnemen in een psychogeriatrisch tehuis. Ze wordt vermoord. Een hulpbehoevende patiënt die de dokter bekritiseert over de behandeling van zijn zoon, wordt op kerstavond koudgemaakt. Door morfine te kiezen sterven al zijn patiënten evenwel zonder angst of pijn, in de 'liefdevolle' aanwezigheid van hun grote vriend. Vlak voor zijn slachtoffers Ruth, Lilly en Elisabeth de eeuwigheid in gaan sust hij hen met de geruststellende woorden dat hij hun uit voorzorg een griepprik, antibiotica of vitamines zal geven.

Rekensom

Shipman doodt zes patiënten in Todmorden, waar hij één jaar werkzaam is; hij doodt er ten minste 66 binnen vijftien jaar in de groepspraktijk in Hyde, en 143 in de laatste zes jaar in zijn solopraktijk. Het kost weinig moeite om na Todmorden eerst een kleine daling en daarna een stijging waar te nemen van een 0,5 naar bijna 2 moorden per maand.

Dat vlak voor Shipmans ontmaskering de frequentie van moorden dramatisch toeneemt, laat zich mogelijk verklaren door het feit dat seriemoordenaars soms volledig het spoor bijster raken (als ze dat niet sowieso al kwijt zijn) en zo slordig te werk gaan, dat ze wel gepakt moeten worden. Het lijkt haast wel een noodkreet. Of, zoals de auteurs Whittle & Ritchie, van het boek *Prescription for Murder,* (2001), het stellen: 'Shipman moest zijn misdrijven wel onder de aandacht brengen, want wat had het anders voor zin de grootste moordenaar aller tijden te zijn, als niemand het wist!' Shipmans hopeloze vervalsing van het testament van zijn laatste slachtoffer ondersteunt deze theorie.

De voorzitter van de rechtbank concludeert in haar slotspeech dat Shipman behalve 215 patiënten, onder wie vier keer zoveel vrouwen als mannen, waarschijnlijk nog eens 45 patiënten heeft vermoord. Maar het blijft gissen, want het werkelijke aantal zal wel altijd onbekend blijven.

Controle

Het gedrag van dokter Shipman tijdens zijn rechtszaak verdient extra aandacht. Steeds probeert hij krampachtig de regie in handen te houden. Zijn dagelijkse entree gaat gepaard met een knipoog en korte groet naar Primrose en de kinderen op de publieke tribune, alsof hij het huis verlaat om een dagje naar het strand te gaan. Onder zijn arm draagt hij een stapel papieren, iets wat je eerder bij zijn advocaat zou verwachten. Terwijl de leden van de rechtbank aan het woord zijn, maakt hij steeds aantekeningen. Later blijkt dat de arts alleen wat zit te krabbelen en boter-kaas-en-eieren heeft gespeeld om de tijd te doden.

Als Shipman zelf plaatsneemt in de getuigenbank oreert hij als een hoogleraar die college geeft. Gedurende de hele rechtszaak vraagt hij de rechter telkens een vraag te herhalen, omdat hij die zogenaamd niet verstaan heeft. Slechts eenmaal barst hij in huilen uit, bekent 74 daden waarvan hij wordt beschuldigd en geeft toe patiëntengegevens in de computer veranderd te hebben. Dat hij de wijzigingen aanbrengt nog voordat hij een moord pleegt of het slachtoffer zelfs maar gevonden is, wordt hem zwaar aangerekend. Niet dat het veel verschil maakt in zijn uiteindelijke veroordeling van vijftienmaal levenslang voor meervoudige moord, valsheid in geschrifte en diefstal. Als het uiteindelijke oordeel valt kijkt Shipman onbewogen voor zich uit en lijkt alleen zijn advocaat ontdaan.

Dat dwangmatige hulpverleners het zorgen niet kunnen laten komt tot uitdrukking in Shipmans gedrag gedurende zijn detentie. Hij moet worden overgeplaatst omdat hij zich, ondanks zijn veroordeling, als arts blijft gedragen en spreekuur houdt voor medegevangenen en zelfs voor het personeel. Uiteindelijk oefent Shipman ultieme macht uit over het weinige dat hem in de gevangenis nog rest. Na drieënhalf jaar lukt het hem om zich, ondanks de verscherpte controle, op te hangen.

Masker

Shipman heeft zo'n perfecte façade dat iedereen erin trapt. Voordat hij ontdekt wordt laat hij, onder het voorwendsel meer over een kennis te willen weten, zijn eigen handschrift door een grafoloog analyseren. De uitkomst was geen verrassing: degene die de tekst geschreven heeft, is een intelligente, gevaarlijke, dominante tiran die alle regels in zijn eigen voordeel ombuigt.

23. Populaire huisarts

Volgens de diagnose van de psycholoog en psychiater tijdens de rechtszaak heeft Shipman een sluimerende, onbehandelbare persoonlijkheidsafwijking met rigide, obsessieve kenmerken, die zich vanwege zijn extreem gevoel van lage eigenwaarde verbergt achter het masker van de altruïstische huisarts. In wezen is het vriendelijke vertoon van de dokter koud en afstandelijk. Zijn intense minachting voor iedereen blokkeert iedere normale omgang en anderen vernederen is alles wat hij nog te bieden heeft. Over zijn motief laat Shipman zelf nooit iets los.

Een van Shipman's motieven is in ieder geval voor de leek enigszins te begrijpen. Hij vermoordt een aantal van zijn slachtoffers uit ordinaire hebzucht, naast dat hij zich ontdoet van lastpakken.

Tot slot een laatste woord. Mocht u tijdens het lezen zijn gaan twijfelen, deze geschiedenissen zijn allemaal waar gebeurd.

Nawoord

Mijn loopbaan begon tussen ziekenhuisbedden. Na een opleiding tot verpleegkundige werkte ik ruim dertig jaar in de gezondheidszorg. Daarom schrok ik in 1996 van de veroordeling van de ziekenverzorgende Martha U., voor de moord op vier demente bejaarden. Hoe was dat in hemelsnaam mogelijk? Zij stond in de kliniek zo goed bekend.

Ik vroeg me af of Martha's ontsporing ook iets te maken had met het onder hulpverleners regelmatig gesignaleerde overschrijden van normale werktijden, waardoor de werkdruk soms te hoog wordt. Met geprikkelde nieuwsgierigheid ging ik op zoek, met als eindresultaat mijn in 2002 gepubliceerde boek *Het Moeder Teresasyndroom*, waarin ik de relatie beschrijf tussen een dwangmatige manier van hulpverlenen en ontsporen op de werkvloer.

Dit boek was nog maar net verschenen of de zaak-Lucia de B. haalde het nieuws. Op internet stuitte ik op zaken waarin personeelsleden in de gezondheidszorg hun patiënten hadden vermoord. Ik bouwde contact op met enkele wetenschappers die zich wereldwijd in dit verschijnsel verdiepen. We stelden een lijst van ruim vijftig daders samen die in de laatste dertig jaar veroordeeld waren. Het was onmogelijk om het onderzoek af te sluiten omdat er telkens nieuwe zaken aan het licht kwamen.

In 2007 werd mijn boek *Engelen des doods* gepubliceerd, waarin, naast vier andere zaken, ook de toen nog tot levenslang veroordeelde Lucia de B. werd beschreven. Inmiddels is zij vrijgesproken.

Dit huidige boek, dat in de eerste plaats geschreven is voor een algemeen publiek, passeerden 23 internationale zaken de revue. We lazen de feiten en over de daders hun motieven werd een tipje van de sluier opgelicht.

De beschreven misdrijven in dit boek zijn van belang voor professionals op het brede terrein van de medische en paramedische zorg. Want, als er een ding duidelijk wordt uit dit boek is het dat klokkenluiders meestal niet serieus genomen worden en dit moet veranderen. Want wanneer medisch personeel niet langer buiten iedere verdenking valt kan een grotere veiligheid van patiënten gegarandeerd worden.

Om gegevens op te sporen deed ik onderzoek en was ik co-auteur bij het onderzoek van Beatrice Yorker 'Serial Murder by Healthcare Professionals' dat in 2006 gepubliceerd werd in het Amerikaanse vakblad *Journal of Forensic Science*. Ik woonde rechtszaken bij en kreeg inzage in rechtbankdossiers. Tot slot werden mijn bronnen aangevuld met (semi)wetenschappelijke non-fictie en informatie van internet.

Behalve Nederlandse daders werden alle veroordeelden vermeld met hun volledige namen, omdat deze werden verkregen uit openbare bronnen zoals internet, al is het alleen al zodat lezers zich verder kunnen informeren. Kwamen daders niet op internet voor, dan werd dezelfde discretie toegepast als bij Nederlandse daders. Om imiteergedrag zo veel mogelijk te vermijden werden de meeste gebruikte dodelijke middelen in bedekte termen beschreven.

Een non-fictieboek schrijf je nooit alleen, en ik ben verschillende personen die op de achtergrond hebben bijgedragen aan het eindproduct dan ook dank verschuldigd. Sinds jaar en dag kan ik met vragen terecht bij drs. Wim Best, werkzaam als forensisch toxicoloog, tevens senior Inspecteur voor de Gezondheidszorg. Daarnaast voorzag Robert Forrest, emeritus hoogleraar in de forensische toxicologie aan University of Sheffield, Engeland, mij van betrouwbare informatie. Bij professor Karl-Heinz Beine, psychiater, psychotherapeut en medisch directeur van het St. Marien-Hospitaal in Hamm in Duitsland, kon ik terecht voor verdere vragen. Tot zover de professionele contacten.

Hoewel mijn verstandhouding met Lecta de Noord, andragoog en kinderboekenschrijfster, van een geheel andere orde is, is die daarom niet minder belangrijk. Terwijl we ons te goed deden aan zelfgebakken taart

Nawoord

of een glas wijn aan de tuintafel werd het manuscript grondig doorgespit. Dank je wel, Lecta, dat je mij voor de vijfde maal terzijde stond bij de publicatie van een van mijn boeken.

Maar ondanks alle lof aan bovengenoemden is het thuis waar mijn partner Theo Pronk ruimte schept zodat ik achter de laptop kan kruipen. Ik kan me geen gewilliger toehoorder en kritisch commentator op mijn teksten wensen. Wat maar weer eens aantoont dat privé en werk, met een beetje goede wil, gemoedelijk samen kunnen gaan.

Geraadpleegde literatuur

Beine, K.H., 'Homicides of patiënts in hospitals and nursing homes: a comperative analysis of case series', in: *International Journal of Law and Psychiatry* 26 (p. 373-386), San Francisco, 2003

–, *Sehen, Hören, Schweigen, Patiëntentötungen und aktive Sterbehilfe*, Freiburg, Lambertus, 1998

–, 'Falsches Mitleid – Tötliche Konzequenzen, Uber Krankentötungen in Kliniken und Heimen', *Frankfurter Rundschau*. Frankfurt, 2002

–, *Krankentötungen in Kliniken und Heimen, Aufdecken und Verhindern*, Freiburg, Lambertus, 2010

Cauffiel, L., *Forever and Five days,* Kensington Publishing Corp., New York, 1992

Clarkson, W., *Evil beyond Belief,* John Blake Publishing Ltd, Londen, 2005

Elkind, P., *The Death Shift, The True Story of Nurse Genene Jones and the Texas Baby Murders,* Viking Press, New York, 1989

Enzlin, M., *Alle schijn tegen.* Bohn Stafleu Van Lochum, Houten, 2003

Field, J., Caring to Death: *Discursive Analysis of Nurses who Murder Patients*. University of Adelaide, 2007.

Forrest, A.R.W., 'Investigation and Prosecution of Health Care Workers who systematically Harm their Patiënts', Ongepubliceerd proefschrift door de University of Wales, 1992

Furio, J., *Letters from Prison. Voices from Women.* Algora Publishing, New York, 2001

Gibiec, Ch., *Tatort Ziekenhuis. Der Fall Michaela Roeder.* Dietz Nachf. GmbH, Bonn, 1990

Haan, W. de, *Het voordeel van de twijfel; Engel des Doods* (radiodocumentaire). Humanistische omroep, 1996

–, *Het voordeel van de twijfel; Tragedie in Eenzaamheid* (radiodocumentaire). Humanistische omroep 1996

Halpern, L., 'Implications of the Clothier Report', NCBI, *PubMed, National Library of Medicine,* 2002

Hare, R.D., *Gewetenloos; de wereld van de psychopaat*, Elmar, Rijswijk, 2003

Hickey, E.E., *Serial Mass Murderers and their Victims,* Wadsworth Publishing Company, Belmont, 1991

Hoek, P.H. van der, Netwerk, *Moord en mededogen,* KRO-televisiedocumentaire, 6 november 1996

Jongsma, W., *De zaak Frans H. De rechtszaak van de eeuw,* Uitgeverij Het Land van Valkenburg, Valkenburg, 1976

Lampe, P., *Het Moeder Teresasyndroom, Het persoonlijk motief in de hulpverlening,* Nellissen, Soest, 2002

–, *Engelen des doods, Lucia de B. en andere seriemoordenaars in de gezondheidszorg.* Karakter, Uithoorn, 2007

Linedecker, C.L. en Z.T. Martin, *Death Angel, A Serial Killer Nurse's Twisted Trail of Murder,* Kensington Publishing Corp. New York, 2005

Mair, G. *Angel of Death, The Shocking Story of Charles Cullen, the Serial Killer Nurse and the System That Failed To Stop Him,* (Chamberlain Bros.) New York, 2004

Malèvre, C., *Mes Aveaux*. Fixot, Parijs, 1999

Manners, T., *Deadlier than the Male, Stories of Female Serial Killers*, Macmillan Publishers Limited, Hampshire, 1997

Moir, A., Jessel, D., *Geboren misdadigers. Fascinerende speurtocht naar de biologische oorsprong van gewelddadigheid en criminaliteit*, Kosmos-Z&K, Utrecht, 1995

Peters, C., *Harold Shipman. Mind Set on Murder*. Andre Deutsch Ltd, Londen, 2006

Phelps, M.W. *Perfect Poison, A Female Serial Killer's Deadly Medicine*, Pinnacle Books, Kensington Publishing Corp, New York, 2003

Ramsland, K., 'Angels of death; the nurses, Criminal minds and methods, Motives', *Crime library*, datum en jaartal onbekend

–, *Inside the Minds of Healthcare Serial Killers. Why They Kill*. Praeger, Westport Connecticut, 2007

www.robertorotondo.de, Veröffentlichungen vortrag 'Hinschauen oder wegsehen', Der Fall Irene B.

Schmidbauer, W., *Die hilflosen Helfer, Uber die seelische Problematik der helfende Berufe*, Rowohlt Verlag, Reinbek bei Hamburg, 1977

–, *Wenn Helfer Fehler machen, Liebe, Mißbrauch und Narzißmus*, Rowohlt Verlag, Reinbek bei Hamburg, 1997

Stewart, J.B., *Blind Eye, The Terrifying Story of a Doctor Who Got Away With Murder*, Simon & Schuster Inc., New York, 1999

Dossier rechtszaak Rudi Paul Z., *Az,: 30 KS 1/5 (46 / 75 v)*, Landgericht Wuppertal, 2 augustus 1976

Dossier rechtszaak Martha U., 07 12 1995. Rechtbank Groningen

Dossier rechtszaak Martha U., 18 april 1996. Rechtbank Groningen

Dossier hoger beroep Martha U., 8 oktober 1996. Rechtbank Leeuwarden

Vaknin, S. en L. Rangelovska, *Malignant Self Love: Narcissism Revisited*, Narcissus Publications, Praag, 2005

Vermassen, J., *Moordenaars en hun motieven*, Meulenhof/Manteau, Amsterdam, 2004

Whalen, W. en B. Martin, *Defending Donald Harvey, The Case of the Most Notorious Angel-of-Death Serial Killer*, Emmis Books, Cincinnati, 2005

Whittle, B. en J. Ritchie, *Prescription for Murder, The True Story of Dr. Harold Shipman*, Warner books, London, G.B. 2001

Yorker, Crofts, B.A., 'Nurses Accused of Murder, in: *American Journal of Nursing*, vol. 1, issue 3 (p. 35-46), New York, oktober 1988

–, 'Hospital Epidemics of Factitious Disorder by Proxy', *The Spectrum of Factitious Disorder*,), American Psychiatric Press, New York, 1996, p. 157-175

–, 'Liability Associated with Factitious Disorders', in: *Journal of Nursing Law*, jrg. 5, nr. 4, p. 7-22, New York, 1998

–, en A.R.W. Forrest, K.W. Kizer, P. Lampe, J.M. Lannan en D.A. Russell, 'Serial Murder by Healthcare Professionals', *Journal of Forensic Science*, jrg. 51, nr 6, p. 1362-1371, West Conshohocken, november 2006

Eerdere publicaties van Paula Lampe

Gedeelde kinderen. Co-ouderschap als keuze
(Ambo, 1998, 2e druk 2003)

Het Moeder Teresasyndroom. Het persoonlijke motief in de hulpverlening
(Nelissen, 2002, 2e druk 2003)

Hulpverleners in een multiculturele samenleving. Verhalen en interviews
(Nelissen, 2004)

Engelen des doods. Lucia de B. en andere seriemoordenaars in de gezondheidszorg
(Karakter Uitgevers, 2007)

Eenzaamheid begrepen. Over armoede en rijkdom van het zelf
(Nelissen, januari 2009)

www.ingramcontent.com/pod-product-compliance
Lightning Source LLC
Chambersburg PA
CBHW052243220526
45471CB00001B/172